Sana sin esfuerzo

Sana sin esfuerzo

Los 9 pilares de la salud

Dr. Joseph Mercola

Autor de éxitos de ventas del *New York Times*
y fundador de Mercola.com, el sitio de salud naturista
número uno a nivel mundial

Con prólogo del doctor David Perlmutter,
autor de *Cerebro de pan*

Traducción:
Ariadna Molinari Tato

Grijalbo *vital*

Sana sin esfuerzo
Los 9 pilares de la salud

Título original: *Effortless Healing.*
9 Simple Ways to Sidestep Illness, Shed Excess Weight,
and Help Your Body Fix Itself

Primera edición: febrero, 2017

D. R. © 2015, Joseph Mercola

D. R. © 2017, derechos de edición mundiales en lengua castellana:
Penguin Random House Grupo Editorial, S. A. de C. V.
Blvd. Miguel de Cervantes Saavedra, núm. 301, 1er piso,
colonia Granada, delegación Miguel Hidalgo, C. P. 11520,
Ciudad de México

www.megustaleer.com.mx

D.R. © 2015, David Perlmutter, por el prólogo

D. R. © 2016, Ariadna Molinari Tato, por la traducción

Parte del contenido de este libro ha sido adaptado de material publicado
en www.mercola.com, la página de internet del doctor Mercola.

ISBN: 978-607-315-088-0

Impreso en México – *Printed in Mexico*

El papel utilizado para la impresión de este libro ha sido fabricado a partir de madera procedente
de bosques y plantaciones gestionadas con los más altos estándares ambientales, garantizando
una explotación de los recursos sostenible con el medio ambiente y beneficiosa para las personas.

Penguin
Random House
Grupo Editorial

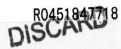

"*Sana sin esfuerzo* provocará una revolución de simpleza en tu salud. He sido fanático del trabajo del doctor Mercola desde hace años, y este libro, que es la síntesis de su sabiduría, ayudará a cualquiera a sentirse mejor en poco tiempo."

—Dr. Daniel G. Amen, autor de
Usa tu cerebro para rejuvenecer y *El plan Daniel*

"El doctor Mercola ha sido uno de los principales mentores sobre salud durante el último cuarto de siglo, y con este libro ha hecho el admirable trabajo de sintetizar y volver accesibles décadas de conocimiento médico acumulado. Quienes tengan la fortuna de leerlo probablemente reciban también la recompensa de muchos años de buena salud."

—Dr. Ron Rosedale, fundador del portal DrRosedale.com

"Si quieres mejorar tu salud, incorpora las recomendaciones sencillas pero elegantes del doctor Mercola. Él siempre va un paso adelante del resto de la comunidad médica, y su enfoque es sólido y está basado en evidencias científicas de vanguardia."

—Dr. Richard Johnson, profesor de medicina
de la Universidad de Colorado y autor de *The Fat Switch*

"*Sana sin esfuerzo* es una lectura valiosa no sólo para el público general, sino también para los profesionales de la salud que requieren enseñarles a sus pacientes la importancia de seguir los consejos contenidos en este libro. En estas páginas encontrarán verdades fundacionales que están bien cimentadas y han sido comprobadas por los pacientes del doctor Mercola, por mí y por otros médicos y especialistas. Si la gente siguiera las recomendaciones sencillas y realizables de este libro, sería posible predecir que, al menos en Estados Unidos, la incidencia de obesidad y de otras enfermedades crónicas se reduciría sustancialmente. Lean *Sana sin esfuerzo* y pongan en práctica sus sabios consejos para experimentar una mayor vitalidad y ser más longevos."

—Dr. W. Lee Cowden, consejero del Scientific Advisory Board
de la Academy of Comprehensive Integrative Medicine

"El doctor Mercola es un líder en salud naturista y movimientos orgánicos tanto a nivel nacional como internacional. Su nuevo libro, *Sana sin esfuerzo*, es una lectura esencial para todas las personas preocupadas por su salud, pues nos aporta la información e inspiración necesarias para sanar por nosotros mismos y revitalizar la salud pública."

—Ronnie Cummins, fundador y director de la Asociación de Consumidores Orgánicos de Estados Unidos

"El doctor Mercola es un auténtico visionario que defiende la libertad de pensamiento y ha fomentado que millones de personas en todo el mundo tomen el control de su salud con ayuda de consejos sensatos. Gracias a él es fácil comprender por qué sanar y estar bien es algo que cualquiera puede hacer de forma segura, efectiva y natural a través de unos cuantos cambios conscientes."

—Barbara Loe Fisher, cofundadora y presidenta del Centro Nacional de Información sobre Vacunas de Estados Unidos

"*Sana sin esfuerzo*, el libro más reciente del doctor Mercola, ampliará en gran medida la conciencia del público en general sobre algunos de los conceptos y desafíos más recientes que nuestra elección alimenticia y nuestra salud implican. Ahí nos comparte pizca tras pizca de información médica valiosa, la cual después amplía para explicar cómo implementar sin esfuerzo estas sugerencias para mejorar la salud de cualquiera."

—Dr. Doris J. Rapp, especialista en medicina ambiental y alergóloga pediátrica

"En su último libro, *Sana sin esfuerzo*, el gurú de la nutrición moderna nos ofrece una guía directa, fácil de implementar y nada engorrosa que nos da el poder de sobreponernos a las enfermedades y agarrar el toro de la salud por los cuernos. Ya sea que quieras perder grasa rápido, revertir el tiempo o simplemente comer más verduras, este libro te dará un arsenal completo de herramientas para alcanzar tus metas, mantener una salud óptima y ser la mejor versión de ti mismo."

—J. J. Virgin, autora de éxitos de ventas del *New York Times* como *La dieta Virgin*

Quiero dedicar este libro a mis compañeros de Health Liberty. Soy muy afortunado de conocer a gente tan brillante y solícita. Gracias, Barbara Loe Fischer, Ronnie Cummins, Paul Connet y Charlie Brown. Han sacrificado mucho para prevenir el dolor y el sufrimiento innecesarios que existen en este mundo, e infunden en muchos la esperanza de que podemos propagar la semilla de la conciencia sobre la salud mundial.

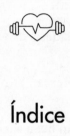

Índice

PRIMERA PARTE
Sana sin esfuerzo

SEGUNDA PARTE
Ayuda a tu cuerpo a repararse

TERCERA PARTE

Aprópiatelo

Prólogo

Has recibido un regalo casi perfecto que se ha ido afinando durante los últimos dos millones de años: tu ADN, tu código de vida, el cual se ha ido refinando y puliendo a través de incontables generaciones para darte salud óptima, funcionalidad y longevidad.

Aun así, durante el último 0.5% del tiempo que ha pasado la humanidad en la Tierra, nuestra capacidad para evitar las enfermedades ha enfrentado un desafío monumental. El incremento explosivo en la prevalencia de diabetes, obesidad, hipertensión, Alzheimer y otros trastornos degenerativos no es resultado de un cambio repentino en nuestra genética. De hecho, para los genetistas sería casi imposible encontrar cambios significativos en el genoma humano en comparación con el de humanos de hace 20 000 años.

Entonces, ¿qué cambió? Si el mapa genético que codifica nuestra salud y longevidad ha permanecido intacto, ¿qué factores han entrado en juego y corrompido el mensaje de este código aparentemente inmutable?

Resulta que la noción de que nuestro ADN es un código fijo e inmutable ya es anticuada. Ahora sabemos que nuestro código genético se expresa de formas sumamente dinámicas. Los mismos genes que se creía que estaban encerrados en vitrinas de cristal ahora se sabe que responden momento a momento a cualquier cantidad de influencias ambientales.

Esto que conocemos como *epigenética* es una ciencia que no sólo abre la puerta a reconceptualizar el comportamiento de nuestros genes, sino que además de todo nos permite ver con nuevos ojos el conocimiento rampante sobre los problemas de salud que caracterizan al mundo occidental moderno.

La investigación epigenética revela que nuestro estilo de vida elegido —los alimentos que comemos, los complementos alimenticios que tomamos, el ejercicio que realizamos y hasta el contenido emocional de nuestras experiencias cotidianas— está implicado en la orquestación de reacciones químicas que activan o desactivan partes del genoma humano. Esto, a su vez, codificará resultados que amenacen nuestra salud y sienten las bases para enfermarnos, o creará un ambiente interno que conduzca a la longevidad y que combata las enfermedades.

Éste es el regalo que nos da el innovador conocimiento sobre los genes y su expresión. La gran ventaja de este nuevo paradigma es que revela que cada uno de nosotros tiene la oportunidad de modificar su propia expresión genética y cambiar el destino de nuestra salud.

En las siguientes páginas el doctor Mercola te empoderará con la capacidad de reescribir tu propia historia en términos de tu salud futura. Al prestarle atención a la información que aquí presenta aprenderás cómo influir de forma positiva en la expresión de tu propio ADN para mejorar y preservar tu salud, así como extender tu vida.

Ya sea con cambios alimenticios que permitan el reingreso de las grasas a tu vida, tomando más sol, dedicándole más horas a dormir o hasta caminando descalzo cada tanto, cada una de las recomendaciones empoderadoras contenidas en *Sana sin esfuerzo* está diseñada para restablecer la comunicación vital con el regalo más preciado que has recibido: el código de tu vida.

Dr. David Perlmutter

Introducción

Tal vez pienses que siempre me he dedicado a la salud, pero no es así. Me crié comiendo postre después de cada comida, donas, pastelillos, frituras y helado. Dicho de otro modo, crecí comiendo la típica dieta estadounidense. Mis padres hicieron su mejor esfuerzo por alimentarnos con comida casera, pero entonces no se sabía tanto como ahora sobre nutrición. Como resultado, cuando estaba en bachillerato, casi la mitad de mis dientes tenían caries y mi rostro y espalda estaban tapizados de acné. Igual que muchas otras personas en la actualidad, estaba yendo en contra de mi cuerpo y no fluyendo con él en la misma dirección.

Es un comienzo curioso para alguien que terminaría siendo uno de los principales defensores del uso de la comida como medicina. No obstante, mis experiencias me impulsaron a ayudar al individuo promedio, el cual está habituado a comer cualquier cosa que sepa bien y lucha contra afecciones crónicas, pero nunca ha unido estos dos puntos.

Durante las últimas tres décadas he tratado a más de 25 000 pacientes en consulta médica, he revisado diligentemente gran variedad de enfoques nutricionales, he escrito dos libros que han sido éxitos de ventas según el *New York Times* y creé el portal de salud natural más visitado del mundo, el cual está dedicado a educar a los lectores sobre métodos comprobados para mejorar su salud. En la actualidad, Mercola.com llega a 25 millones de lectores cada mes.

La cualidad más responsable de mi camino a convertirme en defensor de la nutrición de alta calidad es mi amor por la lectura. Lo que me llevó a emprender este viaje fue un artículo publicado en 1968 en la revista *Parade*, el cual reseñaba el libro más reciente del doctor Ken Cooper: *Aerobics*. En esa época casi nadie se ejercitaba de forma regular. (Cuando yo salía a correr en las calles de Chicago la gente me lanzaba piedras y latas porque asumían que debía ser un criminal que estaba huyendo de la escena del crimen.) Leí el libro del doctor Cooper e hice un compromiso duradero con la salud y la forma física que ya tiene casi cinco décadas. Como es de esperarse, mi perspectiva ha ido evolucionado con el tiempo. De hecho, ya no soy un devoto creyente de lo que ahora conocemos como cardio, sino todo lo contrario. Pero ya lo explicaré a detalle más adelante.

En ese entonces la práctica médica no era uno de mis intereses. Entré a la universidad a estudiar ingeniería y me cambié a medicina poco después. En esos tiempos mi acercamiento a la medicina era muy tradicional, pues durante seis años antes de especializarme como médico trabajé como aprendiz de farmacéutico. Disfrutaba ese empleo y creía que los medicamentos que ayudaba a formular eran una solución benéfica para los problemas de salud de nuestros clientes.

Ese adoctrinamiento continuó durante mi formación en la Facultad de Medicina, aunque la diferencia entre la tendencia médica dominante y yo empezaba a hacerse notar; mis colegas me apodaron *Doctor Fibra* por mi dedicación a estudiar la fibra y su relación con la salud intestinal. (Mi conocimiento sobre los verdaderos responsables de la salud intestinal ha seguido evolucionando tras muchos años de estudio e investigación, pero ya te contaré más junto con el Sexto pilar de la salud.)

Como médico familiar, me pagaban por dar conferencias en nombre de las empresas farmacéuticas y volaba por todo el mundo financiado por ellas para alabar las virtudes de la terapia de remplazo de estrógenos.

Durante mis primeros años como médico privado me enfoqué en el tratamiento de la depresión, por tratarse de una afección tan poco diagnosticada. El sufrimiento de las personas era palpable, pero yo no conocía otro tratamiento que no fuera con medicamentos. Miles de pacientes míos se iban llenos de esperanza de sanar gracias a que llevaban una receta firmada por mí. En ese tiempo no sabía que había un mejor camino.

Entonces ¿cómo hice la transición a la medicina naturista?

A mediados de los ochenta leí *The Yeast Connection*, un revelador libro del doctor William Crook, en donde se describían recuperaciones milagrosas en pacientes a los que trataba por crecimiento excesivo de levaduras. Reconocí en mis propios pacientes muchos de los síntomas que él describía. En ese punto, ignoré las recomendaciones alimenticias de Crook y sólo utilicé los medicamentos antimicóticos que él recomendaba como parte del tratamiento. Como era de esperarse, fracasé sin remedio. Sin embargo, a comienzos de los años noventa releí el libro y, como ya era un poco más sabio, esa vez seguí las recomendaciones alimenticias al pie de la letra. Funcionaron de maravilla, con lo cual abrí los ojos al poder de los alimentos —y no de los medicamentos— como medicina. Cuando empecé a asistir a congresos médicos me di cuenta de que había una amplia red de médicos que utilizaban terapias naturistas para tratar a sus pacientes.

Al implementar estas nuevas habilidades a mi práctica médica me entusiasmó observar que muchos de mis pacientes se sentían mucho mejor con los cambios alimenticios y de estilo de vida. Me convencieron tanto estos resultados que decidí cambiar mi enfoque clínico hacia la medicina natural y me negué a recibir pacientes que no estuvieran dispuestos a embarcarse en la aventura de enfrentar las causas fundacionales de su enfermedad.

Esto representó un gran desafío económico, además de que era el único médico en mi consultorio, por lo que terminé perdiendo 75%

de mis pacientes. Sin embargo, como ocurre con la mayoría de las decisiones de vida que se toman por las razones correctas, al final todo salió bien, y pronto mi consulta estaba llena de pacientes que llegaban recomendados por otros pacientes a los que les había ido muy bien. Con el tiempo empecé a recibir pacientes de todas partes del mundo.

Fue un cambio radical en mi visión de mí mismo, de sanador capaz de administrar los medicamentos que "arreglarían" la salud de un paciente a educador capaz de ayudar a la gente a aprender el poder de la sanación. Tu cuerpo está diseñado para estar sano sin medicamentos. Si le das lo que necesita para prosperar, por lo regular se regenerará a sí mismo sin necesidad de intervenciones externas. Esta tendencia restauradora interna es lo que yo llamo "sanar sin esfuerzo".

Ese giro —para darles a las personas el conocimiento para sanarse a sí mismas— se convirtió en el hilo conductor de mi práctica médica. Junto con mi pasión por investigar y separar la verdad de la propaganda, aquel deseo me llevó a ser una de las primeras fuerzas de cambio en varios ámbitos de la salud que se han vuelto lugares comunes ya: debatir la etiquetación de los organismos modificados genéticamente, eliminar de forma gradual las amalgamas "plateadas" de mercurio en todo el mundo, impedir la fluoración del agua municipal, defender la importancia de la vitamina D en su relación con la buena salud y la prevención del cáncer, así como sostener la importancia de los ácidos grasos omega-3, como el aceite de krill.

Otra de mis pasiones siempre ha sido la tecnología; de hecho, tomé mi primera clase de programación en 1969. Una parte de la medicina familiar que me frustraba era que llegaran pacientes buscando un medicamento o tratamiento que habían visto en televisión. Como profesionista que trabajaba 80 horas o más a la semana, rara vez tenía tiempo o ganas de ver televisión. Mis ratos libres los pasaba leyendo la bibliografía médica que ahora es de fácil acceso gracias a internet.

En 1997 lancé el portal Mercola.com como lugar para reseñar mi evolución como médico a medida que aprendía e implementaba más conocimientos de la medicina naturista. También decidí compartir todo lo que iba aprendiendo en las varias docenas de cursos que tomaba los fines de semana. No me guardaba nada y compartía todo con el lector, como si fuera un paciente que estuviera en mi consultorio. Era una fuente de consejos gratuitos.

Mi objetivo con Mercola.com siempre ha sido ofrecer visiones francas y compartir mi pasión por hallar las mejores investigaciones y llevar sus hallazgos a un público más extenso. Jamás he aceptado publicidad ni patrocinios, pues eso podría derivar en posibles conflictos de interés. Y durante los primeros cuatro años de existencia del sitio web no vendí un solo producto. La única razón por la que empecé a comercializarlos después fue porque para entonces había gastado medio millón de dólares en el desarrollo y mantenimiento del portal, y las cuentas seguían aumentando.

Era evidente que ese modelo no funcionaría bien, por lo que ahora vendemos productos que usamos mi familia y yo, y que son de la mejor calidad posible. Esto me permite obtener los fondos para sustentar mi misión: llevar a mis lectores la mejor información posible para que sean capaces de mejorar su salud.

Hace unos cuatro años modifiqué mi misión para que fuera algo más que sólo educar al público, y que incluyera fomentar cambios a nivel mundial en políticas públicas y prácticas industriales que repercuten en la salud. Fundé la Health Liberty Initiative para tomar un papel de liderazgo e impulsar directamente el cambio en las industrias alimentaria y médica.

Esta iniciativa era indispensable para reunir grupos diversos cuyas intenciones coincidían pero cuyas estrategias no empataban. Con la Health Liberty Initiative tenía la esperanza de elevar el nivel colectivo de conciencia en cuanto a comida, salud y medio ambiente. Mucha gente no sabe que el Departamento de Agricultura de Estados Unidos (USDA), el cual está diseñado para garantizar la seguridad y calidad de nuestros alimentos, establece las políticas agrícolas de la nación, así como los estándares dietéticos. Éste es un claro ejemplo de cuando el zorro cuida el gallinero.

Una de las razones por las cuales Mercola.com es tan popular es porque mi experiencia al tratar tantos pacientes me ha ayudado a traducir la jerga médica sofisticada a lenguaje cotidiano fácil de entender, así como a convertir estudios complejísimos en consejos fáciles de implementar. Este libro es mi esfuerzo por compilar lo mejor de la información compartida durante las últimas dos décadas y presentarla como una guía inspiradora que te ayudará a sortear muchos de los baches que la medicina convencional pone en nuestro camino. En lugar de depender de medicamentos costosos y potencialmente peligrosos, te ayudaré a entender cómo puedes modificar tu dieta sin esfuerzo para alcanzar tus metas de salud.

En este libro te guiaré a través de los nueve principios de la sanación, los cuales te ayudarán a elegir con más destreza qué y cuándo comer, qué beber, cómo y cuándo activarte físicamente, y cómo incorporar más contacto con la naturaleza en tu vida sin dejar de protegerte de las toxinas cada vez más abundantes en el ambiente. También aprenderás a alcanzar las nuevas metas de salud que te plantees como resultado de la lectura de este libro.

Mi misión al escribir este libro es la misma que tiene el portal y la Health Liberty Initiative, la cual nunca cambiará. Mi misión es informarte sobre los detalles que las historias médicas que escuchas o lees en los medios suelen omitir, así como ayudarte a quitar los obstáculos que frenan tu camino hacia el bienestar —como la comida chatarra y las bebidas contaminadas—, de modo que tu cuerpo sea capaz de lograr aquello para lo que está diseñado: estar bien sin esfuerzo.

También es mi misión defender tu libertad de elección en lo que respecta al manejo de tu salud. Siempre que se trate de medicamentos, de tu alimentación, del agua que bebes o de las semillas que siembras, creo que mereces el derecho a elegir qué entra a tu cuerpo.

Y también tienes el derecho de que te digan la verdad sobre las consecuencias de tus decisiones.

Tienes en tus manos el poder para estar sano, y me honra formar parte de este viaje sin esfuerzo que estás a punto de emprender para reclamar y ejercer ese poder.

Primera parte

Sana sin esfuerzo

Capítulo 1

Qué significa sanar sin esfuerzo y por qué necesitas hacerlo

No me sorprendería que hayas abierto este libro porque te aqueja una afección crónica, tienes exceso de peso o padeces malestar general. En términos estadísticos, es más probable que tengas cierto nivel de enfermedad a que estés en perfecto estado de salud.

Quizá te preguntes cómo es posible que nos falte tanto camino para entender la salud y curar muchas enfermedades. Por ejemplo, a pesar de que la guerra que hemos librado contra el cáncer ha implicado gastos de más de 500000 millones de dólares, los índices de mortalidad han cambiado poco.[1] La ciencia médica en general puede tener parte de la culpa: Glenn Begley, quien hace investigaciones sobre cáncer, intentó replicar 53 "estudios clínicos fundamentales" realizados por laboratorios reconocidos y publicados en revistas médicas de alto impacto, y sólo logró reproducir seis de ellos.[2] Eso implica una tasa de fracaso de más de 89 por ciento.

Los índices de obesidad están aumentando más rápido que nunca. Según la encuesta Gallup-Healthways Well-Being, la cual monitoreó el índice de masa corporal (IMC) de los participantes desde 2008, descubrió en 2013 que la cifra de estadounidenses obesos se incrementó un punto porcentual, después de mantenerse básicamente igual durante cinco años.[3] Por primera vez en la historia de la humanidad, esta generación vivirá menos que sus padres,[4] a pesar de que en 2013 se invirtiera un estimado de 2.9 billones de dólares en salud en Estados Unidos.[5] ¿Cómo podemos hablar entonces de progreso?

Los Centros de Prevención y Control de Enfermedades de Estados Unidos (CDC) estiman que para 2050 uno de cada tres adultos estadounidenses padecerá diabetes.[6] En la actualidad una de cada ocho personas de 65 años en adelante tiene Alzheimer,[7] y se espera que esta cifra se incremente a una de cada cuatro en los próximos 20 años.

En su informe mundial sobre cáncer de 2014 la Organización Mundial de la Salud denunció el "desastre humano" latente que representan los índices de cáncer en aumento, que se estima que se disparen de 14 millones de diagnósticos nuevos en 2012 a un aproximado de 22 millones de diagnósticos anuales dentro de 20 años,[8] lo que representa un aumento de 57%. Eso significa que en dos décadas 13 millones de personas morirán cada año de cáncer.

El asma, la fiebre del heno, las alergias alimenticias, el lupus, la esclerosis múltiple y muchas otras enfermedades autoinmunes van en aumento. Según estimaciones, las alergias y las enfermedades del sistema inmune se han duplicado, triplicado o hasta cuadruplicado en las últimas décadas, e incluso algunos estudios indican que más de la mitad de la población estadounidense tiene al menos una alergia diagnosticable.[9] Cada vez hay más personas cuyo sistema inmune reacciona de forma exagerada a sustancias que deberían ser inofensivas, lo cual deriva en alergias; en otros casos, su sistema inmune se equivoca y comienza a atacar al propio cuerpo, que es lo que se entiende por enfermedad autoinmune.

Si buscas que tu médico encuentre la solución a cualquiera de estos trastornos, es probable que salgas de su consultorio con al menos una receta —o hasta más— de fármacos. Tal vez te sorprenda saber que casi 70% de todos los estadounidenses toman al menos un medicamento por algún padecimiento crónico u otra afección. Encabezan la lista los antibióticos, los antidepresivos y los opioides, entre otros.[10]

Una de cada cuatro personas de la tercera edad toma entre 10 y 19 pastillas diarias.[11] En el transcurso de un año y sólo en Estados Unidos, el adulto promedio entre 18 y 65 años recibe como una docena de recetas, a menos de que tenga más de 65 años, en cuyo caso la cifra asciende a más de 30 recetas al año.[12] Entre la población pediátrica, uno de cada cinco niños toma al menos un medicamento por prescripción médica al mes, y como 10% usa uno o dos fármacos al mes, mientras que 1% usa cinco o más medicamentos al mes.[13]

Estas estadísticas recientes, las cuales se calcularon al menos hace cinco a diez años, son escandalosas por sí solas. Sin embargo, lo más perturbador es que un anciano cualquiera al que se le hayan diagnosticado cinco padecimientos crónicos (osteoporosis, osteoartritis, diabetes tipo 2, hipertensión y enfermedad pulmonar obstructiva crónica) tomará un *mínimo* de 12 medicamentos distintos *al día* sólo para "tratar" estas enfermedades.[14]

Si tomas en cuenta que alguien que toma medicamentos para la hipertensión probablemente también toma estatinas para disminuir el colesterol, la cifra aumenta a 13 fármacos diarios. Sin embargo, si agregas los medicamentos prescritos para el tratamiento de otras afecciones crónicas asociadas a la vejez, como reflujo gástrico, angina de pecho, depresión u otro trastorno psiquiátrico, insomnio, apnea del sueño, bochornos, insuficiencia renal, artritis reumatoide e insuficiencia cardiaca congestiva,[15] esa persona bien podría estar tomando hasta *dos docenas o más* de fármacos al día. Dado que las estadísticas muestran que tres de cada cuatro estadounidenses de la tercera edad padecen múltiples afecciones crónicas,[16] esas cantidades de medicina no son descabelladas.

Sin embargo, estas "curas" salen caras, pues sus efectos secundarios y hasta reacciones adversas peligrosas tienen un impacto bastante dañino en la salud. Las reacciones adversas a medicamentos fueron responsables de más de 2.3 millones de visitas a sala de urgencias en Estados Unidos en 2011, y hasta de 84% de los 1.3 millones de visitas a sala de urgencias en 2005.[17] No obstante, la Agencia de Alimentos y Medicamentos (FDA, por sus siglas en inglés) —la agencia que debería protegernos contra estos peligros— reporta que en 2011, 98 000 personas murieron por reacciones adversas a medicamentos, y según los CDC fue la sexta causa de muerte más común en ese año.[18] Se reportaron más de 573 000 incidentes de reacciones adversas a fármacos con consecuencias "graves", como hospitalización, complicaciones casi fatales, discapacidades y otros efectos dañinos.[19]

Si estás hospitalizado, ten cuidado. Investigaciones realizadas en 1999 por el Instituto de Medicina demostraron que 44 000 personas —y quizá hasta 98 000— mueren cada año como consecuencia de errores médicos en ámbitos hospitalarios.[20] Diez años después, la Oficina del Inspector General aumentó esa cifra a 180 000 al año, sólo entre pacientes cubiertos por el programa Medicare.[21] Y en 2013 un estudio publicado en el *Journal of Patient Safety* sugirió que la cifra podía incluso alcanzar los 440 000 casos.[22] Con tantas muertes provocadas por los medicamentos que deberían "sanarnos", hay muchas probabilidades de que hayas conocido personalmente a alguien que haya sido víctima de este desafortunado e innecesario destino.

Estas tendencias y datos evidencian que una pizca de prevención vale más que un kilo de cura. Mi intención es compartirte en este libro estrategias simples que los mantendrán a ti y a tu familia fuera de peligro, de modo que estos errores no afecten tu vida ni la de tus seres queridos.

Las estadísticas están en tu contra

> Es difícil lograr que una persona entienda algo, cuando su salario depende de que no lo entienda en lo absoluto.
> UPTON SINCLAIR

¿Por qué se ha vuelto tan peligroso buscar ayuda de la industria médica?

El mejor punto de partida es observar esos casi tres billones de dólares de los que hablé antes. En lugar de ver tus síntomas, las farmacéuticas ven signos de dólar y gastan millones al año en publicidad televisiva y en otros medios para que sus medicamentos lleguen hasta tu organismo.

Están los 5000 millones que gastan en comercialización directa al consumidor. Seguro has visto los anuncios con hombres de cabello cano que toman a sus esposas con mirada seductora, o a la mujer que lleva consigo una nube gris de lluvia sobre la cabeza (la cual simboliza la depresión) que se transforma en arcoíris como por arte de magia después de tomar una pastilla. Estas presentaciones sobresimplificadas —y las largas listas de efectos secundarios— hacen que la gente crea que entiende a la perfección el funcionamiento de los fármacos, así que camina con certeza al consultorio médico con la idea de recibir una receta. A pesar de las amenazas que representan los múltiples efectos secundarios, la idea de tomar una pastilla para que un síntoma problemático "desaparezca" es demasiado seductora como para que mucha gente se resista.

Sin embargo, aunque no compres lo que venden sus comerciales, gastan otros 16000 millones al año para convencer a los médicos de que receten sus medicamentos como principal solución para la mayoría de los padecimientos que tratan. Mucha gente no tiene ni idea de cómo se le manipula para que tomen fármacos peligrosos y muchas veces innecesarios.

Hora de abrir los ojos

Exponer los peligros que conllevan los medicamentos representa un riesgo en sí mismo. Por ejemplo, durante un juicio contra Merck se hicieron públicos documentos que revelaban planes perturbadores para neutralizar, destruir y desacreditar a los médicos que advirtieran al público sobre los peligros del consumo de Vioxx.

CBSNews dio a conocer un correo electrónico de un ejecutivo de Merck que decía lo siguiente sobre un médico a quien no le agradaba recetar Vioxx: "Quizá tengamos que buscarlo y destruirlo en su propio hogar…"

Es muy evidente que tanto los médicos como el público en general son víctimas de la manipulación con fines de enriquecimiento corporativo. El verdadero negocio de la industria farmacéutica no es la salud, sino que en realidad se enriquece gracias a la enfermedad. Y cuando un mercado se empieza a tambalear, no hace otra cosa que crear uno nuevo, inventándose otra enfermedad o "convirtiendo" un síntoma común en enfermedad. ¿Quieres pruebas convincentes? Sigue leyendo. CNN reportó que para la comercialización del antidepresivo Paxil, GlaxiSmithKline contrató una firma de relaciones públicas para que creara una "campaña pública de concientización" sobre una enfermedad "que los médicos suelen pasar por alto".

¿De qué enfermedad se trataba? Del trastorno de ansiedad social… antes conocido como timidez.

Tal vez hayas visto esta campaña con tus propios ojos. Los anuncios decían cosas como "Imagínate ser alérgico a la gente". Su distribución fue muy amplia, contaron con respaldo de celebridades, y hasta múltiples psiquiatras impartieron conferencias sobre esta nueva enfermedad en los 25 principales mercados mediáticos. Como resultado, las menciones sobre la ansiedad social en los medios aumentaron *de 50 a más de mil millones en sólo dos años*. El trastorno de ansiedad social se convirtió en "el tercer trastorno mental más común" en Estados Unidos, y las ventas de Paxil se dispararon al cielo hasta convertirlo en uno de los medicamentos más prescritos, pero también más rentables. Éste no es más que uno de muchos ejemplos, como los esfuerzos para comercializar medicamentos contra el colesterol alto (estatinas como Lipitor y Crestor [atorvastatina y rosuvastatina]) y la acidez gástrica, que son afecciones que se tratan de manera más efectiva con sencillos cambios alimenticios.

Los médicos, a veces sin malicia, también desempeñan un papel esencial en la estafa farmacéutica masiva que afecta al público, pero los mecanismos para manipularlos suelen ser más oscuros. Los representantes de las farmacéuticas les ofrecen "regalos" para convencerlos de que receten los medicamentos que ellos representan. Estos representantes no suelen tener formación médica ni científica, pero van armados con técnicas de persuasión muy efectivas.

Aunque la industria médica ha establecido reglas que limitan las interacciones personales entre representantes médicos y doctores, las farmacéuticas influyen en las elecciones de los médicos de muchas otras formas, incluyendo el patrocinio de congresos y de sitios web de terceros cuya finalidad es ofrecer información "no tendenciosa" sobre nuevos medicamentos.[23] El método de adoctrinamiento más difícil de identificar es la "educación" que imparten los médicos a sus colegas. Las farmacéuticas les pagan grandes cantidades a ciertos doctores para que "inculquen" a sus colegas sobre los beneficios de un medicamento en particular. En este caso, es fácil que el médico que recibe la información olvide que quien se la está compartiendo lo hace a nombre de la farmacéutica y no como un profesional de la salud independiente y fuente de información objetiva y apropiada.

Como ya mencioné en la introducción, yo fui uno de sus cómplices remunerados a mediados de los años ochenta, así que tengo experiencia de primera mano con sus artimañas. La farmacéutica cubría mis viáticos y me daba cheques hasta de 5 000 dólares por dar conferencias. Quizá ahora le parecería poco a mucha gente, pero hace 30 años, para alguien que acababa de graduarse de medicina y tenía incontables deudas, era una suma considerable. También es un sistema impresionante, pues sientes que estás haciendo el bien y que te pagan por compartir el conocimiento que tanto te costó adquirir, pero la realidad es que no haces más que participar indirectamente en los estudios financiados por las farmacéuticas para vender más medicamentos.

También está la insidiosa "educación" patrocinada por la industria farmacéutica que tiene lugar en facultades de medicina de todo el país. Por ejemplo, de los 8 900 profesores y catedráticos de Harvard, 1 600 reconocen que ellos o algún miembro de su familia tiene vínculos con farmacéuticas que podrían sesgar su enseñanza o investigación.[24] Tan sólo en un año, la industria farmacéutica aportó más de 11.5 millones de dólares a Harvard para "investigación y cursos de educación continua".[25]

Esto ocurre prácticamente en cualquier escuela de medicina de Estados Unidos y es un mecanismo muy efectivo de adoctrinamiento masivo de médicos en formación. Al influir en los líderes de opinión médica, las farmacéuticas pueden tener una influencia ubicua en la profesión. Esto se combina con las campañas publicitarias ya mencionadas y las presiones políticas para reformar las leyes a su favor. Como paciente, no es indispensable que seas víctima de estas tácticas, pues puedes aprender a ver más allá de la propaganda y a no dejarte envolver por las mentiras y los engaños de las farmacéuticas.

Lo más probable es que aunque tu médico tenga las mejores intenciones y deseos de curar sin causar daño, ya ha sido víctima de las estrategias de mercado de las farmacéuticas. La mayoría de los médicos no tienen tiempo para investigar cada uno de los medicamentos que recetan, así que confían en exceso en la información que les dan los representantes médicos y otros "expertos"; es decir, otros médicos que reciben pagos sustanciosos por hablar bien sobre los tratamientos farmacológicos.

Uno de mis principales objetivos al compartirte esta información es evitar que visites al médico salvo por análisis preventivos, y que evites terminar en el hospital de no ser por traumas considerables. (Nuestro sistema de salud es bastante eficiente en esos casos.)

Definitivamente *puedes* tomar el control de tu salud. No la dejes en manos ajenas.

¿Cómo llegamos hasta este punto?

El siglo xxi ha traído consigo grandes progresos en términos de tecnología, transformaciones culturales, formas de comunicación y hasta formas de pensar. Es una época emocionante de cambios de paradigma, pero también es una época llena de peligros que acechan en los lugares más insospechados.

Los desarrollos tecnológicos han tenido un fuerte impacto en la producción de alimentos, incluyendo los cultivos modificados genéticamente, alimentos procesados sin gran valor nutricional, frutas y verduras cubiertas de pesticidas, y la dependencia excesiva de un puñado de cultivos por políticas agrícolas estatales. Por si fuera poco, hoy en día muchos de nuestros alimentos están pasteurizados, irradiados, fumigados y esterilizados a tal grado que las bacterias —incluyendo las benéficas de las que depende nuestra vida (ahondaré en esto en el Sexto principio)— no logran sobrevivir.

Irónicamente, los avances mismos que representa la modernidad —como desinfectantes de manos, agua tratada, granjas industriales— han creado toda una serie de enfermedades. Por ejemplo, se ha demostrado que el triclosán —una sustancia química antibacteriana que se usa en muchos jabones y desinfectantes humanos— es capaz de matar células humanas,[26] y hasta la FDA reconoce que actúa como alterador endocrino en animales.[27] Cuando se combina con agua clorada, produce cloroformo,[28] que según la EPA es un potencial carcinógeno.[29]

Actualmente los científicos están vinculando el aumento repentino de trastornos neurológicos, enfermedades autoinmunes e índices de obesidad con estos cambios en lo que comemos y las grandes alteraciones del medio ambiente. Aunque se esté haciendo mucha investigación para buscar "curas", una fuerza perniciosa —llamada codicia— se esmera en igual medida por perpetuar las condiciones que están enfermando a tantos.

Si fuera veneno, no lo venderían como comestible

Soy entusiasta de exponer cuánto gastan las industrias farmacéutica, química y de comida rápida para manipular y distorsionar nuestras percepciones. Mientras que las farmacéuticas gastan más de 21 000 millones de dólares al año, la industria alimentaria gasta *el doble* de eso para convencerte a ti y a tus hijos de elegir alimentos altamente procesados que acelerarán el declive de su salud (y hará que sea indispensable que tomen medicamentos que controlen sus síntomas).

Es impresionante que 90% de los alimentos que los estadounidenses compran al año sea sólo alimentos procesados. En un año reciente cualquiera, se introdujeron al mercado 2 800 nuevos dulces, postres, helados y refrigerios, en comparación con la entrada de apenas 230 nuevas frutas y verduras.

Los vendedores de alimentos tienen una gran habilidad para hacer que la comida rápida y la comida chatarra nos parezcan buenas opciones: son relativamente baratas, saben bien y facilitan la preparación de la cena. Ya no necesitas gastar tiempo lavando ni picando verduras. Simplemente mete al microondas las cajas de alimentos preparados que ellos te convencen de comprar y ¡listo! (Las verduras congeladas son la única excepción, ya que siguen siendo una opción sana si la geografía o el clima limitan la variedad de verduras a la que tienes acceso.)

Lo que la industria alimentaria no te dice es que pagarás un costo muy caro por tener una dieta tan mala. El consumo excesivo de estos alimentos procesados y artificiales es una de las principales causas de la epidemia de enfermedades crónicas que enfrentamos en la actualidad.

Pero ¿por qué producen estos alimentos si son tan terribles?

Un episodio en particular, ocurrido en 1999, revela un aspecto clave y potente de la respuesta a esta pregunta. En un artículo publicado en el *New York Times*[30] se reportó que el 8 de abril de 1999, en Minneapolis, los CEO de 11 de las principales empresas productoras de alimentos —incluyendo Nestlé, Kraft, Nabisco, General Mills, Coca-Cola, Mars y Procter & Gamble— se reunieron en las oficinas centrales de Pillsbury para discutir la epidemia de obesidad. Muchos de los asistentes no estaban ahí para hablar de cómo ponerle fin a la epidemia, sino para discutir estrategias para defenderse de las acusaciones que señalaban que eran culpables en gran medida de la misma. En esa época Kraft era subsidiaria de Philip Morris, cuya conciencia del papel que desempeñaba en esta problemática se analiza de forma detallada y brillante en el libro *Salt, Sugar, Fat*, de Michael Moss: "Al estar bajo tanta presión por el tema de la nicotina y los cigarrillos, Philip Morris comenzó a examinar sus divisiones alimentarias a la luz de la crisis de obesidad emergente. Y hay momentos en aquellos reportes internos en donde empleados de Philip Morris dicen a la división alimentaria: 'Debido a la obesidad, ustedes enfrentarán problemas por la sal, el azúcar y la grasa de la misma magnitud, si no es que mayor, que los que nosotros estamos enfrentando con la nicotina. Y deben empezar a pensar en este asunto y en cómo lo enfrentarán'".[31]

No obstante, la mayoría de los alimentos procesados siguen estando repletos de azúcar, lo que se ha demostrado que tiene efectos devastadores en la salud en general al provocar resistencia a la insulina (la cual precede casi a cualquier enfermedad crónica, pero ya ahondaré en esto en el Tercer pilar de la salud), marcadores elevados de cardiopatías —como niveles altos de triglicéridos o de colesterol malo—, y desarrollo de grasa alrededor de los órganos abdominales, lo cual es también un indicador preciso de futuras enfermedades crónicas.[32]

Los altos niveles de consumo de azúcar también se vinculan con obesidad,[33] diabetes[34] y cáncer.[35] Por si fuera poco, esos alimentos dañinos están diseñados para ser tan apetitosos que provocan un corto circuito en tu sensación normal de saciedad y te hacen ansiarlos más y más. De hecho, se ha demostrado que los alimentos procesados y llenos de azúcar activan los mismos procesos cerebrales que se asocian con la adicción a drogas.[36] Un estudio realizado en ratas halló que, al darles a elegir entre una solución azucarada y cocaína, las ratas preferían la solución azucarada, incluso si tenían historial de consumo de drogas.[37] Ya sea por pura conveniencia o buen sabor, estás sacrificando lo más valioso que tienes: tu salud.

Si consultas medios de información convencionales, tal vez estés convencido de que basta con cambiar un alimento procesado por otro, como cambiar las galletas normales por galletas bajas en grasa, o el pan blanco por pan integral. Lamento ser quien te dé la mala noticia, porque sé lo importantes que pueden ser estos alimentos para ti. Sin embargo, la buena salud no vendrá en una caja, una lata o una bolsa. Las compañías productoras de los alimentos que vienen en estas presentaciones sólo tienen un interés: vender más cantidades de los alimentos que producen, por lo que harán hasta lo imposible por aparentar ser saludables. Es probable que en el futuro la industria de la comida chatarra se encuentre en una posición similar a la de las tabacaleras y deba reconocer su responsabilidad en los daños que está causando en la salud de millones de personas.

Sana sin esfuerzo: una salida posible

Tienes en tus manos el poder no sólo de impedir las enfermedades, sino de reunir tus propias herramientas para cuidar tu salud y la de tu familia. Lo único que necesitas es información, mucha de la cual está en estas páginas. Tu cuerpo está equipado con mecanismos de curación potentes que por lo regular corregirán muchos de tus problemas de salud, siempre y cuando les des los nutrientes que requieren. A eso me refiero con sanar sin esfuerzo: dejar de meterle el pie a tu cuerpo para permitirle hacer lo que por naturaleza está diseñado para hacer.

Tu cuerpo está diseñado para estar sano. Si les crees a los medios, pensarás que tu organismo es una bomba de tiempo y que necesitarás prescripciones médicas tarde o temprano. Sin embargo, no hay nada más alejado de la realidad. Si le proporcionas a tu cuerpo una dieta óptima y evitas exponerte a la creciente amenaza que representan las toxinas, entonces tu organismo se inclinará hacia la salud y se alejará de las enfermedades sin necesidad de hacer un esfuerzo consciente.

El cuerpo suele estar en piloto automático cuando se trata de sanarse a sí mismo. Por ejemplo, si te caes y te lastimas, fuera de limpiarte las heridas para prevenir infecciones, no necesitas hacer nada más para mejorar. Tu cuerpo tiene sistemas de sanación internos que repararán el daño.

En este libro, mi objetivo es compartirte la mejor y más reciente información médica para ayudarte a adaptarla a tus circunstancias. Te enseñaré cómo medir tu barómetro fisiológico de salud. También te recordaré con frecuencia que evalúes cada cambio que hagas en contraste con cómo te sientes, así como con los resultados que experimentes. Cuando se trata de salud regenerativa, no hay un enfoque a la medida de todos.

¿Qué tan difícil es seguir los consejos de este libro?

Algunos de los pasos que te aconsejo seguir no requieren mayor esfuerzo, como dejar que el sol caliente tu piel o quitarte los zapatos en exteriores. Otros exigirán un poco más de esfuerzo o disciplina al principio, como bajarle al azúcar.

Sin embargo, pasar de las enfermedades, los dolores y las afecciones mortales a la salud, la vitalidad, la buena forma física y la felicidad en mente y cuerpo te traerá muchas recompensas. Tan pronto tu cuerpo experimente los beneficios de estas elecciones, te sentirás tan lleno de energía que no será nada difícil seguir por el buen camino.

Sanar sin esfuerzo no implica privaciones

Mucha gente cree que si no puede comer su comida chatarra favorita se está privando de los placeres de la vida. La verdad es que entre más pronto cambies tus hábitos alimenticios, más pronto disfrutarás de más energía, peso normalizado, mejor estado de ánimo y mejor salud en general. Es una actualización de vida definitiva, y de lo único de lo que te privarás es de sentirte miserable.

Subsistir a base de comida chatarra es el camino directo a envejecer más rápido y a poner en riesgo tu salud. No hay de otra: si quieres cosechar buena salud, tú, tu pareja, algún familiar o quien te cocine necesitará invertir tiempo en la cocina y de preferencia también en el jardín para preparar tus alimentos. No sólo se beneficiará tu salud, sino que tendrás la satisfacción de cosechar tu propia comida, prepararla y tener control sobre lo que introduces a tu cuerpo. ¡Es una sensación increíble!

Seguir los pilares de la salud de este libro tal vez requiera un poco más de tiempo y energía que simplemente sacar un platillo procesado del congelador. Pero estar sano no es el fastidio que te han hecho creer, sobre todo cuando le das a tu cuerpo lo que requiere para prosperar. Con ayuda del conocimiento que he pasado décadas acumulando y que ahora te comparto, podrás:

- Sumarle años a tu vida
- Tener más energía de la que puedas imaginar

Además, te ayudará a evitar:

- Cáncer
- Cardiopatías
- Diabetes
- Artritis
- Alzheimer

Tomar el control de tus elecciones alimenticias es una manera poderosa de sanar sin esfuerzo. Hay otras más, pero no te preocupes, porque también te compartiré esos secretos en este libro.

Tu cuerpo tiene el deseo innato de sentirse mejor, de poder hacer más y de disfrutarlo todo. Cuando honres ese deseo al preparar tus propios alimentos, recopilar tu propia información y tomar tus propias decisiones sobre lo que es más sano para tu organismo, él te recompensará con el apoyo que necesitas para seguir adelante. Permite que esta ansia de buena salud te libere de cualquier resistencia mental que te haya impedido cambiar tus rutinas hasta ahora. Permite que te ayude a emprender este viaje transformador, el cual te hará sentir tan bien que no necesitarás esforzarte de más.

Capítulo 2

Antes de empezar

Dado que abriste este libro, supongo que estás más que listo para emprender este viaje y sanar sin esfuerzo. Sólo debes tener en mente unas cosas y hacer otras cuantas antes de adentrarte en la aventura.

Para empezar, los pilares de la salud están presentados en orden de importancia. Cada uno se edifica sobre el anterior, así que empieza por el Primer pilar de la salud: Bebe agua natural. Una vez que mejores tus niveles de hidratación, pasa al Segundo pilar de la salud. No es una competencia, sino un estilo de vida que estás adoptando para el resto de tus días, el cual le permitirá a tu cuerpo hacer su trabajo sin esfuerzo, ni de tu parte ni de la suya. A medida que mejores sistemáticamente la calidad de los alimentos y los nutrientes que consumas, te sentirás mejor e irás teniendo más y más energía que te motive para adoptar el siguiente principio.

Es fundamental mantener la perspectiva

Como bien sabes, el camino convencional hacia la salud y la nutrición se asocia con costos elevados, tanto para tu bienestar como para tu bolsillo. Aunque incorporar estos pilares es fundamental para tu salud, es importante que lo hagas con cierto desenfado.

La actitud con la que incorpores estos pilares determinará qué tan efectivos serán para ti. Tu estado mental es un componente esencial de tu salud. Por lo tanto, sentirte abrumado y estresado no te ayudará mucho, sino todo lo contrario, aun si lo que te abruma y estresa es hacer cambios saludables.

Por lo tanto, emprende los cambios aquí descritos con afán de aventura, curiosidad y experimentación. Concéntrate en los cambios positivos que quieres, y no en los resultados negativos que intentas evitar. Ante la duda, pregúntate lo siguiente: ¿quiero regenerarme o degenerarme?

Evalúa con honestidad dónde estás parado

Uno de los principios esenciales que más defiendo es escuchar a tu cuerpo y ajustar el programa con base en la retroalimentación de tu organismo. Sin embargo, también es muy útil tener datos objetivos a la mano. Las siguientes medidas han sido establecidas tras muchos años de estudio, están más que comprobadas y se correlacionan íntimamente con un menor riesgo de desarrollar enfermedades.

Los siguientes siete factores son tus referentes en el camino hacia el bienestar óptimo. Si determinas desde el inicio el estado de estos marcadores de salud, podrás dar seguimiento al progreso y a las mejorías que se deriven de implementar los métodos y principios contenidos en este libro.

Los siete medidores clínicos comprobados que te sugiero que evalúes al inicio y que sigas monitoreando aproximadamente cada seis meses son:

1. Niveles de insulina en ayunas
2. Niveles de vitamina D
3. Proporción cintura-cadera
4. Porcentaje de grasa corporal

5. Proporción de colesterol total y HDL
6. Tensión arterial
7. Niveles de ácido úrico

Aunque por lo regular no recomiendo que lo primero sea visitar al médico, es importante hacerte pruebas para medir tu insulina, vitamina D, ácido úrico y colesterol, pues es imposible conocer sus niveles sin análisis de laboratorio.[1]

Cuando observes que estos niveles empiezan a cambiar, te sentirás poderoso, cómodo, confiado y psicológicamente listo para seguirte cuidando cada vez más. Ése es el instante más satisfactorio de la vida: cuando puedes disfrutar la exquisita sensación de bienestar físico y emocional de saber que vas camino a lograr tus metas y que puedes seguir cambiando y mejorando tu salud.

Indicador de salud #1: Niveles de insulina en ayunas (preprandial)

La insulina es una hormona que se produce en el páncreas y regula la cantidad de azúcar en la sangre. Es una sustancia esencial para la vida. Sin embargo, la triste realidad es que es muy probable que la produzcas en exceso y hayas desarrollado resistencia a la insulina. Esta situación te empuja hacia las enfermedades crónicas degenerativas y acelera el ritmo al que estás envejeciendo.

La mayoría de los adultos tienen poco más de 3.5 litros de sangre en las venas, pero no saben que en toda esa sangre sólo hay una cucharadita de azúcar. Si la cantidad total de azúcar en tu sangre asciende a una cucharada, no tardarías en entrar en coma diabético y morir.

Tu cuerpo se esfuerza mucho por evitarlo a través de la producción de insulina, la cual evita que los niveles de azúcar en la sangre asciendan a niveles peligrosos. Cualquier alimento o refrigerio alto en cereales y carbohidratos suele provocar un aumento en los niveles de glucosa en tu sangre. Para compensarlo, el páncreas secreta insulina al torrente sanguíneo, la cual disminuye esos niveles de azúcar.

Si sueles llevar una dieta alta en azúcares y cereales, con el tiempo los receptores de insulina de tu cuerpo se volverán "insensibles" a la insulina y requerirán más y más de esta hormona para hacer su trabajo. Con el tiempo te vuelves resistente a la insulina. Si no cambias tu alimentación es probable que más adelante desarrolles diabetes y se incremente tu riesgo de padecer cardiopatías, cáncer y Alzheimer.

Lo peor de todo es que los niveles elevados de insulina suprimen otras dos hormonas importantes —el glucagón y la hormona de crecimiento—, las cuales son responsables de quemar grasa y azúcar, y de promover el desarrollo muscular, respectivamente. Por lo tanto, la insulina producida por el exceso de carbohidratos promueve la acumulación de grasa, además de entorpecer los mecanismos corporales para quemarla.

Para conocer tus niveles de insulina, debes hacerte una prueba de insulina en ayunas. Esta prueba puedes hacértela casi en cualquier laboratorio comercial y es bastante asequible.

No prestes atención a los rangos de referencia que te dé el laboratorio, pues están basados en los rangos "normales" de una población con importantes alteraciones en sus niveles de insulina. Un nivel de insulina en ayunas normal está por debajo de 5, aunque lo ideal es que esté por debajo de 3. Recuerda que la prueba se debe hacer en ayunas, por lo que no servirá de mucho si no respetas dicho ayuno antes de hacértela.

Indicador de salud #2: Niveles de vitamina D

Aunque parezca inconveniente hacerte pruebas para monitorear tus niveles de vitamina D, puedo decirte con absoluta certeza que es una de las cosas más importantes que puedes hacer por tu salud (encontrarás más información al respecto en el Quinto pilar de la salud). Asegúrate de pedir la prueba correcta, que es la 25(OH)D, también conocida como 25-hidroxi calciferol. En algunos lugares es posible realizarse el estudio sin prescripción médica.

El nivel óptimo de vitamina D que buscas está entre 50 y 70 ng/ml. Cuando obtengas tus resultados, tu prioridad deberá ser llevarte a ese rango siguiendo los lineamientos del Quinto pilar de la salud.

Indicador de salud #3: Proporción cintura-cadera

Una cintura ancha es un indicio certero de mala salud, pues implica que tienes demasiada grasa intraabdominal o visceral alrededor del hígado, los riñones, los intestinos y otros órganos. Esta capa de grasa entorpece el funcionamiento adecuado de los órganos y aumenta de forma sustancial el riesgo de padecer diabetes, apoplejías e infartos.

La complexión clásica de quien tiene demasiada grasa visceral es el cuerpo de manzana. Es la persona con panza protuberante, en especial por arriba del ombligo. En contraste está el individuo con cuerpo de pera, quien tiene una cintura delgada y más grasa en las nalgas y muslos, lo que implica menor propensión a tener grandes cantidades de grasa visceral acumulada. Estas aproximaciones son generales, mas no siempre acertadas; aunque seas delgado de la parte media, eso no significa que no tengas exceso de grasa visceral.

Para determinar con precisión tu proporción de cintura-cadera usa una cinta métrica para medir la parte más delgada de tu torso (por lo regular, justo arriba del ombligo). Ésa es tu talla de cintura. Luego mide la parte más ancha de tu cadera, a la altura de las nalgas. Finalmente, divide la medida de tu cintura entre la medida de tu cadera. La cifra resultante es tu proporción cintura-cadera.

PROPORCIÓN CINTURA-CADERA	HOMBRES	MUJERES
Ideal	0.8	0.7
Riesgo bajo	<0.95	<0.8
Riesgo moderado	0.96-0.99	0.81-0.84
Riesgo elevado	>1.0	>0.85

Si no te gusta el resultado de esa operación, debes de saber que éste es uno de los primeros factores que cambiará al implementar los pilares de la salud de este libro.

Indicador de salud #4: Porcentaje de grasa corporal

Muchos especialistas creen que el porcentaje de grasa corporal es la medida más precisa de obesidad. Tal como lo dice su nombre, no es más que el porcentaje de grasa que contiene el cuerpo, y como tal es un indicador significativo de tu estado de salud. Sin importar tu complexión o talla, el exceso de grasa corporal se ha vinculado a problemas de salud crónicos como cardiopatías, diabetes, Alzheimer y cáncer. También es problemática la carencia de grasa, la cual te puede llevar a un estado catabólico, en donde la proteína del músculo se usa como combustible. A continuación encontrarás lineamientos generales, según el Consejo Estadounidense de Ejercicio, de porcentajes de grasa corporal saludables.

CLASIFICACIÓN	MUJERES (% DE GRASA)	HOMBRES (% DE GRASA)
GRASA ESENCIAL	10-13	2-5
ATLETAS	14-20	6-13
BUENA FORMA FÍSICA	21-24	14-17

CLASIFICACIÓN	MUJERES (% DE GRASA)	HOMBRES (% DE GRASA)
ACEPTABLE	25-31	18-24
OBESIDAD	32 en adelante	25 en adelante

Los plicómetros están entre las herramientas más confiables para medir la grasa corporal. Un plicómetro es una herramienta manual y ligera que mide con rapidez y facilidad el grosor de un pliegue de tu piel con su capa subyacente de grasa. Puedes encontrarlos de todo tipo de precios, y al usarlos para hacer mediciones en partes muy específicas del cuerpo, estas lecturas te permitirán estimar tu porcentaje total de grasa corporal.

También puedes usar una báscula digital que mide la grasa corporal, que es lo que yo uso. Es un poco más rápida y fácil de usar, pues sólo tienes que programarla al principio y subirte a ella con los pies descalzos. En menos de un minuto, la báscula arrojará tu porcentaje de grasa corporal.

Aunque el porcentaje absoluto que reporta una báscula puede no ser muy preciso, la dirección en la que se mueve esta cifra (ya sea hacia arriba o hacia abajo) será relativamente exacta. Además, es un referente sumamente útil para determinar si te estás aproximando a la buena salud o alejándote de ella. Es importante señalar que no necesitas tanto el plicómetro como la báscula, pues cualquiera de ellos por sí solo te dirá cuál es tu composición en términos de grasa corporal.

CÓMO CALCULAR TU GRASA CORPORAL DE FORMA GRATUITA Y SIN ESFUERZO

Una forma económica de obtener una medida aproximada de tu porcentaje de grasa corporal es comparándote con fotografías que puedes encontrar fácilmente en internet si tecleas "fotos porcentaje grasa corporal" en un buscador como Google. De este modo, puedes darte una idea más o menos clara de dónde estás.

Sin importar qué método elijas, recuerda que es *mucho* mejor monitorear tu porcentaje de grasa corporal que tu peso total, pues es esta cifra —y no el peso— lo que determina la salud o la disfunción del metabolismo.

Indicador de salud #5: Proporción de colesterol total y HDL

A la mayoría de la gente la confunden sus niveles de colesterol. Esto ocurre porque se hace demasiado énfasis en la importancia de reducir los niveles de colesterol total. Esta sustancia de textura cerosa no sólo está presente en el torrente sanguíneo, sino también en todas las células del cuerpo, en donde colabora en la producción de membrana celular, hormonas, vitamina D y bilis que ayuda a digerir las grasas. Asimismo, interviene en la formación de recuerdos y es vital para las funciones neurológicas.

El hígado produce cerca de 75% del colesterol del cuerpo, el cual se divide en dos tipos principales:

1. **Lipoproteínas de alta densidad o HDL:** Éste es el colesterol "bueno" que mantiene el colesterol fuera de tus arterias y va en busca del colesterol LDL para devolverlo al hígado, en donde se puede procesar. El HDL también colabora en la reparación de las paredes internas de los vasos sanguíneos que pueden irse tapando de placa. Todo esto en conjunto ayuda a prevenir las cardiopatías.

2. **Lipoproteínas de baja densidad o LDL:** Éste es el colesterol "malo" que circula por tu sangre y que, según el razonamiento convencional, se acumula en tus arterias y forma placa que las hace más angostas y menos flexibles (afección conocida como ateroesclerosis). Si se suelta un fragmento de placa de una de esas arterias estrechadas y se va al corazón o al cerebro, puede causar una embolia o un infarto. En la actualidad, creo que el colesterol LDL no es "malo" como tal, pues es parte esencial de

las membranas celulares. De hecho, hay dos tipos de LDL: partículas grandes y espumosas, o compactas y pequeñas. De los dos tipos, sólo las versiones pequeñas de LDL parecen ser dañinas. Cuando las partículas de LDL son compactas, tienen mayor facilidad para penetrar por las paredes arteriales dañadas y contribuir a la acumulación de placa y el endurecimiento de las arterias, dos de las condiciones que anteceden las cardiopatías. Dos factores que contribuyen a que se compacten las partículas de LDL son las grasas trans (provenientes de los aceites parcialmente hidrogenados que suelen usarse en alimentos procesados) y la insulina.

Otras cosas que contribuyen a la medición del colesterol total son:

- **Los triglicéridos:** Los niveles elevados de esta grasa peligrosa se han vinculado con afecciones cardiacas y diabetes. Se sabe que los niveles de triglicéridos suben con el consumo excesivo de cereales y azúcares, el sedentarismo, el tabaquismo, el consumo excesivo de alcohol y el sobrepeso o la obesidad.
- **Lipoproteína (a) o Lp(a):** La Lp(a) es una sustancia compuesta de una parte de LDL "malo" y una proteína llamada apoproteína a. Los niveles altos de Lp(a) son un considerable factor de riesgo de afecciones cardiacas. Sin embargo, aunque es algo bien sabido por la comunidad médica, pocos especialistas la miden en sus pacientes.

Un indicador más importante y práctico de riesgo cardiovascular que los niveles de colesterol total es la proporción de colesterol bueno (HDL) con respecto al colesterol total, así como la proporción de triglicéridos a HDL. Para determinar estos niveles deberás pedirle a tu médico que te haga análisis de sangre. No olvides que todas estas pruebas se hacen en ayunas, pues de otro modo los resultados pierden precisión.

Recuerda que tus niveles de colesterol total por sí solos no dicen prácticamente nada sobre el riesgo que tienes de padecer afecciones cardiacas, a menos de que esté por encima de 330. Los siguientes dos porcentajes son indicadores mucho más potentes de riesgo:

- **Proporción HDL/colesterol total:** Este indicador debe estar por encima de 24%, e idealmente arriba de 30%. Rara vez sube por encima de 50%, pero la clave está en que entre más alta la cifra, mejor. Niveles por debajo de 10% son muy peligrosos y suelen ser indicativos de episodios cardiovasculares inminentes, como embolias o infartos.

  Es importante tener en cuenta que algunos médicos obtienen esta proporción al dividir el colesterol total entre la cifra de HDL (colesterol total/HDL). En este caso, las cifras deben tender a ser menores. Cualquier resultado por encima de 4 indica una mala proporción, y si rebasa 10 es indicativo de serios problemas. Esta cifra rara vez está por debajo de 2.
- **Proporción triglicéridos/HDL:** Debe estar por debajo de 2. Entre más alta la cifra, peor tu capacidad de control de los niveles de insulina.

Indicador de salud #6: Tensión arterial

Hipertensión es el término médico para hablar de tensión arterial alta, padecimiento que es sumamente común (como una de cada tres personas la padecen). Se define como tensión arterial por encima de 120/80, y se diagnostica midiendo la tensión arterial con un baumanómetro. Esta medición la puede hacer un médico o tú mismo en casa con un baumanómetro casero.

En general, una de cada cuatro mediciones hechas en consultorio médico son imprecisas debido en parte a lo que se conoce como "hipertensión de bata blanca", que es causada de forma artificial por el estrés y los nervios que genera estar en un consultorio médico.[2] En consecuencia, muchas personas reciben recetas innecesarias.

El enfoque médico convencional para controlar la hipertensión suele ser por medio de medicamentos. Éste es el sueño dorado de las farmacéuticas, pues sus productos sólo controlan los síntomas sin modificar la causa, lo que te esclaviza a consumirlos de por vida. Sería mucho mejor atacar la causa subyacente, que suele ser resistencia a la insulina y obesidad.

Aunque los niveles altos de insulina suelen contribuir en gran medida a la hipertensión, también es común que el estrés y la ansiedad fomenten este problema.

Idealmente, tu tensión arterial debe estar en 120/80 o menos sin medicamentos. Si tomas medicamentos, te encantará saber que llevar una dieta baja en cereales y alta en grasas de buena calidad —como recomiendo en este libro— tiende a normalizar los niveles de tensión arterial en la mayoría de las personas. Si no observaras mejorías en tu tensión arterial después de iniciar este plan de nutrición y seguirlo durante algunos meses, recomiendo que busques un profesional de salud holística que te ayude a afinar tu programa alimenticio.

Indicador de salud #7: Niveles de ácido úrico

El ácido úrico es un desecho normal que se encuentra en la sangre. Se sabe desde hace tiempo que las personas con hipertensión, sobrepeso, gota o insuficiencia renal suelen tener niveles elevados de ácido úrico.

El ácido úrico funciona tanto como antioxidante como oxidante una vez que entra a las células. Por lo tanto, si reduces sus niveles en exceso, te pierdes de sus beneficios antioxidantes. Sin embargo, si tus niveles de ácido úrico están por los cielos, contribuyen a provocar oxidación considerable a las células, la cual deriva en inflamación.

Por eso debes asegurarte de que tus niveles de ácido úrico se mantengan en niveles saludables.

El rango ideal está entre 3 y 5.5 mg/dl. Si tus niveles están por encima de esto, es probable que estés consumiendo demasiada azúcar o cereales, los cuales se convierten en azúcar en el cuerpo (explicaré a detalle este proceso en el Tercer pilar de la salud). De hecho, la conexión entre consumo de fructosa y aumento de ácido úrico está tan comprobada que los niveles de ácido úrico en tu sangre pueden usarse como marcadores de toxicidad por fructosa. Recomiendo que, como parte de tu ritual de análisis sanguíneos, siempre te midas el ácido úrico.

Lleva registro de los cambios

Una vez que hayas determinado tu estado actual de salud a partir de estos siete indicadores, anota tus resultados en la tabla de la página 278. Registrar tus niveles base facilitará el análisis del progreso a simple vista cuando compares los niveles iniciales con los de tres o seis meses después.

Segunda parte

Ayuda a tu cuerpo a repararse

Primer pilar de la salud

Bebe agua natural

A simple vista

✓ Asegurarte de beber suficiente agua natural es uno de los pasos más importantes y poderosos que puedes dar hacia la buena salud.

✓ El refresco, el refresco de dieta, los jugos de fruta industrializados y las bebidas para deportistas afectan sustancialmente tu metabolismo.

✓ El agua del grifo es mejor, pero en ocasiones contiene toxinas (como subproductos de la desinfección) que son mil veces más tóxicas que el cloro.

✓ El agua del grifo filtrada puede ser una opción excelente, asequible y sencilla para hidratarte.

✓ Dado que también te expones a estas toxinas cuando te duchas, una buena forma de disminuir tu carga tóxica es invertir en un filtro de agua para la regadera.

✓ Investigaciones recientes señalan que el agua estructurada o "viva" es una mejor aliada para sanar sin esfuerzo.

Como dos terceras partes de tu organismo están conformadas por agua: aunque no lo creas, 70% de tus células, órganos, músculos y hasta tu cerebro es agua. El agua contenida en tu cuerpo es el principal vehículo de nutrientes y oxígeno, así como la principal potencia detrás del sistema de eliminación de desechos. Si no hay suficiente agua para eliminar los desechos tóxicos del cuerpo, entonces se acumulan y afectan el organismo. Asimismo, el agua influye en la producción de energía y mantiene lubricadas las articulaciones. Su presencia es imperativa para que el cuerpo funcione bien. Es posible sobrevivir varias semanas sin comer, pero si dejaras de beber agua morirías en cuestión de días. Sin duda alguna, necesitamos el agua en cantidades sustanciales para funcionar, sobre todo porque nuestro cuerpo pierde líquidos a través de la orina y el sudor.

Uno de los aspectos más emocionantes de este pilar de la salud es que si le tomas bien la medida a la cuestión del remplazo de fluidos, entonces habrás dado el mayor paso hacia el control de tu propia salud. No estoy exagerando; es fundamental que tengas una fuente de agua potable de excelente calidad, o de otro modo nunca tendrás la salud que deseas. Este principio aplica no sólo al agua que bebes, sino también a la que usas para bañarte.

Bebe, ¡bebe!

A pesar de las recomendaciones estandarizadas que hacen los médicos de beber ocho vasos de 250 ml de agua al día, tu consumo personal de agua debe estar basado en tu talla y nivel de actividad. La deshidratación ligera y crónica es común; de hecho, la mayoría de los especialistas sostienen que 70% de la población no bebe suficiente agua. Esto ocurre por varias razones: estamos tan ocupados y distraídos con nuestros celulares, la tele o el trabajo en la computadora que dejamos de reconocer —ya no digamos escuchar— las señales que nos da el cuerpo de que necesita más agua. También tenemos la tendencia a ignorar los aspectos más simples que contribuyen a la salud (como beber agua), y en vez de eso buscamos curas milagro para tratar la fatiga o protectores labiales costosísimos para los labios partidos (ambas cosas son señales de deshidratación). Muchísimas personas padecen deshidratación, con frecuencia debido a que no son conscientes de sus síntomas.

¿Eres una de ellas?

Los principales síntomas de deshidratación son sed, resequedad de la piel, orina de color intenso y fatiga. Sin embargo, hay otros síntomas de deshidratación crónica que solemos pasar por alto:

- Alteraciones digestivas, como acidez y estreñimiento
- Infecciones urinarias frecuentes y cálculos renales
- Envejecimiento prematuro, arrugas más notables, piel escamosa o reseca
- Hipertensión
- Dolores de cabeza

¿Cómo saber si estás tomando suficiente agua?

Mantenerse bien hidratado es esencial. Sin embargo, es cuestionable si necesitas ocho vasos de agua o más al día, pues las necesidades de hidratación de cada individuo son distintas. Por lo tanto, ¿cuánta agua necesitas exactamente para recuperar los fluidos perdidos?

La sed es un grito de ayuda

Por fortuna, tu cuerpo suele *avisarte* cuando es hora de rellenar el suministro de agua, pues una vez que el cuerpo ha perdido entre 1 y

2% del total de agua se activa el mecanismo de la sed, el cual indica que es hora de beber más agua.

Dado que el cuerpo tiene la capacidad de decirnos qué necesita, usar la sed como guía de cuánta agua beber al día es una forma de garantizar que cumplas con tus necesidades individuales. Sin embargo, en ocasiones malinterpretamos las señales y confundimos la sed con hambre. Por lo tanto, es útil beber un vaso de agua siempre que sientas sed o hambre. Si después de 10 minutos sigues teniendo hambre, entonces sabes que lo que tu cuerpo te está pidiendo en realidad es comida. Si el clima está especialmente cálido o seco, o si has estado haciendo ejercicio u otra actividad física vigorosa, requerirás más agua de lo normal. Si bebes agua tan pronto sientas sed, te mantendrás bien hidratado —y evitarás comer cuando no tengas hambre en realidad—, incluso en esas circunstancias.

Un mito común es que si tienes sed, es porque ya estás deshidratado. La verdad es que todavía no es demasiado tarde, pues de hecho la sed es el mecanismo a través del cual el cuerpo te pide que tomes agua. Si te sientes un poco sediento, no corres el riesgo de deshidratarte peligrosamente pronto. Cuando sientes la sed, el déficit de agua de tu organismo es todavía bastante inocuo; de hecho, el mecanismo de la sed es sumamente sensible.

Sin embargo, toma en cuenta que esta regla tiene dos excepciones. A medida que envejecemos, el mecanismo de la sed tiende a ser menos eficiente,[1] de modo que los adultos mayores —de 65 años en adelante— deben asegurarse de beber varios vasos de agua al día, independientemente de cuánta sed sientan. Por otro lado, si acaso no sabes reconocer cuando tienes sed, necesitarás ser consciente de beber agua a lo largo del día. Puede ser complicado evaluar el estado de hidratación del cuerpo sólo a través de la sed, pues es probable que no tengas el hábito de escuchar a tu cuerpo ya que tienes más urgencia de sentarte en tu escritorio a ser productivo que de caminar hasta el despachador de agua para llenar tu vaso. Por eso es importante monitorear las señales que te da el cuerpo sobre tus niveles de hidratación.

Usa tu orina para evaluar tu nivel de hidratación

El color de la orina es un excelente apoyo visual que ayuda a determinar si estás tomando suficiente agua. Si no estás consumiendo riboflavina (vitamina B_2, presente en la mayoría de los multivitamínicos), la cual es fluorescente y le da a la orina un tono amarillo brillante, tu orina debe ser de un tono amarillo claro. (Si tomas vitamina B_2, déjala por un día y observa el color de tu orina.) Si es de un amarillo oscuro intenso, entonces es probable que no estés tomando suficiente agua. Si orinas poco o pasas muchas horas sin orinar, eso también indica que no estás bebiendo tanta agua como deberías.[2]

Obedece a tu sed y no bebas refresco

Tal vez no lo sepas, pero *la persona promedio bebe 215 litros de refresco al año.* En mi experiencia, uno de los primeros pasos fundamentales para mejorar la salud es dejar de beber cualquier clase de bebida gaseosa o bebida deportiva, y cambiarla por agua natural. Si ya estás en ese punto, entonces basta con que mejores la calidad del agua que estás bebiendo.

Aunque en la actualidad la mayoría de la gente está consciente de que estas bebidas tienen altas cantidades de azúcares procesados (como jarabe de maíz alto en fructosa o endulzantes artificiales), muchas no saben que sus bebidas deportivas y vitamínicas también contienen estos endulzantes, así como toda una gama de aditivos aterradores: sustancias químicas tóxicas como cloro, flúor, ftalatos, BPA y subproductos de la desinfección. Estos últimos se producen cuando el cloro que se usa para desinfectar el agua reacciona con materiales orgánicos y producen cientos de toxinas distintas que son mil veces más dañinas que el cloro mismo.[3]

Es muy fácil ser víctima de la astuta publicidad y creer que estamos bebiendo algo saludable. Incluso es probable que nos confunda la calidad de nuestras bebidas si no prestamos atención a los detalles, como le ocurrió a mi amiga Brenda.

Brenda tiene casi 60 y es una mujer muy activa, pero tenía como 14 kilos de sobrepeso. Yo no lo sabía entonces, pero ella tomaba una plétora de medicamentos para artritis reumatoide, depresión, dolor y falta de energía. Su médico nunca le dio algún tipo de orientación nutricional, y ella creía que llevaba una alimentación bastante sana.

Ella elegía por sí sola las que creía que eran las mejores bebidas. Dado que trabajaba en exteriores bajo el sol veraniego, necesitaba hidratarse con frecuencia. Un día estaba tomando una bebida para deportistas porque creía que la llenaría de energía. Sin embargo, los ingredientes que esta bebida contenían no tenían nada muy saludable que digamos: un retardante de fuego llamado aceite vegetal bromado, así como endulzantes artificiales, colorantes artificiales y montones de jarabe de maíz alto en fructosa.

No pude contenerme, y el médico en mi interior tomó control de la situación. De inmediato le mostré la lista de ingredientes —la cual incluía glucosa, fructosa, ésteres glicéridos de colofonia, sucralosa y acesulfamo K^4— y le expliqué que aunque ella creía que era una bebida saludable, en realidad era muy parecida al refresco, pero peor, porque estimula al cuerpo de modo que ansía cada vez más azúcar. Imagino que Brenda no es la única que ha pasado por esto y que millones de personas comparten su confusión.

Por fortuna, me hizo caso y comenzó a beber agua estructurada de filtro (sobre la cual ahondaré más adelante) de mi hogar. Tras unos cuantos meses, con ese ligero cambio, perdió casi 12 kilos, tenía más energía y pudo dejar la mitad de los medicamentos que tomaba.

Piénsalo: el único paso que dio fue cambiar la calidad de los fluidos que bebía.

VENENO EMBOTELLADO

Antes de que tomes esa botella de refresco, de refresco de dieta, de bebida energética o de agua vitaminada, familiarízate con algunos de los ingredientes que es probable que ingieras. Los más problemáticos son los endulzantes artificiales. Por un lado está el aspartame, el cual se comercializa con marcas como NutraSweet. El refresco de cola dietético, el cual suele combinar aspartame y cafeína, es una bebida sumamente adictiva. Estos dos agentes juntos crean una combinación única de endotoxinas capaces de matar algunas de tus neuronas. Sin embargo, antes de aniquilarlas, te produce algo similar a la agitación. Es ideal para obligarte a ir a la tienda por más. Quizá incluso puedas optar por la presentación familiar, pues no tiene calorías, así que no importa cuánto consumas. ¿Cierto?

Detente un instante. Cada trago que le das te hunde más en la trampa.

Toma en cuenta que el aspartame hace que se acumule formaldehído en los tejidos,[5] lo cual provoca toda clase de problemas de salud potencialmente graves, incluyendo:

- Dolores de cabeza
- Alteraciones de la vista
- Migrañas
- Enfermedades autoinmunes, como esclerosis múltiple
- Convulsiones
- Problemas cognitivos
- Fatiga
- Síntomas similares a la enfermedad de Parkinson
- Síntomas parecidos al trastorno de déficit de atención

La industria alimentaria afirma que el aspartame es seguro. Sin embargo, si les echas un vistazo a los estudios que sustentan su inocuidad, verás que 90% de ellos fueron financiados por la industria alimentaria misma. Los estudios independientes sobre el aspartame relatan una historia completamente distinta: 90% de los mismos han descubierto vínculos entre el aspartame y problemas de salud graves.

La mayoría de la gente bebe refresco dietético para evitar subir de peso. Sin embargo, un estudio publicado en 2014 en el *American Journal of Clinical Nutrition* analizó los registros alimentarios y nutricionales de los participantes, a quienes se les dio seguimiento durante 10 años. Se encontró que las personas con obesidad y sobrepeso bebían cantidades considerablemente mayores de bebidas con endulzantes artificiales que las personas con peso saludable. También demostró que la gente con sobrepeso y obesidad que consumía estas bebidas "dietéticas" con frecuencia también consumía más calorías provenientes de alimentos que las personas con obesidad o sobrepeso que consumían bebidas endulzadas con azúcar. El efecto neto es el siguiente: beber refresco de dieta hace que subas de peso, no que lo pierdas.[6]

El aspartame es apenas uno de los aditivos tóxicos que se han vuelto parte integral de las bebidas que vemos a diario en los pasillos de los supermercados. (Tengo un libro sobre los peligros de los endulzantes artificiales llamado *Sweet Deception* [en inglés].) La siguiente es una lista de los otros ingredientes que también debes evitar:

- **Propilenglicol.** Este jarabe soluble en agua se usa como base de múltiples aceites de alimentos procesados, fragancias, anticongelantes y fármacos.[7] También es un solvente de colorantes y saborizantes para comida. Aunque la FDA lo ha clasificado como "seguro en términos generales" en su calidad de aditivo para alimentos,[8] la exposición al mismo puede derivar en mutaciones celulares y daño en piel, hígado y riñón si se ingiere en cantidades excesivas.[9] El Grupo de Trabajo Ambiental (EWG, por sus siglas en inglés) lo califica como una amenaza de intensidad baja a media.[10]
- **Sucralosa.** Aunque el Centro de Ciencias e Interés Público de Estados Unidos solía considerarlo "seguro", este endulzante artificial que se comercializa con el nombre de Splenda ha descendido a la categoría de "precaución" después de que un estudio de 2013 realizado en animales lo vinculara con mayor riesgo de desarrollar leucemia.[11] También se le ha implicado, tanto en estudios clínicos como en blogs ciudadanos, como causa de dificultades respiratorias, migrañas, afecciones gastrointestinales, taquicardias y aumento de peso. Y esta lista sigue creciendo.[12]

- **Acelsufamo potásico (acelsufamo k).** Este endulzante artificial contiene cloruro de metileno, el cual se ha relacionado con tumores en riñón, dolores de cabeza, depresión, náuseas, confusión mental, daño hepático, alteraciones de la vista y cáncer en humanos.[13]
- **Colorantes para alimentos.** Estos agentes colorantes han sido vinculados con múltiples problemas de salud, incluyendo reacciones alérgicas, hiperactividad, disminución del coeficiente intelectual en niños y varios cánceres.[14]
- **Polisorbato 60.** El EWG ha clasificado este agente emulsionante etoxilado como una amenaza leve a moderada para la salud. Puede estar contaminado con óxido de etileno y 1,4-dioxano, dos contaminantes industriales cancerígenos.[15]
- **Aceite vegetal brominado.** Es otro agente emulsionante que ha sido prohibido en más de 100 países. Sin embargo, en Estados Unidos se le agrega a 15% de los refrescos para evitar que el saborizante cítrico se separe y se quede flotando en la superficie.[16] Este aceite vegetal, el cual suele derivarse del maíz o de la soya, se adhiere al bromo y se patentó por primera vez como retardante de fuego. Y es bien sabido que el bromo es un interruptor endocrino común.[17]

Estoy convencido de que para la persona promedio, y quizá también para ti y muchos familiares y amigos, el paso más importante que pueden dar para mejorar su salud es dejar de consumir refrescos, bebidas deportivas o energéticas, y aguas saborizadas o endulzadas, y remplazarlas por agua natural.

Cómo cambiar el hábito de consumir refrescos

Si eres consumidor frecuente de refrescos y sientes que es una adicción que te será difícil romper, pon en práctica estos consejos para eliminar esa terrible bebida de tu vida. El conocimiento es poder, así que tal vez te ayude saber que el refresco satura tu organismo de azúcar (o de endulzantes artificiales que son igual de peligrosos o hasta más), y al mismo tiempo promueve la deshidratación y reduce la cantidad de agua saludable que bebes.

¿Cómo dejarlo entonces?

Una de las mejores estrategias es ir haciendo una transición gradual. Compra un sistema de carbonatación casero (como Soda Stream), el cual te permitirá preparar agua carbonatada natural y filtrada que puedes embotellar en casa. Muchas personas extrañan la sensación burbujeante del refresco, pero beber agua carbonatada puede ayudarte a calmar esa ansia. También puedes agregarle jugo de limón o rebanadas de pepino para darle más sabor.

Si bebes tres o más latas de refresco al día, es posible que al dejarlo experimentes dolor de cabeza provocado por la abstinencia de cafeína. La mejor forma de saber con cuánta rapidez ir disminuyendo tu ingesta de refresco es prestarles atención a las señales de tu cuerpo.

Ve disminuyendo el consumo de refresco de forma gradual en el transcurso de unas cuantas semanas hasta llegar a cero. Una buena estrategia es disminuir de 5 a 10% al día. Por lo tanto, si sueles beber seis latas de 350 ml al día (2.1 lt), ve eliminando entre 100 y 200 ml de refresco al día. A esa velocidad, habrás dejado el refresco en unos 10 a 20 días. No olvides que es un rango de referencia y que puedes ir más despacio si experimentas dolores de cabeza provocados por la abstinencia.

Si tus antojos son demasiado intensos y no logras dejar el refresco con este método, intenta un tipo de psicoterapia energética muy potente que se llama Turbo Tapping. Es una técnica que se deriva de la TLE (terapia de liberación emocional), la cual ha ayudado a muchas personas a superar esta dañina adicción. Para introducirte a este método sencillo pero poderoso, consulta el Octavo pilar de la salud.

Otras bebidas a eliminar

Si buscas agua saludable en los pasillos del supermercado, es probable que te maree la multiplicidad de opciones y la publicidad engañosa de cada productor. He aquí una guía para identificar los engaños.

Agua embotellada

Si crees que esas botellas contienen agua purificada, piénsalo dos veces. Un estudio independiente que realizó el EWG descubrió hasta 38 contaminantes de nivel bajo en el agua embotellada. Las 10 marcas evaluadas contenían un promedio de ocho contaminantes distintos: dibutilftalato, cafeína, Tylenol, nitratos, productos químicos de uso industrial, arsénico y bacterias.[18]

Otra inquietud es la botella misma. La mayoría de las botellas de plástico contienen ftalatos y BPA, los cuales imitan la función de las hormonas en el cuerpo y causan problemas.[19] Recomiendo que, siempre que puedas, bebas agua de recipientes de vidrio.

Aguas funcionales. El mercado se ha inundado de "aguas funcionales", que son bebidas supuestamente fortificadas con toda clase de nutrientes, desde vitaminas y minerales, hasta electrolitos, oxígeno, fibra y proteína. El pasillo de bebidas del supermercado puede seducirte con su gran variedad de opciones: bebidas energéticas, tés saludables, bebidas a base de chía, jugos, aguas vitaminadas, bebidas para deportistas con electrolitos y toda clase de menjurjes de cualquier color y sabor imaginable.

Sin embargo, si revisas las etiquetas, descubrirás que los fabricantes están queriendo empujarte gran cantidad de ingredientes desagradables, como jarabe de maíz alto en fructosa, aspartame y muchas otras sustancias capaces de causar estragos en tu organismo, *algunas de las cuales son un peligro en potencia.* Si no tienes la costumbre de leer las etiquetas, *es buen momento de empezar*, pues de otro modo serás víctima de la publicidad engañosa. Las etiquetas coloridas, los mensajes inspiradores y los olores seductores son sumamente atractivos, *sobre todo para los niños.*

Bebidas para deportistas. Como leíste en la historia de Brenda, las bebidas para deportistas son un desastre nutricional. De hecho, son muy pocas las personas que sí se benefician de esta forma de reposición de fluidos. Una alternativa saludable a las bebidas energéticas es añadir una pequeña cantidad de sal natural sin procesar (como sal del Himalaya) a tu agua natural. Con una pizca o ¼ de cucharadita por litro basta. A diferencia de la sal procesada, la sal natural contiene múltiples minerales y oligoelementos que el cuerpo necesita para su funcionamiento óptimo.

Si de verdad necesitas reponer fluidos por sudoración excesiva, entonces el agua de coco (la cual contiene gran cantidad de minerales naturales) y la fruta fresca (mas no el jugo de fruta) son mejores opciones. Sin embargo, limita su consumo cuando realices ejercicios de resistencia o te encuentres en ambientes en donde sudes más de un litro de agua. Por lo regular, un litro de agua pesa un kilo, de modo que puedes determinar bien si necesitas reponer fluidos si te pesas antes y después de ejercitarte.

Agua pasa por mi casa

Es probable que creas que el agua del grifo es una fuente segura y saludable de agua. Al menos en Estados Unidos, el agua de grifo está libre de patógenos, por lo que no te dará una terrible diarrea si la tomas, como puede pasar en otros países del mundo. Aunque el agua del grifo es mejor que cualquier refresco, también puede contener gran cantidad de ingredientes tóxicos que afectan la salud.

Subproductos de la desinfección

La mayor parte del agua municipal contiene cloro o cloraminas que se agregan para esterilizarla. El cloro en sí mismo es bastante seguro, pero al interactuar con materia orgánica presente en el agua puede formar más de 600 dibutilftalatos. Estas toxinas químicas de origen orgánico incluyen cuatro componentes primarios conocidos como trihalometanos,[20] los cuales son, como mínimo, mil veces más tóxicos que el cloro. De hecho, no hay tal cosa como un nivel seguro de trihalometanos,[21] lo cual explica por qué los dibutilftalatos —los cuales se vinculan con problemas hepáticos, renales y nerviosos— son quizá las peores toxinas presentes en el agua de grifo.[22]

Flúor

Durante décadas se nos dijo que el flúor era esencial para la salud dental, pero últimamente se está dando a conocer que eso no es cierto. De hecho, investigadores de la Facultad de Medicina de Harvard agregaron el flúor a la lista de las principales neurotoxinas en 2014.[23]

Tal vez te sorprenda saber que a los suministros de agua potable se agrega flúor en forma de ácido hidrofluorosílico, un residuo peligroso de los sistemas de depuración húmeda de la industria de los fertilizantes. El flúor es el único medicamento que se impone de forma masiva sobre la población sin control de sus dosis. Además, 99% de todo el flúor nunca toca en realidad tus dientes, sino que se va por la coladera (en el lavavajillas, el fregadero y la bañera) o se dispersa en el ambiente.

Aun siendo tan pequeña la cantidad de flúor que llega a la boca, los CDC han reconocido que el exceso de flúor en alimentos y bebidas ha provocado que 41% de los adolescentes padezcan fluorosis dental, lo cual ocurre cuando hay un contacto exagerado con flúor.[24]

Estados Unidos está muy retrasado en temas de fluoración. En Europa occidental 97% de la población bebe agua no fluorada.[25] Según cifras recopiladas por la OMS y la Fluoride Action Network, no hay diferencia discernible en términos de deterioro dental entre los países en vías de desarrollo que vierten flúor en el agua y los que no lo hacen.[26]

Hasta en Norteamérica la flouración del agua ha sido motivo de cada vez más escrutinio; desde 2010 más de 90% de las comunidades en Estados Unidos y Canadá han votado a favor de frenar la fluoración del agua.[27] El problema se intensifica a medida que más y más personas comienzan a exigir agua que no las exponga a tan peligroso residuo tóxico industrial.

Mucha gente asume que consumir flúor sólo es una cuestión de salud dental. Sin embargo, casi tres docenas de estudios realizados en humanos y 100 estudios realizados en animales han demostrado que la toxicidad del flúor puede derivar en otros tantos problemas de salud, entre ellos:

- Mayor absorción de plomo[28]
- Disminución del CI en niños[29]
- Hiperactividad y/o aletargamiento[30]
- Trastornos musculares[31]
- Problemas gástricos[32]
- Artritis[33]
- Demencia[34]
- Deformaciones y fracturas óseas[35]
- Hiper o hipotiroidismo[36]
- Cáncer de huesos (osteosarcoma)[37]
- Inactivación de 62 enzimas e inhibición de más de 100[38]
- Inhibición de la formación de anticuerpos[39]
- Daño genético y muerte celular[40]
- Mayor incidencia de cáncer o tumores[41]
- Alteraciones del sistema inmune[42]
- Intolerancia a la glucosa alterada[43]
- Daños a esperma y mayor infertilidad[44]
- Mayor riesgo de afecciones cardiovasculares[45]
- Fluorosis intensa del esmalte dental, pérdida o corrosión de piezas dentales, retraso en el crecimiento dental en niños[46]

Si eliges usar flúor, entonces úsalo de forma tópica y presta atención a las advertencias enumeradas en las etiquetas de control de venenos (y los tubos de pasta dental), pero sobre todo ¡no lo tragues![47]

ÚNETE A LA LUCHA PARA ELIMINAR EL FLÚOR DEL AGUA POTABLE

La fluoración del agua es una forma de suministro masivo de este medicamento que te niega el derecho de consentir con conocimiento de causa.

Es difícil eliminar el flúor del agua potable una vez que se le ha agregado, y son pocos los filtros de agua que lo disminuyen de forma significativa. La única forma de ejercer de verdad el derecho a no ingerir este medicamento es impedir desde el inicio que lo incorporen a nuestro suministro de agua potable.

Si quieres aprender más e involucrarte en la iniciativa para eliminar el flúor del agua, sigue de cerca las acciones de la Fluoride Action Network en fluoridealert.org (en inglés).

Aluminio

Es probable que hayas escuchado que el aluminio incrementa el riesgo de desarrollar Alzheimer. Sin embargo, ¿también sabías que el aluminio presente en el suministro de agua municipal puede causar muchos otros problemas de salud, como hiperactividad, trastornos del aprendizaje, afecciones gastrointestinales, problemas dermatológicos, enfermedad de Parkinson y afecciones hepáticas?[48]

Arsénico

El arsénico —un elemento venenoso— es considerado un potente carcinógeno que ha sido vinculado con incremento en el riesgo de desarrollar múltiples tipos de cáncer.[49]

El Consejo de Defensa de los Recursos Naturales de Estados Unidos estima que hay 56 millones de ciudadanos de 25 estados que consumen agua con niveles peligrosos de arsénico. Es muy difícil que lo eliminen los filtros de carbón, aunque pueden eliminarlo los filtros de ósmosis inversa y destilación.

Medicamentos de prescripción médica y de libre venta

Algunos medicamentos caducados o sobrantes, ya sean de prescripción médica o de libre venta, terminan en la basura o en el excusado, con lo cual llegan hasta el suministro de agua municipal. Esta práctica implica varios resultados posibles:

* Ingieres medicamentos que sólo estaban diseñados para uso tópico o externo. O al revés; también expones tu piel a contaminantes del agua cuando te duchas o tomas un baño.
* Algunas personas son alérgicas a medicamentos que se encuentran en el suministro de agua.
* Las personas se ven expuestas a varias combinaciones de medicamentos que no han sido probados en esas mismas combinaciones para garantizar que sean seguros.
* Las mujeres embarazadas se exponen a medicamentos que podrían dañar al feto.

Residuos industriales

Por otro lado, los fertilizantes y pesticidas químicos que usa la industria agropecuaria también llegan al suministro de agua a través de la lluvia. Asimismo, las sustancias químicas que se utilizan en la controversial práctica del *fracking* —la cual sirve para extraer gas natural del subsuelo— también puede llegar a nuestras casas por medio del agua.

Sistemas de filtración de agua

Para obtener agua que esté casi libre de toxinas, la mejor opción es invertir en un filtro. Los hay de varios tipos, así que aquí los examinaremos y evaluaremos los pros y los contras de cada uno.

Filtro por ósmosis inversa

Los filtros por ósmosis inversa eliminan el cloro y los contaminantes orgánicos e inorgánicos del agua. También disminuye como 80% el flúor del agua y casi todos los dibutilftalatos. Sin embargo, como ya dije, la mejor forma de tener agua sin flúor es no vertiéndoselo desde el principio.

Al igual que la destilación, la filtración por ósmosis inversa produce agua con un pH relativamente ácido y elimina los minerales de la misma.

La principal desventaja es que su instalación es costosa, y por lo regular se requiere asistencia de un plomero. Sin embargo, hay muchos que no requieren instalación, lo cual reduce de inmediato los costos.

Otra de las mayores desventajas es que el proceso de filtración por ósmosis inversa es un tanto lento; a menos de que tengas una bomba que empuje el agua para que atraviese la membrana con mayor rapidez, te llevará unos cuantos minutos llenar un vaso con agua. Estos sistemas también pueden ser un tanto ineficientes, pues varios requieren hasta cinco litros para producir un solo litro de agua filtrada.

Su limpieza también puede representar un problema. Estos sistemas suelen tener contenedores de entre uno y cinco galones, los cuales debemos limpiar con frecuencia para que no se contaminen con moho. Sin embargo, hay varios filtros de este tipo que ya no tienen contenedor, de modo que puedes almacenar el agua directamente en un contenedor de cristal, el cual es más fácil de limpiar con regularidad.

Destiladores de agua. El agua destilada es muy pura y está libre de contaminantes. Sin embargo, al igual que el agua de los filtros por ósmosis inversa, el agua carece casi por completo de minerales benéficos. Dado que el agua resiente este desequilibrio, intenta remplazar los minerales perdidos con minerales que toma de tu cuerpo para llenar el vacío, lo cual puede causarte deficiencia de minerales. Además, es agua con pH ácido y pierde aun más estructura que el agua filtrada por ósmosis inversa. No obstante, es posible compensar esta carencia de minerales si agregas al agua una pizca de sal del Himalaya, la cual contiene de forma natural diminutos niveles de muchos minerales.

Filtros de carbón. Los filtros de carbón granular y de bloque de carbón son los más comunes, y hay algunos que se instalan debajo de la encimera de la cocina, mientras que otros van por encima. La Agencia de Protección Ambiental de Estados Unidos reconoce que el carbón granular activado es la mejor tecnología disponible para eliminar sustancias orgánicas como herbicidas, pesticidas y residuos industriales.

Asimismo, son mucho más fáciles de usar que los sistemas de filtración por ósmosis inversa; sin embargo, no filtran el agua tan bien como aquellos y casi no eliminan el flúor.

Hay sistemas que filtran el agua de toda la casa y que son bastante más grandes que los modelos de cocina; miden como ¼ del tamaño habitual de un calentador de agua, pues entre más grande es el filtro, más toxinas elimina.

Se suelen instalar cerca del principal suministro de agua del hogar. Los prefiltros se cambian más o menos una vez al mes, dependiendo de la calidad de agua de tu zona. El filtro principal dura cinco años o más, dependiendo del uso que se le dé. Aunque sea una opción más costosa, si se le combina con un mecanismo de restructuración del agua, obtendrás el agua más saludable que puedes beber.

Para tener agua de la mejor calidad posible en tu hogar, utiliza sistemas de carbón para todo el hogar y un filtro por ósmosis inversa en el fregadero de la cocina como suministro de agua potable y para cocinar. Debo admitir que no es económico ni sencillo, pero es una buena inversión para tu salud, como atestigua la historia de Brenda.

Filtro de regadera. Cuando te duchas, el agua entra en contacto con tu piel, pero también con tus pulmones cuando inhalas el vapor. Si el agua está contaminada puede causarte más daño que si la bebes.[50] Los filtros para regadera suelen ser mucho menos costosos que los filtros de cocina, pero también está la opción de filtros para todo el hogar, los cuales además eliminan contaminantes del agua que usas para lavarte los dientes, ducharte, hidratarte y cocinar.

Instalar un filtro en tu ducha disminuirá significativamente tu nivel de exposición a sustancias dañinas. Le ahorrará a tu cuerpo muchos malos ratos de por vida, pues tu organismo ya no tendrá que expulsarlos, tus hormonas no se verán alteradas y tu riesgo de desarrollar afecciones de origen ambiental disminuirá en gran medida.

TIEMPO INVERTIDO ES TIEMPO AHORRADO

En un mundo ideal, lo mejor sería instalar un sistema de filtración del agua de todo el hogar. Sin embargo, si no fuera posible hacerlo, la instalación de un filtro de regadera toma unas tres horas: una para investigar el modelo, una para ir a la tienda a comprarlo (a menos de que lo consigas por internet) y una hora para instalarlo (a menos de que contrates a alguien que lo haga por ti). Cada tantos meses será necesario remplazar el filtro, así que agreguemos otras dos horas por año. Esas tres horas en la actualidad (y esas dos horas en años siguientes) impedirán que inhales y absorbas toda clase de contaminantes. Si disminuyes de forma significativa tu exposición a sustancias químicas —y si calculas a cuántos componentes no te expondrás por el resto de tu vida, verás que la cantidad es considerable— le ahorrarás a tu cuerpo muchos malos ratos. Para empezar, tu organismo no necesitará desintoxicarse de esas sustancias, tus hormonas no se verán alteradas y tu riesgo de desarrollar afecciones de origen ambiental disminuirá en gran medida.

TIPO DE FILTRO DE AGUA	COSTO
Filtro de carbón para encimera	37 a 500 dólares
Filtro de carbón para todo el hogar	180 a 2 040 dólares
Filtro por ósmosis inversa	77 a 1 000 dólares
Destilador de agua	100 a 3 150 dólares
Filtro de carbón para regadera	14 a 200 dólares

Bebidas saludables

Dale un toque de frescura a tu agua

Si no te gusta el sabor del agua natural, te daré algunos consejos para añadirle sabor que también le agregarán beneficios para tu salud.

- Para darle un toque refrescante, agrégale rebanadas de limón verde o amarillo, rebanadas de pepino o hasta un trozo de jengibre pelado.
- Intenta añadir una gota o dos de extracto natural de hierbabuena o unas cuantas hojas de menta trituradas que cortes de tu jardín.
- Usa extractos de infusiones herbales y endulza tu bebida con un endulzante natural, como stevia o lo han.
- Contempla la posibilidad de adquirir una máquina para carbonatar bebidas en casa.

Jugo de verduras

La bebida refrescante y vitaminada por excelencia es el jugo verde hecho con verduras orgánicas. No le pongas otra fruta que no sea limón, dado que tienen un alto contenido de azúcar. (Para más información sobre el consumo de jugos, consulta el Segundo pilar de la salud.)

Té y café

Para muchas personas el té es mejor opción que el café, pero este último también puede ser saludable. Los tés de tulsi (también conocido como albahaca sagrada) o de jamaica endulzados con stevia son mis favoritos. Asegúrate de que sean orgánicos y usa agua natural filtrada como base. Si necesitas darle un toque dulce, usa stevia o lo han en lugar de azúcar, que son dos opciones saludables sobre las que ahondaré en el Noveno pilar de la salud.

CONSEJOS AVANZADOS PARA SANAR SIN ESFUERZO

Agua estructurada

Dejé lo mejor para el final, pues lo que estoy a punto de presentarte es quizá una de las cosas más impresionantes para mejorar tu salud sin esfuerzo. Me refiero al agua estructurada o, como la llaman algunos, agua viva.

El agua estructurada presenta diferencias físicas con el agua que solemos beber, ya que su estructura química es distinta. Es el tipo de agua presente en nuestras células y en muchos manantiales naturales provenientes de frías montañas. Tiene una carga negativa y es capaz de contener energía, como una especie de batería, por lo que también puede transmitirla. Los investigadores creen que proporciona la energía necesaria para la electronegatividad de las células y les aporta la potencia que requieren para realizar sus funciones biológicas.

Te puedes dar una idea de cómo funciona esto si observas cómo afecta el agua de lluvia al césped de tu jardín. Si tienes jardín, sabes que el agua de lluvia es de mayor calidad que el agua de la llave para regar el jardín. Esto tiene que ver con que el agua de lluvia está estructurada y la de la llave no.

Mientras escribía este libro entrevisté al doctor Gerald Pollack, quien es uno de líderes mundiales en investigación sobre agua. Además es profesor de bioingeniería en la Universidad de Washington y ha hecho grandes aportaciones al conocimiento sobre la estructura física del agua y su importancia en la salud humana. El doctor Pollack me explicó que las moléculas de agua estructurada se organizan en racimos más compactos que el agua regular. Imagina una maleta a la que sólo le avientas la ropa y compárala con una en la que hayas metido la ropa bien doblada y acomodada; la maleta bien organizada es más compacta y densa, y probablemente no tendrías que sentarte encima de ella para poder cerrarla, como sí te pasaría con la maleta desorganizada. Pollack tiene la hipótesis de que la densidad del agua estructurada le permite penetrar mejor las membranas celulares, pues es capaz de atravesar huecos más pequeños que una molécula de agua común, y con eso hidrata el organismo mejor que el agua normal.[51]

■ **¿Debemos beber agua estructurada?**

La mejor respuesta a esta pregunta podemos tomarla del reino vegetal. Cuando usamos agua estructurada para regar los brotes de verduras en las oficinas de Mercola.com, hemos observado un aumento recurrente de entre 30 y 40% en la cosecha de brotes, en comparación con el riego con agua de filtro. Podemos especular múltiples teorías sobre cómo o por qué funciona así, pero lo ideal es contar con un respaldo biológico que nos permita contestar esta pregunta de forma más contundente.

Según los fundamentos científicos que presenta Pollack a detalle en sus dos libros, el agua estructurada es el tipo de agua que bebieron muchos de nuestros ancestros. Sus beneficios tienen un sustento biológico claro y casi no tiene ninguna desventaja. Por lo tanto, es razonable concluir que sería prudente consumirla de forma regular.

■ ¿Cómo agregarla a tu vida diaria?

Si te intriga la idea de beber agua estructurada, he aquí cuatro formas de encontrarla o crearla:

- **Verduras crudas o en jugo:** Las frutas y verduras frescas contienen buenas cantidades de agua estructurada, pero tienden a perderla cuando se les cocina. Por ello, consume muchas frutas y verduras crudas, o si prefieres, bébelas en jugo.
- **Agua de manantial:** El agua de pozo profundo y de manantial es otra buena fuente de agua estructurada. Entre más profundo esté el manantial, mejor, pues es la presión lo que estructura el agua. El contenido mineral del agua de manantial también ayuda a su estructuración.
- **Agua helada:** Enfriar el agua a 4 °C parece darle cierta estructura, aunque las moléculas no se compactarán tanto —ni les será tan fácil entrar a tus células— como las del agua de manantial o arremolinada. Mejor aún sería beber agua de manantial helada.
- **Agua arremolinada:** El concepto de formar remolinos de agua se basa en observaciones del naturalista decimonónico austriaco Viktor Shauberger. Él descubrió que el movimiento circular de los vórtices le agrega estructura y oxígeno al agua. Imagina las ondas de agua arremolinándose entre sí y compáralo con el flujo de ríos y arroyos en los que se forman pequeños remolinos. El movimiento giratorio del agua es también clave para su purificación.

Cada vez hay más expertos que aseguran que este movimiento hace que las moléculas del agua se estructuren de forma más compacta y ordenada. Quizá por eso sea tan revitalizante nadar en cuerpos de agua corriente, como ríos o mares. En la actualidad es posible comprar máquinas que arremolinan el agua del filtro y la transforman en agua estructurada. Yo mismo tengo una en casa.

Creo genuinamente que los beneficios de beber agua estructurada se popularizarán tanto como los de adquirir suficiente vitamina D a través de la exposición frecuente al sol.

PLAN DE ACCIÓN PARA SANAR SIN ESFUERZO

1. Deja de beber refresco (incluso si es dietético), bebidas deportivas y aguas vitaminadas, y cámbialos por agua natural.
2. Invierte en filtros de agua de buena calidad para tener la mejor fuente posible de agua pura en términos de proporción costo-beneficio. Si sólo puedes comprar un filtro, opta por un filtro de regadera o sistema de filtración para todo el hogar (el cual también filtra el agua de la ducha). Si te alcanza para comprar dos, elige un filtro de regadera o para toda la casa, y complementalo con un purificador de agua por ósmosis inversa para la cocina, de modo que también elimines la mayor cantidad posible de flúor del agua que usas para beber y cocinar.
3. Si requieres darle un giro a tu hidratación, bebe también tés y cafés orgánicos, jugos de verduras crudas y agua de coco fresca.
4. Para obtener aún más beneficios del agua, busca fuentes de agua estructurada. La más sencilla es enfriar agua de manantial.

COSAS QUE CURAN	COSAS QUE ENFERMAN
Agua de filtro	Refresco
Agua de manantial	Refresco de dieta
Agua para ducharse filtrada	Bebidas para deportistas
Agua para beber helada	Jugos de frutas
Té y café orgánicos	Bebidas endulzadas (té helado, limonada, etc.)

COSAS QUE CURAN	COSAS QUE ENFERMAN
Agua carbonatada	
Jugo recién hecho de verduras crudas	
Agua de coco fresca	
Agua arremolinada	

Segundo pilar de la salud

Come verduras
(cuatro sencillas formas de comer más verduras)

A simple vista

✓ El objetivo primordial de cualquier plan alimenticio para sanar sin esfuerzo es regularizar los niveles de insulina y leptina, de modo que el cuerpo vuelva a ser capaz de quemar grasa eficientemente y como principal combustible.

✓ Si incorporas cantidades significativas de verdura y grasas saludables a tu alimentación, irás expulsando los alimentos procesados, los azúcares y los cereales que contribuyen al desarrollo de resistencia a la insulina y a la leptina.

✓ La proporción de potasio y sal que consumes es importante para la salud de tu corazón.

✓ Recomiendo consumir verduras orgánicas o de producción local, y comerlas crudas, en jugo, fermentadas o en forma de brotes (germinados).

El proceso para sanar de casi cualquier enfermedad, desde cáncer hasta diabetes y cardiopatías, tiene como base el mismo enfoque central: mejorar la dieta para incrementar la sensibilidad a la insulina y a la leptina. Esta sencilla técnica ayuda a aliviar aunque sea un poco casi cualquier enfermedad.

Aunque estés sano en general, comer de tal forma que favorezcas la receptividad de tu cuerpo a la insulina y a la leptina te permitirá aliviar otros malestares, como estreñimiento, fatiga, mala calidad del sueño, alergias y disfunciones del sistema inmune.

La *principal* estrategia para renovar tu salud es elegir alimentos de la mejor calidad posible. Querrás consumir una gran variedad de alimentos integrales, orgánicos y de producción local, en especial verduras y grasas de alta calidad. (En mi propia versión de la pirámide nutricional encontrarás más detalles al respecto.)

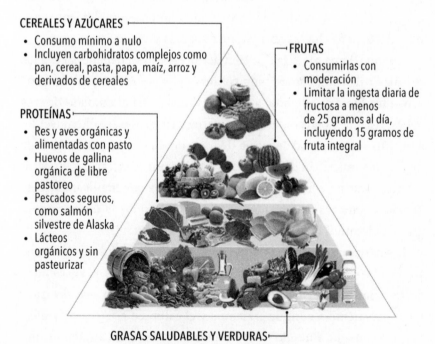

CEREALES Y AZÚCARES
- Consumo mínimo a nulo
- Incluyen carbohidratos complejos como pan, cereal, pasta, papa, maíz, arroz y derivados de cereales

FRUTAS
- Consumirlas con moderación
- Limitar la ingesta diaria de fructosa a menos de 25 gramos al día, incluyendo 15 gramos de fruta integral

PROTEÍNAS
- Res y aves orgánicas y alimentadas con pasto
- Huevos de gallina orgánica de libre pastoreo
- Pescados seguros, como salmón silvestre de Alaska
- Lácteos orgánicos y sin pasteurizar

GRASAS SALUDABLES Y VERDURAS
- Las grasas saludables incluyen coco, aguacate, aceite de oliva, mantequilla y frutos secos crudos
- Verduras orgánicas crudas

Posiblemente ya hayas notado qué cosas no están en la base de este plan y que son algunos de los pilares de la dieta occidental estándar: azúcares, cereales y carbohidratos amiláceos como pan, pasta, papa, maíz y arroz. Imagino lo que estás pensando. ¿Cómo es posible que cambiar mi dieta de esta forma no implique esfuerzo? De primera impresión, transformar tu dieta puede parecer una labor titánica, sobre todo si estás acostumbrado a los festines de pasta, sándwiches, pizza, papas a la francesa y toda clase de cereales. Antes de que cierres el libro, quiero que conozcas el caso de éxito de Anna, una de mis lectoras.

Anna tenía cerca de 40 años y estaba experimentando toda clase de problemas de salud misteriosos, incluyendo arritmias, problemas digestivos, salpullidos extraños en la cara, sudoraciones nocturnas, dolor intenso durante su periodo menstrual, cefaleas sinusales e insomnio. Después tuvo trillizos, y sus síntomas no hicieron más que empeorar. Su médico le recomendó algunos complementos alimenticios, pero ella no observó una mejoría notable.

Cuando Anna tomó la decisión de cortar con su dependencia a los cereales y de comer sobre todo verduras y grasas de alta calidad, sus achaques fueron cediendo, a pesar de que estaba al cuidado de tres bebés. Además, perdió peso (bajó varias tallas), desarrolló músculo, aumentó sus niveles de energía de forma radical y empezó a dormir mejor que nunca. Un día su esposo le preguntó si extrañaba la pizza, y Anna contestó con una lista de los beneficios que implicaba haberla dejado para responder que no, que no extrañaba la distensión, la grasa abdominal ni el extenso catálogo de malestares.

Pasar tiempo nutriéndote no implica trabajo arduo ni desvelos. Yo más bien lo veo como aprender a consentirte. Tomar las riendas de tu salud puede tomar milisegundos, pero ejercer esa decisión toma más tiempo, aunque el tiempo y el esfuerzo no necesariamente son lo mismo. Cuando tienes el poder de elegir los alimentos que ayudarán a tu cuerpo a funcionar como está diseñado, tu organismo te recompensará con mayores niveles de vitalidad que es muy sencillo mantener, sobre todo si comparas ese mínimo esfuerzo con el tiempo y energía que antes invertías en tus síntomas problemáticos.

Más adelante ahondaré en cómo y por qué —y por cuánto tiempo— hay que dejar los cereales. Por lo pronto quiero enfocarme más en el tipo de alimentos que es probable que no consumas en suficiente medida: las verduras.

¿Por qué las verduras?

Las verduras son el grupo alimenticio que debería ocupar más espacio en tu plato. Para ser más específico, hablo de verduras frescas, casi sin procesar, de alta calidad, y de preferencia orgánicas y de producción local. Asimismo, en su mayoría consúmelas crudas.

Es muy difícil comer verduras no amiláceas en exceso, pues tienen tanta fibra que te harán sentir satisfecho antes de que te atraques. Dado que no tienen gran densidad de calorías, deben representar la porción más grande de comida en tu plato. Sin embargo, si eres de los que cuentan calorías —que es algo que personalmente no recomiendo hacer—, las verduras representarán sólo entre 10 y 25% de tu consumo total de calorías.

Casi puedo afirmar que no hay persona que no se beneficie de comer tantas verduras como pueda para aumentar su ingesta de fibra, fitonutrientes vitales y, sobre todo, potasio, el cual contrarresta el sodio de los alimentos procesados.

Proporción de potasio a sodio

Investigaciones recientes sugieren que consumir una proporción adecuada de potasio a sodio es crucial para mejorar la salud. Aunque el sodio suele señalarse como culpable de la hipertensión, en la actualidad sabemos que la hipertensión no es sólo causada por niveles elevados de sodio, sino por una combinación de exceso de sodio y —he aquí la clave— carencia de potasio.[1]

El cuerpo humano requiere potasio no sólo para ayudar a regular la tensión sanguínea, sino también para mantener un pH adecuado en los fluidos corporales. Nuestro organismo ha evolucionado de tal manera que requiere mucho más potasio del que solemos ingerir. Según un artículo sobre nutrición paleolítica que se publicó en 1985 en el *New England Journal of Medicine*, nuestros ancestros obtenían como 11 000 mg de potasio al día y como 700 mg de sodio.[2] Esto equivale a una proporción de potasio a sodio de casi 16:1.

Sin embargo, en la dieta estándar actual el consumo diario de potasio está alrededor de 2 500 mg, mientras que la ingesta de sodio está cerca de 4 000 mg al día. Sería difícil alcanzar una proporción de 16:1, pero consumir cinco veces más potasio que sodio no representa mayor esfuerzo si cambias los alimentos procesados por verduras. Como recompensa, disminuirá sustancialmente tu riesgo de morir por problemas cardiovasculares.

Un estudio federal sobre ingesta de sodio y potasio realizado en 2011 descubrió que quienes tenían mayor riesgo de desarrollar afecciones cardiovasculares eran quienes consumían *demasiado sodio* en combinación con *muy poco potasio*. Este estudio, publicado en *Archives of Internal Medicine*,[3] también halló que quienes consumían mucha sal y muy poco potasio tenían el doble de probabilidades de morir por infarto que quienes consumían cantidades iguales de ambos nutrientes.

Las verduras frescas son una excelente fuente de potasio. Si aumentas su consumo, disminuirás de forma natural la ingesta de sodio porque estarás eliminando de tu dieta alimentos procesados con gran contenido de sal. Si tu dieta no te aporta cantidades adecuadas de potasio, contempla la posibilidad de incluir un complemento alimenticio.

FUENTES DE POTASIO DIETÉTICO

Acelga	960 mg de potasio por taza
Aguacate	874 mg por taza
Espinaca	838 mg por taza
Champiñones cremini	635 mg por 150 gramos
Brócoli	505 mg por taza
Coles de Bruselas	494 mg por taza
Apio	344 mg por taza
Lechuga orejona	324 mg por 2 tazas

¿Todas las verduras son iguales?

Recuerda un principio fundamental: las verduras suelen ser buenas, pero no todas son iguales. Por ejemplo, aumentar tu ingesta de verduras a través de ensaladas es un buen comienzo, pero la lechuga romana o iceberg es la que tiene menor valor nutrimental. Por el contrario, las lechugas francesa, italiana y orejona, así como la espinaca, son opciones mucho más nutritivas. Piénsalo así: entre más oscura la hoja, más nutrientes suele tener.

También es importante comer sobre todo verduras no amiláceas (como espinaca y pepino, en lugar de papa), ya que la cantidad de almidón de las verduras se convierte en glucosa cuando las comes, lo cual desencadena la liberación de insulina en el cuerpo. Además, no olvides que tu principal objetivo para alcanzar el bienestar óptimo es combatir la resistencia a la insulina y a la leptina.

Por otro lado, es importante buscar verduras orgánicas. Lo mejor de lo mejor es conseguir verduras orgánicas de productores locales, y preferirlas por encima de las opciones orgánicas importadas.

No recomiendo comer verduras de producción convencional, pues las orgánicas son mucho mejores. Ahora bien, si no tienes acceso a verduras orgánicas, cualquier verdura es mejor que nada. Comer puras verduras producidas con métodos convencionales es mejor para la salud que no comer verduras frescas en lo absoluto. Sin embargo, ten mucho cuidado con las verduras no orgánicas: lávalas muy bien y quítales la cáscara o pélalas siempre que sea posible para reducir al mínimo la exposición a pesticidas.

Tal vez no sepas bien por qué vale la pena invertir en alimentos orgánicos. Los productores de alimentos orgánicos (tengan o no certificación estatal) deben seguir distintos estándares al producir verduras. Entre ellos están las restricciones de uso de:

- Pesticidas
- Fertilizantes sintéticos
- Aguas residuales
- Organismos modificados genéticamente
- Radiación ionizante

La Agencia de Protección Ambiental de Estados Unidos considera que 60% de los herbicidas, 90% de los fungicidas y 30% de los insecticidas son carcinógenos, además de que la gran mayoría de ellos también daña el sistema nervioso.

Comprar las verduras orgánicas con un productor local —o mejor aún, cultivarlas tú mismo— es la forma ideal de garantizar que sean frescas y de altísima calidad.

Si no tienes posibilidad de conseguir verduras orgánicas lava tus verduras no orgánicas en una tina llena de agua con entre 100 y 200 ml de vinagre destilado. Esto ayudará a eliminar algunos de los pesticidas, aunque no todos, pues algunos, como el glifosato, suelen venir integrados a las células de las plantas.

Para almacenar frutas y verduras frescas asegúrate de sacarle tanto aire como sea posible a la bolsa en donde estén contenidas, y luego séllala. La bolsa debería parecer sellada al vacío. La razón para hacer esto es que las frutas y verduras liberan etileno después de su cosecha, y éste acelera la maduración, el envejecimiento y la putrefacción.

Sacar tanto aire como sea posible de las bolsas frena un poco este proceso. Lo que yo hago es sostener la bolsa contra mi pecho y empujar el aire con el brazo, de abajo arriba, para extraer el aire tanto como sea posible. También puedes usar sistemas de vacío para bolsas de alimentos, los cuales pueden tener un aditamento para generar vacío en frascos de cristal.

Este sencillo truco te permitirá duplicar o hasta triplicar la vida útil de tus verduras.

LAS MEJORES VERDURAS PARA UNA BUENA SALUD

VERDURAS MÁS RECOMENDADAS	
Achicoria	Coliflor
Aguacate	Colinabo
Apio	Endivias
Arúgula	Espárragos
Berza	Espinaca
Bok choy	Germinados
Brócoli	Hinojo
Brotes de betabel	Hojas de diente de león
Brotes de mostaza	Kale
Calabacín	Lechugas: francesa, italiana, morada, orejona
Cebolla	Nabo
Cebolleta	Pepino
Col china	Perejil

VERDURAS MÁS RECOMENDADAS	
Col verde y morada	Pimientos: verde, rojo, amarillo, y chiles picantes
Coles de Bruselas	Tomate (el cual es técnicamente una fruta)
DE CONSUMO ESPORÁDICO POR SU ALTO CONTENIDO DE CARBOHIDRATOS	
Berenjena	Jícama
Betabel	Zanahoria
Calabazas de invierno	
VERDURAS A EVITAR	
Maíz (es más bien un cereal, pero muchos lo consideran verdura)	Papa

Secretos para comer verduras sin esfuerzo

Hay cuatro métodos infalibles para que comer verduras sea fácil, delicioso, gratificante y divertido. Estos métodos son:

- Comerlas crudas
- Hacerlas jugo
- Fermentarlas
- Comer germinados

Comerlas crudas

Si te intimida la idea de cocinar montones de verduras, no te desanimes. Comer las verduras crudas es más sencillo, pues sólo necesitas lavarlas y picarlas; no tendrás que lavar sartenes al final ni invertir tiempo en cocinarlas.

¿Por qué es tan importante comerlas crudas? La comida contiene muchos micronutrientes importantes, pero la cocción de los alimentos puede destruirlos o cambiar su forma y composición química. De hecho, la desnutrición —deficiencia de nutrientes— provocada por el consumo de una dieta altamente procesada es una de las razones por las cuales la gente no logra bajar de peso, ya que una de sus consecuencias es que aumenta el apetito. Si tienes hambre todo el tiempo, es probable que no estés obteniendo suficientes cantidades de los nutrientes que tu cuerpo necesita para prosperar.

Cocinar los alimentos a altas temperaturas también puede ocasionar que se liberen subproductos tóxicos como acrilamida (una sustancia carcinógena y potencialmente neurotóxica)[4] y caseína termolizada (una proteína láctea carcinógena que ha sido vinculada al cáncer de colon).[5]

Por el lado positivo y desde una perspectiva más holística, para tener una salud óptima también necesitamos la "energía solar" viva que sólo nos aportan los alimentos crudos. Entre más luz pueda absorber un alimento, más nutritivo es.

Aunque puedes —y debes— absorber la energía sanadora del sol a través de tu piel (véase el Quinto pilar de la salud), también puedes ingerirla por medio de los alimentos, sobre todo mediante verduras frescas orgánicas, las cuales la almacenan en forma de biofotones.[6]

¿Bio-qué?

Los biofotones, también conocidos como "emisiones ultradébiles de fotones", son emisiones de luz de muy baja frecuencia. Las células de todos los organismos vivos —incluyendo plantas, animales y humanos— emiten biofotones. Se cree que entre mayor es el nivel de energía lumínica de una célula, mayor es su vitalidad.

Se cree que cocinar los alimentos debilita sustancialmente los biofotones de los alimentos y disminuye su potencial de transferencia de energía a quien los consume.

Es probable que hayas escuchado hablar del crudiveganismo, en donde ninguno de los alimentos se calientan por encima de los 40° C, de modo que los nutrientes no se vean alterados. Aunque hay circunstancias que ameritan este giro radical en la forma de comer, las personas promedio tienen formas más simples de consumir más biofotones: comer más verduras crudas.

El truco para hacerlo sin esfuerzo es llenar tu cajón de verduras con productos frescos de la mejor calidad posible. Si cortas las verduras en porciones adecuadas para un tentempié, te será más sencillo tomarlas cuando tengas hambre o llevarlas contigo como refrigerio saludable.

Verduras en jugo: dos pájaros de un tiro

El consumo regular de jugos de verduras frescas te permitirá obtener más nutrientes de las verduras. Además, alcanzarás con facilidad la meta de comer al menos 30% (o hasta 50%) de verduras como parte de tu dieta total. Por si eso fuera poco, el jugo de verduras frescas también es una excelente fuente de agua estructurada, como ya mencioné en el Primer pilar de la salud.

Hacer jugos de verdura es una forma fácil y sencilla de garantizar que alcances tu meta diaria de verduras. Además, estoy convencido de que los beneficios de los jugos son clave para una vida radiante y llena de energía, así como para una salud óptima.

La primera vez que me entusiasmó la idea de los jugos de verduras fue cuando traté a una paciente de más de 70 años que parecía de 40. Ella le atribuía su juvenil apariencia a los jugos. Ahí fue cuando decidí probarlos, y desde entonces he sido un entusiasta de los jugos de verduras. Por lo regular consumo entre medio y un litro de jugo verde casi diario.

TIEMPO INVERTIDO ES TIEMPO AHORRADO

Lavar, rebanar y guardar distintos tipos de verduras crudas te tomará a lo mucho 20 minutos después de que llegues a casa de la tienda. Si lo haces todo de una sola vez, evitarás gastar tiempo cada vez que vayas a tomar un refrigerio o guarnición de verduras en los siguientes días. Además, no cocinarlas te ahorrará más tiempo, al menos 10 minutos de cocción y otros de lavado de sartenes y ollas. Asimismo, comer las verduras crudas y no cocidas implicará un impulso nutricional que contribuirá a tu salud a largo plazo.

Beneficios de los jugos de verduras

Es probable que desees incorporar jugos de verduras a tu plan de salud óptima por tres motivos:

- **Nutrición.** Los jugos te ayudarán a absorber más nutrientes de las verduras. Como consecuencia de años de tomar decisiones alimenticias nada benéficas, muchos padecemos problemas digestivos y la capacidad de nuestro cuerpo para absorber los nutrientes de las verduras está bastante limitada. Hacerlas jugo también ayuda a "predigerirlas", por lo que recibirás la mayoría de sus nutrientes y evitarás que se vayan por el retrete.

- **Conveniencia.** Aunque la preparación de los jugos requiere cierto trabajo —hay que limpiar y picar las verduras—, es posible hacer el jugo de todo un día de una sentada. Después, almacena las porciones que no vayas a consumir de inmediato en frascos de cristal en el refrigerador. (Llena los frascos hasta el tope para reducir al mínimo la cantidad de aire contenida, pues ésta puede oxidar y dañar el jugo.) Es una presentación ideal para tomarla en cualquier momento o llevarla a cualquier parte. Sólo asegúrate de beber el jugo durante las siguientes 24 horas, pues entre más fresco esté, más nutrientes y beneficios te aportará.

* **Variedad.** Al hacer jugos puedes añadir una gran variedad de verduras a tu alimentación. Muchas personas comen la misma ensalada a diario, lo cual promueve el aburrimiento e incrementa la posibilidad de desarrollar alergias a ciertos alimentos. Sin embargo, al hacerlas jugo puedes beber gran variedad de verduras que por lo regular no consumirías enteras.

Algunas consideraciones

Cuando entres al mundo de los jugos verdes ten en cuenta algunas consideraciones:

Evita tomar jugos como comida completa. A menos de que estés realizando un ayuno especial o un programa de desintoxicación, en general es poco recomendable que uses los jugos como remplazo de una comida completa. Los jugos de verdura tienen poca proteína y casi nada de grasas, por lo que por sí solos no son una comida balanceada. Se deben consumir como complemento de una comida normal y no para suplirla. Aunque son una fuente de nutrientes concentrados, tampoco poseen la fibra benéfica de las verduras enteras, la cual es importante para nutrir a la flora intestinal (más detalles al respecto en el Sexto pilar de la salud). Idealmente, se deben consumir con otros alimentos o como refrigerio entre comidas.

Escucha a tu cuerpo. Comienza con jugos de verduras que te guste comer en general. El sabor del jugo debe ser agradable y no causarte repulsión. Escucha a tu cuerpo cuando empieces a tomar jugos. Tu estómago debe sentirse bien durante toda la mañana. Si gruñe, cruje o se hace notar en general, es probable que hayas incluido en tu jugo algo que no debías. Algunas hierbas y hortalizas de hoja verde pueden tener este efecto. Para confirmar si alguno de los ingredientes te causa problemas, elimínalos uno por uno y observa si los síntomas desaparecen. Si el problema se resuelve al eliminar la verdura, reincorpórala y fíjate si el síntoma reaparece. De ser así, ya sabes que es un alimento que debes evitar o consumir en cantidades muy limitadas y sólo de forma ocasional.

Limita las frutas. También puedes incluir frutas en los jugos. Sin embargo, si padeces sobrepeso, hipertensión, diabetes o hipercolesterolemia (colesterol alto), limita el uso de frutas hasta que estos padecimientos se normalicen. Sería *mucho* mejor usar limones que zanahorias, betabel o manzana, pues estos últimos contienen mucha más fructosa que los limones. (Si deseas saber más sobre los peligros de consumir fructosa, consulta el Tercer y el Noveno pilar de la salud.)

Una vida jugosa: por dónde empezar

He aquí algunas ideas sencillas para incursionar en el mundo de los jugos que te ayudarán a disfrutar los beneficios de los jugos desde el principio.

Elige el equipo correcto. Mucha gente cree al principio que hacer jugos es engorroso, pero a la mayoría le sorprende descubrir que en realidad es rápido y sencillo. Tener la herramienta indicada es fundamental. Si apenas te inicias en el mundo de los jugos, te recomiendo un extractor no muy costoso. Los extractores baratos se descomponen con facilidad, producen jugo de mala calidad y son muy ruidosos, lo cual daña el oído interno. Además, no son muy duraderos. Mis favoritos son los extractores de doble eje, los cuales son relativamente veloces y bastante fáciles de usar.

Elige verduras libres de pesticidas. Opta por verduras orgánicas siempre que sea posible. Algunas verduras de cultivo convencional son peores que otras, por lo que hay que evitarlas, incluyendo las más contaminadas según la lista de 2013 del Grupo de Trabajo Ambiental:

* Apio
* Pepino
* Chile
* Espinaca

* Kale
* Berza
* Pimiento dulce

¡Enciende el extractor! Toma en cuenta que los siguientes pasos están dirigidos a quienes están incursionando en el mundo de los jugos, de modo que su experiencia sea lo más placentera posible. No obstante, hasta los más novatos pueden comenzar a experimentar con algunas de las hortalizas más amargas, pues el jugo de ¼ o ½ limón sirve para contrarrestar su amargura.

La mayoría de las frutas es preferible consumirlas enteras y con moderación, pues son muy distintas a las que consumían nuestros ancestros. Cada vez contienen más fructosa para satisfacer nuestro antojo dulce, muy en detrimento de nuestra salud.

PASO 1:

Si eres nuevo en el mundo de los jugos, recomiendo empezar con estas verduras, pues son fáciles de digerir y tolerar.

* Apio
* Hinojo

* Pepino

Estas tres no tienen la misma densidad de nutrientes de las hortalizas de hoja verde oscura. A medida que te vayas ajustando a estas tres verduras, puedes empezar a incorporar otras con mayor valor nutricional pero que quizá también tienen un sabor más fuerte.

PASO 2:

Cuando te hayas aclimatado al consumo de jugos, comienza a incorporar las siguientes verduras:

- Lechuga morada
- Lechugas verdes
- Endivias

- Arúgula
- Espinaca

PASO 3:

Cuando estés listo, da el siguiente paso, que es incorporar hierbas a los jugos. En particular las siguientes dos hierbas combinan de maravilla con los jugos verdes:

- Perejil

- Cilantro

Usa el cilantro con cautela, pues no mucha gente lo tolera bien. Empieza con unas cuantas hojas y ve aumentando la cantidad. Agrega varias cucharadas si te sienta bien y disfruta el toque de sabor que le aporta a tus jugos. Si eres nuevo en este mundo, espera un poco para incorporar el cilantro. Iniciarse en su consumo es más complicado, aunque los beneficios que aporta son múltiples.

PASO 4:

Las siguientes son hortalizas amargas, así que velas incorporando poco a poco:

- Kale
- Berza

- Hojas de diente de león
- Hojas de mostaza

Al comprar berza, busca que las hojas sigan adheridas al tallo principal, pues al cortarlas no tardan en perder muchos de sus valiosos nutrientes.

Asegúrate de que tus jugos sepan delicioso: Para que tus jugos tengan mejor sabor, intenta agregarles alguno de los siguientes ingredientes:

LIMÓN: Agrega el jugo de medio o un limón por cada litro de jugo. También se puede echar con todo y cáscara al extractor si quieres evitarte la molestia de pelarlo.

ARÁNDANO FRESCO: Agrega unos cuantos arándanos frescos si te gustan. Tienen cinco veces más antioxidantes que el brócoli, lo que significa que pueden protegerte contra cáncer, apoplejías y cardiopatías. Asimismo, están cargados de fitonutrientes que ayudan a las mujeres a evitar infecciones de vías urinarias. No te excedas de 100 gramos o media taza por cada 500 ml de jugo.

JENGIBRE FRESCO: El jengibre es un ingrediente excelente si te gusta su sabor, pues le dará potencia a tu jugo. Además, los investigadores han descubierto que el jengibre tiene efectos sustanciales en la salud cardiovascular, previene la ateroesclerosis y ayuda a prevenir la oxidación de lipoproteínas de baja densidad (LDL).[7]

Limpia adecuadamente tu extractor. Todos sabemos que limpiar bien un extractor de jugos toma unos cuantos minutos, por lo que lo usamos de pretexto para no usarlo. He descubierto que usar un cepillo de dientes ayuda a limpiar bien el triturador metálico. Si compras un extractor de alta calidad, no te tardarás más de cinco minutos en limpiarlo. Hagas lo que hagas, hay que lavarlo inmediatamente después de hacer el jugo para evitar que los residuos contaminen tu extractor o fomenten el crecimiento de moho.

Fermentación: otra excelente forma de comer más verduras

Las verduras fermentadas aportan dos beneficios en uno: son una excelente forma de comer más verduras y aportan gran cantidad de bacterias benéficas que promueven la digestión y la inmunidad.

Manual introductorio de bacterias benéficas

En la actualidad los expertos creen que el ecosistema que habita en nuestro intestino, nuestra piel y en todo nuestro cuerpo es uno de los más complejos de todo el planeta. El tipo y la calidad de alimentos que comemos influye mucho en nuestra salud al fomentar la reproducción de bacterias benéficas en el ecosistema intestinal. Y comer alimentos fermentados es una de las estrategias más sencillas y menos costosas de multiplicar tu flora intestinal benéfica.

Los alimentos con cultivos de bacterias, como el yogur, algunos quesos y el chucrut, son buenas fuentes naturales de bacterias saludables, siempre y cuando no estén pasteurizados.

Además, soy defensor de hacer tus propias verduras fermentadas en casa; es bastante sencillo, es divertido y no cuesta mucho. Las verduras fermentadas le aportan a tu cuerpo la misma cantidad de bacterias benéficas que un frasco de probióticos de alta potencia, y apenas a una fracción del costo. Un frasco de probióticos puede costarte entre 20 y 50 dólares, mientras que puedes obtener los mismos beneficios de las verduras fermentadas por mucho menos dinero.

Para aprender más sobre los potentes beneficios de los alimentos fermentados y para conocer la receta para preparar verduras fermentadas que uso en la oficina de Chicago —en donde ofrecemos jugos verdes frescos, verduras fermentadas y almuerzos orgánicos a todos los empleados—, consulta el Sexto pilar de la salud.

Advertencia

Si no acostumbras comer verduras fermentadas, recomiendo empezar poco a poco para no aniquilar grandes
cantidades de bacterias dañinas de golpe, ya que al morir liberan subproductos tóxicos que pueden causarte
dolores de cabeza, distensión y malestar general. Por lo
regular un buen punto de partida es media cucharadita.
Ve aumentando la dosis hasta comer varias cucharadas
al día. Es preferible consumir las verduras fermentadas como condimento que como alimento, por su fuerte
sabor. Si decides comprarlas en el supermercado, asegúrate de que no estén pasteurizadas, pues ese proceso
anula muchos de los beneficios deseados.

CONSEJOS AVANZADOS PARA SANAR SIN ESFUERZO

Siembra tus propios germinados en casa

Los brotes o germinados están entre los alimentos más nutritivos
que podemos comer. Pueden tener entre 10 y 30 veces más nutrientes que las verduras orgánicas de tu propio jardín. Casi cualquiera
puede cultivar germinados en casa, hasta un estudiante universita-
rio en la residencia estudiantil, pues no requieren mucho espacio.
Es muy sencillo y no toma más de unos cuantos minutos al día. Si
plantas las semillas, cosecharás los germinados en unos 10 días,
incluso en invierno.

Además, no son muy costosos, pues cosechar 400 gramos de brotes en casa suele costar menos de un dólar. También puedes conse-
guirlos en muchas tiendas naturistas, pero ahí suelen costar entre 20
y 30 dólares el medio kilo, además de que no estarán tan frescos ni
tendrán tanto sabor como si los cultivas en casa.

Los germinados de girasol y de chícharo encabezan la lista de los
brotes con más nutrientes, además de que muchas personas afirman

que son más sabrosos que los de alfalfa y brócoli. Otras semillas que puedes usar son frijol chino, clavo, rábano, berro, mostaza y *wheatgrass* (el cual se usa más bien para hacer jugos y no como alimento).

Es muy gratificante y sencillo cultivarlos en tu propio hogar. Además, es una actividad empoderadora que les ayudará a ti y a tu familia a tomar las riendas de su propia salud. En especial a los niños les encanta observar la transición de semilla a brote de 2 a 4 cm de altura que ocurre en apenas una semana.

Cómo cultivar tus propios germinados

Las siguientes instrucciones pueden adaptarse para cultivar cualquier germinado. Recomiendo empezar con semillas de girasol, pues son más voluminosas, saben delicioso y aportan muchos nutrientes con poco esfuerzo. También conviene germinar otras semillas para tener variedad, aunque la realidad es que la mayoría de la gente prefiere los brotes de semillas de girasol.

Consigue buenas semillas. El primer paso es obtener semillas de girasol de alta calidad (de preferencia orgánicas, negras y sin descascarar) para germinar; el empaque puede decir algo así como "semillas para germinado". Es preferible conseguir semillas orgánicas porque están libres de agroquímicos. Una buena porción inicial es una taza de unos 200 gramos de semillas. Si no las encuentras en tiendas, búscalas por internet.

Consigue una bandeja para plántulas o semillero. Necesitarás un contenedor plano de unos cuatro centímetros de profundidad. Puedes usar un semillero con agujeros para drenar el agua de unos 400 cm^2, el cual bastará para cultivar entre 200 y 400 gramos de germinado. Si vas a cultivar germinados para varias personas, quizá prefieras optar por una charola de 20 por 40 cm, aunque las charolas pequeñas facilitan la cosecha de brotes más frescos. Es posible conseguir estas bandejas en internet o en tiendas locales de jardinería, y no son muy costosas. Si vas a usar un semillero con agujeros para drenar el agua, necesitarás una bandeja más grande y sin agujeros para poner debajo, de modo que el agua con la que riegues tus semillas no se derrame en tu cocina.

Remoja y lava las semillas. Remoja las semillas en agua de filtro entre seis y ocho horas. Lo más fácil es ponerlas a remojar antes de irte a dormir y colarlas cuando despiertes. Es posible conseguir germinadores de plástico que facilitan el proceso de remojado y lavado de las semillas.

Después de haberlas remojado, lávalas varias veces en el transcurso de 24 horas. Para entonces observarás que ya se va asomando un brote blanco de muchas de ellas.

Prepara el terreno. Necesitarás un contenedor plano de unos cuatro centímetros de profundidad. Yo uso un semillero con agujeros para drenar el agua de unos 20 por 20 centímetros. Con esto me basta para cultivar entre 400 y 600 gramos de germinados.

La bandeja con tierra debe tener agujeros para drenar el agua, y debe estar colocada encima de otra bandeja más grande que contenga el agua que drene.

Llena el contenedor o semillero con dos centímetros de tierra de alta calidad. En lo personal, prefiero las mezclas con composta. Sólo se debe llenar la bandeja hasta la mitad, pues los brotes no requieren grandes cantidades de tierra. Asegúrate de que el nivel de tierra sea parejo y de aplanarla, lo cual puedes hacer con la mano o con otra bandeja.

Planta las semillas germinadas. Calcula cuándo plantar las semillas, dependiendo de cuánto germinado consuman tu familia y tú, de modo que optimices el tiempo de cosecha de tus germinados y que siempre tengas brotes frescos. Si sólo son para tu consumo personal, bastará con plantar nuevas semillas cada cuatro o cinco días. Si tu familia consume una bandeja diaria, necesitarás plantar una bandeja nueva todos los días.

Para escalonar el cultivo, esparce entre ⅓ y ½ taza de semillas previamente remojadas y lavadas, y distribúyelas de forma uniforme en la tierra. Después, añade suficiente agua para hidratarlas, pero no demasiada como para ahogarlas.

Asegúrate de no verter demasiada agua en la bandeja, pues la acumulación de agua contribuye al crecimiento de moho, sobre todo en verano. Tendrás que ir calculando las cantidades exactas, pero después de unos cuantos intentos le habrás tomado la medida. Por lo regular una bandeja de 20 por 20 centímetros consume dos tazas de agua en su primer día, y una taza de agua en los días subsiguientes.

Después de unos días, planta las semillas restantes para que siempre tengas suministro de germinado. Monitorea las semillas a diario durante el periodo de crecimiento de 10 días y riégalas con frecuencia. No te tomará más de un minuto. Toma en cuenta que si sales de casa varios días y las dejas sin agua, morirán.

Ponlos a prueba. El siguiente paso no es tan evidente, pero es fundamental. Los brotes plantados en tierra deben gastar energía para atravesar la tierra. Si no les pones este desafío (la tierra de cultivo no es suficiente reto), no crecerán igual de bien.

Coloca un tablón o una baldosa que cubra la bandeja entera y quede justo encima de las semillas. El adoquín también funciona bien. Ésta es la clave: pon algo pesado sobre el tablón o baldosa. Dos a cuatro kilos de peso es suficiente. Déjalo ahí entre dos y tres días, hasta que los brotes empiecen a empujar el tablón. ¡Verás que la fuerza de los brotes de girasol te sorprenderá!

Riégalos sólo lo necesario. Dales a los brotes una taza de agua al día hasta que los coseches. Si vives en un clima cálido y húmedo, puedes tener problemas de moho. Una forma de evitarlo es usando un poco menos de agua para que el aire circule entre los germinados. Basta con una ligera brisa. En realidad no es necesario exponer los brotes al sol hasta un día antes de cosecharlos.

Si los estás cultivando en interiores en invierno, la luz del sol que entre por la ventana será suficiente. Sin embargo, si no les das suficiente agua o si los dejas al sol, tenderán a marchitarse. No te preocupes, pues no están muertos. Sólo necesitan un poco de agua; quítalos del sol o del calor, y en 24 horas recuperarán su vitalidad.

Coséchalos. Con ayuda de unas tijeras bien afiladas, corta los brotes al nivel de la tierra. Cosecha sólo los que vayas a comer, de modo que mantengan su frescura, pero asegúrate de cosecharlos todos antes de que pasen 14 días de que remojaste las semillas.

Lo ideal es comer el germinado inmediatamente después de cosecharlo, pero también se puede mantener en el refrigerador entre cinco y siete días. Reitero que es preferible usar bandejas de cultivo pequeñas para poder cosechar con mayor frecuencia.

Una vez que termines de cosechar los brotes, echa la tierra, los tallos y las raíces a tu compostero, si tienes. De ese modo podrás reutilizar la tierra en unas cuantas semanas para otra tanda de germinado. Sólo asegúrate de revolverla de antemano para que se descomponga con más facilidad.

Si no tienes compostero, echa la tierra a otras macetas de plantas que quieras ayudar, pues agradecerán los nutrientes adicionales.

Las bandejas de cultivo se pueden reutilizar. Sólo asegúrate de lavarlas con agua y jabón después de cada uso.

Plan de acción para sanar sin esfuerzo

1. Que el eje de tu alimentación (en términos de volumen, mas no de calorías) sean verduras orgánicas de producción local.

2. Procura que al menos 50% de las verduras que consumas diariamente estén crudas.
3. Bebe jugo verde (de verduras orgánicas frescas) varias veces por semana.
4. Adquiere la costumbre de comer verduras fermentadas por su contenido probiótico que favorece la salud.
5. Dale un empujón a tu ingesta de nutrientes a través del consumo regular de germinados. Hacer tus propios germinados supernutritivos en casa es muy sencillo (y económico).

COSAS QUE CURAN	COSAS QUE ENFERMAN
Verduras con alto contenido de agua	Verduras amiláceas (sobre todo si eres resistente a la insulina o a la leptina)
Verduras crudas	Verduras cocidas
Verduras fermentadas	Alimentos procesados, como frituras, galletas, panes y toda clase de refrigerios empaquetados
Verduras frescas	
Jugo de verdura	Jugo de fruta
Chucrut y kimchi	
Germinados y brotes	

TIEMPO INVERTIDO ES TIEMPO AHORRADO

Tal vez comer más verduras parezca engorroso o hasta un castigo. Sin embargo, como sólo hay que lavarlas y picarlas (e incluso esto último es opcional), son los alimentos que más facilitan la vida. Además de ahorrar tiempo cocinando y lavando, también ayudarás a tu cuerpo a reequilibrarse. La resistencia a la insulina y a la leptina será cosa del pasado, y empezarás a sanar sin esfuerzo.

Tercer pilar de la salud

Quema grasa como combustible

A simple vista

✓ Cuando se trata de bajar de peso, cuándo comes es igual de importante que lo que comes.

✓ El desayuno quizá no es la comida más importante del día, e incluso podría estar fomentando el problema de sobrepeso.

✓ Comer únicamente en un periodo de ocho a 10 horas diarias todos los días te ayudará a quemar grasa y a mejorar sustancialmente muchos indicadores de buena salud.

✓ Como consejo avanzado para sanar sin esfuerzo, recomiendo que te saltes el desayuno y te ejercites en ayunas.

Dos terceras partes de la población estadounidense padecen sobrepeso, y casi en cualquier momento hallaríamos que más de 75 millones de personas están a dieta para bajar de peso. Por desgracia, con el tiempo la mayoría de esas dietas fracasan y muchos de esos individuos terminan recuperando más peso del que perdieron.

Tener unos kilos de más genera otros problemas que van más allá de lo estético. El núcleo de la obesidad es una disfunción metabólica, ya sea resistencia a la insulina o a la leptina (más adelante ahondaré en esto). Esta resistencia es consecuencia del consumo excesivo de azúcares y cereales, lo cual provoca que el organismo acumule más grasa de la que debería.

Estos trastornos metabólicos van de la mano con muchas enfermedades crónicas que nos agobian cada vez con más frecuencia, incluyendo diabetes, cardiopatías, hipertensión, demencia y cáncer.[1] Esta situación ha llegado a tal grado que una de cada cinco muertes en Estados Unidos se asocia con obesidad, según un estudio realizado en 2013 en la Universidad de Columbia.[2]

En este pilar de la salud y en el siguiente te enseñaré dos de mis estrategias más eficientes para corregir los desequilibrios metabólicos que subyacen a muchas enfermedades crónicas. También te ayudarán a bajar de peso sin sentir que te estás privando de nada ni que estás haciendo sacrificios, y podrás implementarlas para toda la vida. Aunque no estés buscando perder kilos o grasa abdominal, estas estrategias te ayudarán a mantenerte sano y prevenir enfermedades crónicas.

Sin embargo, para verdaderamente reconfigurar tus creencias sobre lo que significa "hacer dieta" y "comer sano", quiero empezar tumbando algunos de los mitos más comunes y dañinos sobre nutrición.

Primer gran mito: Una caloría es una caloría

La primera "regla" de las dietas que me gusta disipar es la que dice que el peso corporal es resultado de una operación matemática simple: las calorías que comes menos las calorías que quemas. Finalmente, una caloría es una caloría, ¿cierto?

■ ¡Falso!

Los cambios duraderos de estilo de vida serán la clave del éxito de cualquier dieta. Asimismo, una dieta hipocalórica es difícil de mantener, así que aunque bajes de peso, por lo general lo recuperarás cuando vuelvas a tus malos hábitos alimenticios.

Si las calorías que consumes provienen en su mayoría de cereales y azúcares —pan, pasta, arroz, galletas y hasta fruta—, estarás condicionando a tu organismo a quemar azúcar como principal combustible. Cuando consumes azúcar o cereales tu cuerpo lo almacena como glicógeno en el hígado y los músculos. Una vez que se saturan los depósitos de glicógeno toda el azúcar adicional que consumes se convierte en grasa que se acumula para el futuro.

Los alimentos con alto contenido de azúcares o cereales son capaces de saciar tu apetito temporalmente, pero también te van preparando para catástrofes metabólicas como la obesidad, la fatiga, la diabetes y las cardiopatías, además de que fomentan la acumulación excesiva de grasa y otros trastornos asociados con la obesidad.

Cuando comas azúcar, recuerda que el cuerpo libera insulina y leptina. Ambas hormonas son esenciales para regular la ingesta y el gasto de energía, pues le indican a tu cuerpo cuándo almacenar energía y cuándo utilizar las reservas existentes. Con el tiempo, si el cuerpo desarrolla resistencia a la insulina o a la leptina, va a necesitar producirlas en mayores cantidades para que puedan hacer su trabajo. El cuerpo dejará de oír sus propias señales de dejar de comer, quemar grasa o evitar alimentos dulces. Si eres resistente a la insulina, comer pequeñas cantidades de frutas o cereales puede ser un problema para ti.

■ Y ¿cuál es el resultado?

Que siempre tienes hambre. Que tienes antojos de cosas dulces. Y que tu cuerpo acumula más grasa, sobre todo en el área del abdomen. Otras afecciones comunes que son resultado de la resistencia a la insulina o a la leptina son:

* Exceso de peso
* Hipertensión arterial
* Diabetes
* Proporciones de colesterol anormales
* Cáncer

¿No crees que sería agradable tener una estrategia que funcione sin tener que combatir los antojos de azúcar ni tener que contar las calorías a cada rato?

Por fortuna, eso es justo lo que te ofrece este libro.

Segundo gran mito:
Las dietas altas en grasas son malas para la salud

El cuerpo es capaz de quemar azúcar o grasa como combustible. La mayoría de las personas tenemos almacenada grasa para quemar durante semanas (o hasta meses), pero casi nadie tiene azúcar para más de 12 horas.

Después de esa ventana de 12 horas, los depósitos de glicógeno se agotan. Si eres diligente y haces tus tres comidas al día, los depósitos de glicógeno nunca se vacían del todo; sin embargo, el cuerpo aprende a depender del azúcar como principal combustible. En consecuencia, es probable que sientas apetito repentino y frecuente, y esto se debe a que el cuerpo exige su combustible regular. Si no puedes tener acceso a los depósitos de grasa, entonces el cuerpo usa azúcar. Tu cuerpo ha olvidado cómo quemar grasa porque no tiene necesidad de hacerlo si siempre le das festines de azúcar y tienes llenos tus depósitos de glicógeno.

Una forma de enseñarle al cuerpo a empezar a quemar grasa es comer muchas más grasas saludables, como aceite de coco, aceite de oliva, aceitunas, mantequilla, huevo, aguacate y frutos secos (ahondaré en esto más adelante).

De hecho, a pesar de que suene descabellado, si eres resistente a la insulina o la leptina, podrías bien obtener entre 50 y 75% de tus calorías diarias de grasas saludables. Aunque parezca mucho, toma en cuenta que en términos de *volumen* las porciones más grandes en tu plato seguirán siendo de *verduras*, ya que éstas tienen pocas calorías. Estas ideas se fundamentan en las novedosas investigaciones del doctor Thomas Seyfried y su trabajo sobre el tratamiento de convulsiones intratables y cáncer.[3]

El primer paso para enseñarle a tu cuerpo que deje de quemar azúcar y empiece a quemar grasa es cambiar el tipo de alimentos que consumes. Una vez que empieces a ingerir calorías provenientes en su mayoría de verduras y grasas saludables, le irás recordando a tu cuerpo cómo quemar grasa como combustible, y en poco tiempo recuperarás esta importante capacidad. Sin embargo, y esto es lo más revolucionario, *cuándo* comes es tan importante o hasta más que *lo que* comes.

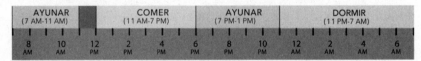

Tercer gran mito: Desayunar ayuda a adelgazar

Si contar calorías y ejercitarse son el primer y el segundo mandamiento de toda dieta, entonces desayunar debe ser el tercero. La mayoría de los expertos en salud coinciden en que el desayuno es la comida más importante del día.

■ Pero ¿en serio lo es?

Comencemos con los alimentos que suelen asociarse al desayuno: cereal, pan tostado, pan dulce, hot cakes y waffles. Todos son cereales altamente procesados y *saturados* de azúcar. De hecho, si quieres bajar de peso, éstos son algunos de los *peores* alimentos que puedes comer en cualquier momento, ya no digamos en el desayuno.

¿En serio es indispensable el desayuno?

Cada vez hay más estudios que demuestran que el mejor desayuno es el ayuno. Veamos de cerca las evidencias.

Un informe publicado en 2013 en el *American Journal of Clinical Nutrition* encontró que sólo hay un puñado de estudios clínicos rigurosos que han *examinado* el papel que desempeña el desayuno en la pérdida y el mantenimiento del peso.[4] Además, esos estudios hallaron que saltarse el desayuno no tenía un efecto significativo en el aumento de peso y que la gente que desayunaba terminaba comiendo más calorías que quienes no lo hacían.

Hay varios estudios empíricos menos rigurosos que han encontrado vínculos entre desayunar y tener sobrepeso, pero lo que *no* han encontrado es una relación de causalidad entre ambos fenómenos. Esto significa que nuestra obsesión cultural con entrarle a la comida antes de empezar el día se basa en suposiciones sin fundamento científico.

Saltarse el desayuno puede ayudar a perder peso y favorecer la salud

El apetito es un impulso humano básico que no se puede suprimir con facilidad, y cualquiera que intente iniciar un programa riguroso de restricción de calorías está casi desde el principio condenado al fracaso a largo plazo.

Por fortuna, investigaciones recientes sugieren que la restricción calórica intermitente —la cual implica ayunos intermitentes, o lo que yo denomino "alimentación sin esfuerzo"— aporta beneficios a la salud similares a los que se asocian con restricciones calóricas constantes.

Una de las principales ventajas de esta forma de alimentación es que no se trata de matarte de hambre. No se trata de restringir la cantidad de comida que consumes, sino sólo de elegir alimentos saludables y tener cuidado de reducir al máximo los carbohidratos y remplazarlos por grasas saludables.

Además, una de las formas más sencillas de incorporar la alimentación sin esfuerzo a tu vida es hacerte el hábito de evitar el desayuno o postergarlo para consumir todos tus alimentos del día en una ventana de entre ocho y 10 horas. Evitar la comida durante periodos prolongados del día requiere mucha disciplina, pero ayunar por las noches no. (Finalmente, no es fácil comer mientras duermes.) Asimismo, el desayuno tiende a ser una de las comidas más solitarias del día, pues solemos hacerla a las prisas, y también es la que se disfruta menos en términos de socialización y relajación.

Requerirás cierta voluntad y disciplina para crear esta ventana de ocho a 10 horas, porque hasta que tu cuerpo haga el cambio y empiece a quemar grasa en lugar de azúcar, seguirás teniendo fuertes antojos de azúcar. No obstante, una vez que te adaptes a quemar grasa como principal combustible, sin problema podrás pasar entre 14 y 16 horas sin sentir hambre. Ya no estarás "a dieta", sino que habrás hecho un cambio de estilo de vida eficaz que puedes mantener sin esfuerzo por el resto de tu vida porque no tendrás problema en continuar el ciclo de la comilona al ayuno (ahondaré en esto más adelante).

Omitir el desayuno facilitará que controles tus ansias de comer y tu apetito a lo largo de todo el día. Además, es una estrategia excelente para eliminar antojos de azúcar y de comida chatarra.

Recuerdo haberle compartido este secreto a una asistente de laboratorio de mi oficina. Ella había subido 15 kilos después de haber tenido a su hijo hacía siete años. A pesar de sus muchos intentos por perderlos, había fracasado, igual que muchas otras personas.

Un día, cuando me estaba sacando una muestra de sangre, le pregunté si consideraría poner a prueba mi estrategia número uno para perder grasa corporal: esta forma de ayuno intermitente. Accedió y lo intentó. En cuestión de meses había bajado los 15 kilos. Y ésta es la clave: lo hizo sin esfuerzo, sin antojos y sin necesidad de ejercer una fuerza de voluntad sobrehumana.

Cuarto gran mito:
Es mejor hacer varias comidas pequeñas al día

Sospecho que has oído que hacer varias comidas pequeñas al día acelerará tu metabolismo. Sin embargo, esta estrategia no sólo es impráctica y engorrosa, sino que es probable que te haga subir de peso, en lugar de lo contrario. ¿Por qué? Pues porque en realidad no ayuda mucho al cuerpo a producir las enzimas necesarias para quemar la grasa almacenada de forma eficiente. Por el contrario, restringir tus horarios de comida a una ventana de ocho a 10 horas al día es un catalizador potente que te permitirá perder peso, al mismo tiempo que incrementará la producción de las enzimas quemagrasas. Asimismo, tu organismo tenderá a disminuir la producción de enzimas quemadoras de azúcar, con lo cual estarás mejor equipado para ir vaciando tus depósitos de grasa y usar ésta como combustible.

Por otra parte, el cuerpo no está diseñado para digerir alimentos de forma regular y constante durante todo el día, sino que está adaptado para funcionar bien durante periodos prolongados sin alimento. Nuestros ancestros rara vez tenían acceso a alimentos las 24 horas del día, como sí pasa hoy. Por lo tanto, es probable que nuestros genes, metabolismo y bioquímica estén optimizados para hacer comidas más esporádicas e intermitentes, como las que hacían ellos. Nuestros ancestros hacían ciclos de comilonas y ayunos, y, como resultado, el cuerpo humano evolucionó para almacenar grasa que nos permita sobrevivir durante los periodos de ayuno. El problema es que pasamos la mayor parte de nuestra vida en el periodo de comilona al hacer tres comidas o más al día, y rara vez nos sometemos a periodos regulares de ayuno.

Lo que en la actualidad los medios llaman "ayuno intermitente" y yo bauticé como "alimentación sin esfuerzo" es lo que para nuestros ancestros era la vida cotidiana. Durante los periodos de ayuno, que se practican en cada gran religión, nuestros ancestros quemaban grasa como combustible. Tú también puedes hacerlo, pero es probable que tu cuerpo esté entrenado para no usar esta función. Así como con el desarrollo de músculo, la capacidad del organismo para quemar grasa es algo que o se usa, o se pierde. Si no desafías con regularidad a tus enzimas quemagrasa para que quemen grasa, éstas tenderán a entrar en un estado de adormecimiento. Por el contrario, si las ejercitas, recuperarán y mantendrán esa capacidad de quemar grasa como combustible en periodos de ayuno. Y lo harán sin mayor esfuerzo.

La buena noticia es que si te saltas el desayuno, imitas las fluctuaciones naturales de disponibilidad de alimento que nuestros ancestros experimentaban y estimulas al cuerpo a entrar en modo ayuno. Si llevas muchos años o hasta décadas de comilonas, te llevará algo de tiempo mejorar tu resistencia a la insulina y la leptina, por lo que en ese tiempo deberás apegarte a un plan bien estructurado de alimentación sin esfuerzo durante una ventana de ocho a 10 horas diarias.

Una vez que hayas perdido el peso sobrante, y tu tensión arterial, glucosa en sangre y proporciones de colesterol se hayan normalizado, entonces podrás volver a las comilonas sin esfuerzo, siempre y cuando elijas alimentos saludables. Si estos criterios de salud empiezan a elevarse, te vendrá bien bajarle a la comilona lo suficiente como para que tu peso y tu grasa corporal vuelvan a niveles saludables. Basta con que escuches lo que tu cuerpo te pide y ajustes tus patrones alimenticios a cómo te sientes y a los síntomas que experimentas. De este modo puedes completar varias veces el ciclo de comilona y ayuno, tal como lo hicieron nuestros ancestros.

Potentes beneficios de la alimentación sin esfuerzo

Entrenar a tu cuerpo para que queme grasa como combustible y sólo comer en un periodo de ocho a 10 horas diarias sienta las bases que el cuerpo requiere para funcionar en condiciones óptimas, repararse a sí mismo y prevenir enfermedades sin esfuerzo. Éste es el más grande beneficio de la alimentación sin esfuerzo.

He aquí los medios específicos a través de los cuales este enfoque holístico empodera tu cuerpo:

Disminuye antojos de azúcar y otros alimentos poco saludables

Además de convertirte en una máquina quemagrasas, la alimentación sin esfuerzo puede eliminar los antojos de azúcar y comida chatarra, de modo que mantener un peso corporal sano no requiera mayor esfuerzo.

Promueve la producción de hormona del crecimiento humano

Uno de los mecanismos que hace que el ayuno sea tan efectivo para perder peso es que provoca la secreción de hormona del crecimiento humano. Si tienes más de 30 años y has tenido una vida principalmente sedentaria, es probable que hayas entrado a una fase conocida como somatopausia (deficiencia de hormona del crecimiento relacionada con la edad).

Esta hormona del crecimiento, también conocida como "hormona de la forma física", es algo que querrás fomentar, pues es esencial para mantener la salud, la forma física y la longevidad. También promueve el desarrollo de músculo y acelera el metabolismo, lo que significa que te ayuda a perder peso sin sacrificar masa muscular.

La única otra estrategia que compite a este nivel para aumentar sustancialmente los niveles de hormona del crecimiento humano es el entrenamiento de intervalos de alta intensidad (ahondaré en esto en el Cuarto pilar de la salud).

Regulariza los niveles de apetito

El ayuno inhibe la liberación de ghrelina, conocida también como "hormona del apetito", lo cual ayuda a normalizar o disminuir el apetito.

Fomenta la salud de tu cerebro

Quemar grasa como principal combustible propulsará la producción de una proteína llamada factor neurotrófico derivado del cerebro (BDNF, por sus siglas en inglés). El BDNF activa células troncales del cerebro para convertirlas en neuronas nuevas. Asimismo, desencadena la liberación de otras sustancias químicas que catalizan procesos de sanación y protege las neuronas de cambios asociados con Alzheimer y Parkinson.

El BDNF se expresa en nervios y músculos, a los cuales protege de la degradación. Se produce cuando haces ejercicio de alta intensidad, así que si combinas el ayuno con estos ejercicios, obtendrás una sinergia poderosa que aumente los niveles de esta valiosa hormona buena para el cerebro.

El BDNF desempeña un papel activo tanto en los músculos como en el cerebro. Esta conexión cruzada permite explicar por qué el entrenamiento físico tiene un impacto tan benéfico en los tejidos cerebrales y por qué la combinación de ayuno intermitente y ejercicio de alta intensidad parece favorecer mucho la salud.

QUEMA GRASA COMO COMBUSTIBLE

Disminuye sustancialmente el riesgo de cardiopatías

Estudios recientes han hallado impresionantes conexiones entre el ayuno y la disminución de riesgo de padecer afecciones cardiacas.[5] Un estudio de 2012 realizado con una gran proporción de participantes mormones (los cuales suelen ayunar una vez al mes) halló que quienes ayunaban de forma regular exhibían un riesgo 58% menor de desarrollar problemas cardiacos en comparación con quienes nunca ayunaban.[6] Aunque el estudio no establecía la causa de dicha reducción del riesgo, hay unos cuantos beneficios del ayuno intermitente que promueven la salud cardiovascular, como los siguientes:

- Modera los niveles de grasa visceral (o abdominal), la cual se asocia con mayor riesgo de afecciones cardiovasculares
- Disminuye la inflamación
- Multiplica algunos de los beneficios cardiacos asociados con la actividad física
- Reduce los niveles de triglicéridos

Ayuda a tratar o prevenir el cáncer, e inhibe el envejecimiento

Innovadoras investigaciones sugieren que si padeces resistencia a la insulina o a la leptina, disminuir dicha resistencia puede a su vez reducir el riesgo de desarrollar cáncer[7] o ayudar a tratar un cáncer existente.[8]

Ayunar inhibe la ruta mTOR, la cual, según muchos expertos, desempeña un papel esencial en el envejecimiento, pues acelera la proliferación de las células. Es probable que nunca hayas oído hablar de ella, pero la mTOR es una antigua ruta bioquímica que fue descubierta recientemente, en investigaciones sobre el funcionamiento de la rapamicina, un medicamento contra el cáncer. De hecho, su nombre proviene de ese medicamento: diana de ramapicina en células de mamífero. Al inhibir la ruta mTOR, la alimentación sin esfuerzo frena la velocidad de crecimiento —y de envejecimiento— de las células, con lo que promueve la longevidad y la salud en general.

La alimentación sin esfuerzo también fomenta la longevidad al disminuir la acumulación de radicales libres en las células, con lo cual previene el daño oxidativo a las proteínas, los lípidos y los ácidos nucleicos de las células que se asocian con el envejecimiento y las enfermedades. El ayuno induce una respuesta al estrés celular (similar a la que induce el ejercicio), en la cual las células regulan la expresión de los genes que aumentan la capacidad de lidiar con el estrés y combatir las enfermedades y el envejecimiento.

Promueve la proliferación de bacterias intestinales benéficas

Cuando incorporas la alimentación sin esfuerzo a tu vida regular, hay otro magnífico efecto secundario, que es que impulsará radicalmente la proliferación de bacterias benéficas en tu intestino, lo cual influye muchísimo en tu estado de salud.

Mantener una flora intestinal saludable es una de las acciones más importantes que puedes emprender para mejorar el funcionamiento de tu sistema inmune (véase el Sexto pilar de la salud). Entre otras cosas, disminuye sustancialmente el riesgo de enfermar de catarro, gripa u otras infecciones. Te permitirá dormir mejor, tener más energía, disfrutar mayor claridad mental y concentrarte mejor. En general, todos los aspectos de tu salud mejorarán a medida que se vaya equilibrando tu flora intestinal.

Cómo hacer la transición a la alimentación sin esfuerzo

La alimentación sin esfuerzo es uno de los mecanismos más efectivos que conozco para perder peso y reparar las disfunciones metabólicas que derivan en muchas enfermedades crónicas que están acabando con nuestra salud. Una vez que tu cuerpo se adapte a quemar grasa, descubrirás que los antojos de azúcar se esfumarán sin dejar rastro.

Empieza despacio

Lo último que querrías es zambullirte por completo en el ayuno intermitente desde el primer día. Es importante que permitas que tu cuerpo se vaya adaptando de forma gradual a quemar grasa como principal combustible. Si tienes una ligera resistencia a la insulina o a la leptina, este proceso puede tardar unas cuantas semanas. Si tu resistencia a la insulina o a la leptina es mayor, quizá incluso te tome meses.

Empieza dejando de comer unas tres horas antes de irte a acostar. Si duermes entre siete y ocho horas, eso te dará un avance inicial de 10 a 11 horas. Sólo te faltará aguantar otras tres a seis horas antes de tu siguiente comida. Sin embargo, es un rango que irás ampliando con el paso de las semanas, pues no se empieza el programa en el nivel avanzado.

Para empezar, pasa tanto tiempo como te sientas cómodo sin desayunar. Anota la hora de tu desayuno, y poco a poco ve postergándola más y más cada día, hasta que hagas tu primera comida del día entre 14 y 16 horas después de tu última comida del día anterior.

Cuando empieces a saltarte el desayuno, es probable que sientas hambre e incluso que experimentes cierta falta de energía. Te aseguro que no es permanente. Ésta es la única parte de la alimentación sin esfuerzo que sí requiere un poco de esfuerzo, ya que necesitarás algo de disciplina y voluntad. Sin embargo, si te empeñas, tu apetito y tus antojos de azúcar y comida chatarra desaparecerán, y se te irá haciendo cada vez más fácil alimentarte de esta manera. Una vez que tu cuerpo se ajuste, verás que no representará ningún esfuerzo, pues no sentirás hambre. Incluso es probable que hasta olvides que no has comido.

En el horario en el que sí comas, reduce al mínimo los carbohidratos como pasta, pan y papas, y cámbialos por hortalizas de hoja verde y grasas saludables como mantequilla, huevo, aguacate, aceite de coco, aceite de oliva y frutos secos como nueces pecanas y de Macadamia, ya que su contenido de proteína es menor. Toma en cuenta que la nutrición adecuada se vuelve todavía *más* importante al ayunar, así que tu prioridad número uno debe ser elegir bien tus alimentos.

FUENTES DE GRASAS DE ALTA CALIDAD

- Aceitunas y aceite de oliva
- Coco y aceite de coco
- Mantequilla de leche orgánica de vaca alimentada con pasto
- Frutos secos crudos, en especial nueces de Macadamia y pecanas, pues tienen menos proteína
- Huevos orgánicos de gallina de libre pastoreo. Entre menos los cuezas, mejor, pues muchos de los nutrientes de la yema son susceptibles al calor. Los huevos tibios y pochados son las mejores opciones
- Aguacate

Una vez que actives tus enzimas quemagrasas, ya no dependerás de encontrar una fuente de azúcar inmediata que llene tus depósitos de glicógeno. Ya no tendrás que depender de un suministro demandante de carbohidratos fáciles de quemar y finalmente lograrás quemar la grasa almacenada y usarla como combustible.

Durante la transición hacia la quema de grasas, es muy probable que experimentes antojos de azúcar y falta de energía. Si eso ocurre, es momento de usar aceite de coco como fuente de energía. Revuelve una cucharada de aceite de coco con una cucharada de mantequilla de almendra cruda y unta la mezcla sobre bastones de apio como tentempié. También puedes revolverlo con un vaso de kéfir o de jugo de verdura fresco, o vierte una cucharada de aceite de coco a la sopa del almuerzo. El aceite de coco no influirá en tus depósitos de glicógeno, y sus múltiples grasas de cadena corta que son fáciles de digerir te aportarán un empujón muy similar al del azúcar. Incluso puedes comerlo en los periodos de ayuno.

Si desarrollas tendencias hipoglucémicas, como dolores de cabeza, debilidad, temblorina o irritabilidad, el aceite de coco te ayudará. La hipoglucemia puede volverse peligrosa entre más tiempo pases sin comer para equilibrar tus niveles de azúcar en la sangre.

Los antojos pasarán

Escucha siempre a tu cuerpo y ve despacio. Hacer la transición a la modalidad de quema de grasas suele tomar unas cuantas semanas, aunque en algunos casos toma más tiempo. No obstante, cuando lo logres parecerá que tus antojos de azúcar y de comida chatarra desaparecerán como por arte de magia. La alimentación sin esfuerzo normaliza tu apetito y disminuye radicalmente el ansia de comer cosas dulces o chatarra.

No olvides que tomará varias semanas y un poco de disciplina al principio, así como que debes hacerlo de forma gradual. Sin embargo, una vez que lo logres con éxito, podrás pasar 16 horas de ayuno sin esfuerzo y sin sentirte hambriento. Cuando reconfigures tu cuerpo para que deje de esperar comida todo el día todos los días o justo después de que te despiertes, mantener tu nueva forma física no representará ningún esfuerzo.

Otros consejos

Sáltate la cena en lugar del desayuno. Mucha gente considera que saltarse el desayuno es lo más fácil y práctico. Sin embargo, otras personas pueden considerar que es mejor saltarse la cena. No hay

AYUDA A TU CUERPO A REPARARSE

problema. Lo importante es restringir la ingesta de alimentos a una ventana de ocho a 10 horas para estimular las enzimas quemagrasas.

Relájate. Recuerda relajarte y no agobiarte por las minucias. Confía en que tu cuerpo se adaptará a este nuevo estilo de alimentación. No es un cambio de vida permanente si tu objetivo es perder peso; sólo será cuestión de semanas o meses. Y ya pasará. Aunque tengas un peso saludable, te beneficiarías de hacer ciclos regulares de comilona y ayuno para conservar tu habilidad para quemar grasa sin esfuerzo y prevenir las enfermedades crónicas que en la actualidad abruman a la sociedad.

Mantente ocupado. Si te quedas sentado pensando en tu apetito, te costará más trabajo la transición que si te mantienes ocupado.

¿Quiénes NO deben ayunar?

Si estás embarazada o lactando, es preferible que evites este tipo de ayuno o restricción horaria hasta que hayas normalizado tus niveles de glucosa e insulina, o hasta que des a luz.

La gente con estrés excesivo que haya causado fatiga suprarrenal severa también debe evitar el ayuno. Espera a que la fatiga suprarrenal pase para adoptar la alimentación sin esfuerzo.

NO LE TEMAS AL FRÍO

Otra forma de impulsar a tu cuerpo a quemar más grasa es exponerlo a bajas temperaturas. Beber agua helada, sumergir tu cuerpo en agua lo más fría posible (si está demasiado fría o es demasiada, tu cuerpo puede entrar en shock, así que guíate por la tolerancia de tu cuerpo y no abuses de esta técnica) y ejercitarte en exteriores durante el invierno funcionan de maravilla. La exposición al frío pone en marcha la grasa parda, que es el tipo de grasa que quema calorías para generar calor. Ahora tienes más razones para salir a ejercitarte en invierno o nadar en el mar helado en año nuevo.

120

CONSEJOS AVANZADOS PARA SANAR SIN ESFUERZO

Ejercítate durante el ayuno

Aunque la alimentación sin esfuerzo aporta gran cantidad de beneficios por sí sola, una forma sencilla de ampliarlos más es ejercitarte durante el periodo de ayuno.

Así es como funciona: los procesos de quema de grasas de tu cuerpo son controlados por el sistema nervioso simpático (SNS), el cual se activa tanto por el ejercicio como por la falta de alimento.

Si haces una comida completa —sobre todo con carbohidratos— antes del entrenamiento, se inhibirá el SNS y disminuirán los efectos quemagrasa del ejercicio. Comer muchos carbohidratos también activa el sistema nervioso parasimpático (SNP), el cual promueve el almacenamiento de energía, que es justo lo contrario a lo que queremos.

Por otro lado, la combinación de ayuno y ejercicio obliga esencialmente a tu cuerpo a usar la grasa acumulada.

Es probable que al principio no te parezca atractivo ejercitarte en el periodo de ayuno, pero hacerlo es muy efectivo porque el cuerpo tiene un mecanismo de preservación que protege el músculo activo para que no se degrade. Por lo tanto, si no tienes suficiente combustible en el organismo al momento de ejercitarte, degradarás otros tejidos, *pero no el músculo activo* (es decir, el que se está ejercitando).

Los días que te ejercites en ayunas deberás hacer una comida de recuperación media hora después del entrenamiento. Eso limitará la pérdida o el daño a tejidos musculares cuando te ejercites. Recomiendo la proteína de suero de leche de alta calidad, pues se asimila rápidamente.

Una vez que estés adaptado a quemar grasas, puedes transitar entre los ciclos de comilona y ayuno. Intenta comer fruta fresca (no en jugo) antes del ejercicio, y tu cuerpo usará el azúcar como combustible en lugar de almacenarla como grasa. Eso eliminará algunos de los problemas derivados del consumo de fructosa y te permitirá cosechar los beneficios biológicos y la alegría de comer fruta fresca.

Lograr que la alimentación sin esfuerzo trabaje a tu favor puede requerir algo tan sencillo como saltarte el desayuno o ejercitarte por las mañanas con el estómago vacío.

Plan de acción sin esfuerzo

1. Come más grasas saludables y la menor cantidad posible de azúcares y cereales.
2. Deja de comer y tomar líquidos al menos tres horas antes de irte a dormir.
3. Retrasa tu primera comida del día tanto como puedas, hasta hacerla cerca del medio día.
4. Restringe el consumo de alimentos a una ventana de entre ocho y 10 horas diarias.
5. Ejercítate en ayunas para mejorar la regeneración y reparación muscular.
6. Una vez que te adaptes a quemar grasas como combustible, puedes pasar de la comilona al ayuno sin problema.

COSAS QUE SANAN	COSAS QUE ENFERMAN
Huevos orgánicos de gallina de pastoreo	Arroz
Aguacate	Pasta
Aceite de coco	Pan
Frutos secos crudos, en especial nuez pecana y de Macadamia	Azúcares
Aceitunas y aceite de oliva	Agave
Lácteos no pasteurizados de vacas de pastoreo	Miel

COSAS QUE SANAN	COSAS QUE ENFERMAN
Saltarte el desayuno, merendar temprano y no tomar refrigerios en la noche	Hacer varias comidas durante todo el día
Ejercitarte por las mañanas antes de comer	Atascarte de carbohidratos antes de ejercitarte

---

TIEMPO INVERTIDO ES TIEMPO AHORRADO

Saltarte una o dos comidas al día liberará mucho tiempo de tu día que puedes invertir en otras cosas para las que sientes que nunca tienes tiempo. Si lo sumas, son varias horas a la semana.

Hacer la transición a quemar grasas como principal combustible puede tomar varias semanas o hasta meses. Sin embargo, cuando lo logres tendrás una libertad inmensa. No dependerás de comer chatarra para evitar que tus niveles de azúcar en la sangre se desplomen. Eso no hará más que hacerte sentir aletargado, pues ya le habrás enseñado a tu cuerpo de nuevo a quemar grasa sin esfuerzo. En la siguiente comida, tu cuerpo hará justo eso: quemar grasa. Así que en lugar de depender de la chatarra poco saludable, tu organismo postergará la hora de la comida hasta que tenga acceso a alimentos saludables.

Cuarto pilar de la salud

Ejercítate menos
y obtén mayores beneficios

A simple vista

- ✓ Tu salud, movilidad y carencia de dolor en la vejez dependerán de tu dedicación a moverte con frecuencia y de forma estratégica.
- ✓ Reducir la cantidad de tiempo diario que pasas sentado es más importante que hacer ejercicio de forma regular.
- ✓ Cambiar tu mala postura es una estrategia útil para optimizar tu salud.
- ✓ Los ejercicios cardiovasculares tradicionales son poco efectivos y se pueden mejorar de forma sustancial.
- ✓ Breves periodos de ejercicios de intervalos de alta intensidad varias veces por semana aportan recompensas potentes, a diferencia del cardio convencional.
- ✓ El entrenamiento de fuerza y los estiramientos contribuyen a un plan de entrenamiento integral.

Durante demasiados años cometí el error de ignorar los peligros que implican la mala postura al sentarse y pasar demasiado tiempo sentado. En los últimos años, varios estudios han demostrado que aunque tengas buena forma y te ejercites en el gimnasio entre cinco y siete veces por semana, o aunque seas un atleta de alto rendimiento, pasar la mayor parte del día sentado aumenta significativamente tu riesgo de morir de forma prematura.[1]

Debo reconocer que al principio no quería creerles. Sin embargo, se han acumulado evidencias a tal grado que ahora estoy firmemente convencido de que corres el riesgo de morir joven si pasas la mayor parte del día sentado.

Aunque el ejercicio formal es un componente crucial para sanar sin esfuerzo (algo en lo que ahondaré más adelante), no puedes esperar disfrutar de un bienestar óptimo si te ejercitas unas cuantas veces por semana pero pasas el resto del día sentado.

Sé lo que estás pensando: ¿cómo puedo reconciliar eso con mi trabajo?

Me alegra revelarte que puedes conservar tu trabajo de oficina y tu salud al mismo tiempo. Yo paso hasta 12 horas diarias frente a la computadora, por ejemplo. Basta con incorporar el tipo de movimientos y ajustes posturales que aprendí de una experta de la NASA, un reconocido investigador de la Clínica Mayo y un experto en postura de talla mundial.

Movimiento intermitente: una forma de reducir el daño del sedentarismo

Ir al gimnasio una hora varias veces por semana no va a contrarrestar las horas que pasas sentado sin interrupción. Por eso ejercitarse una vez al día es como poner la carreta adelante del caballo. Primero necesitas asegurarte de incrementar de forma consciente tus movimientos corporales durante el día. Una vez que desarrolles el hábito de hacer actividades corporales podrás agregar el ejercicio estructurado.

La doctora Joan Vernikos, exdirectora de la División de Ciencias de la Vida de la NASA, trabajó para esa agencia durante 30 años. Era responsable de estudiar el daño que causaba la microgravedad a los astronautas. En sus investigaciones, descubrió que pasar demasiado tiempo sentado se asemeja al ambiente de microgravedad del espacio y tiene muchos de los mismos efectos dañinos. "No estamos diseñados para pasar demasiado tiempo sentados. Estamos diseñados para estar en cuclillas. Estamos diseñados para estar de rodillas. Sentarse está bien, pero pasar horas ininterrumpidas sentado es malo para nuestra salud", afirma la doctora Vernikos. En su libro *Sitting Kills, Moving Heals*, presenta una explicación científica simple pero convincente de por qué pasar muchas horas sentado tiene consecuencias tan nocivas para la salud y ofrece mecanismos sencillos para contrarrestar estos efectos secundarios del sedentarismo.

Aunque durante cuatro décadas me había ejercitado de forma diligente, pecaba de pasar la mayor parte del día sentado. Aunque estaba en forma, mi salud musculoesquelética padecía las consecuencias, que se exhibían en forma de malestares, rigidez y mucho dolor lumbar. De hecho, no podía estar parado ni caminar largo rato sin sentir dolor. Por eso su libro me llamó la atención.

El hallazgo de la doctora Vernikos es tan revolucionario como contrario al sentido común. Descubrió que interrumpir el sedentarismo poniéndose de pie con frecuencia puede eliminar la mayoría de los efectos negativos de pasar demasiado tiempo sentado. Hay que hacerlo al menos unas 35 veces al día, lo que para muchas personas significa levantarse una vez cada 15 minutos. No hay nada que requiera menos esfuerzo que eso.

Puedes encontrar un contador gratuito en internet que te lo recuerde, aunque muchos de ellos tienen alarmas que pueden sobresaltarte y afectar tus glándulas suprarrenales (al provocarte estrés) si las escuchas todo el día. Hay varias opciones para recordarte cada 15 minutos que te muevas, desde aplicaciones gratuitas para el celular hasta pulseras de entrenamiento físico que vibran ligeramente para recordarte que te muevas después de un periodo de inactividad. Encuentra la opción que más te acomode y úsala.

La doctora Vernikos descubrió que el simple acto de ponerse de pie no es lo que beneficia la salud, sino el *cambio de postura*. Por eso los escritorios que te obligan a estar de pie no son mucho mejores que aquellos en los que te sientas. El cuerpo está diseñado para funcionar mejor cuando lo tratas y lo alimentas como lo hacían nuestros ancestros. Ninguno de ellos pasaba horas sentado en un escritorio. Así que si eres como yo y tienes trabajo de oficina, será muy importante que emprendas acciones proactivas para prevenir el daño inevitable que te causará el simple hecho de hacer tu trabajo. No hay forma de endulzarlo: pasar demasiado tiempo sentado es un abuso para tu cuerpo.

La buena noticia es que no necesitas moverte durante horas. La clave está en recordar con frecuencia ponerte en pie para cambiar de postura. Pasar de estar sentado a estar de pie cambia la relación del cuerpo con la gravedad, y eso es lo que estimula a los músculos a mantenerse fuertes, a la circulación a seguir en marcha y a tu fisiología corporal a mantenerse atenta. Asimismo, *moverse y cambiar de posición con frecuencia* cuando estás sentado también aporta el beneficio de cambiar tu relación con la gravedad.

Un recurso útil para asegurarte de no pasar demasiado tiempo sentado es ponerte de pie cada 15 minutos, más o menos.

CONSEJOS AVANZADOS PARA SANAR SIN ESFUERZO

Levántate y anda

Si estás en buena forma física, entonces quizá quieras agregarle un desafío físico más a tu día además de ponerte de pie. Aproximadamente cada 15 minutos ponte de pie y haz cualquier movimiento saludable existente durante unos 30 segundos para favorecer la circulación de la sangre. Las opciones son ilimitadas. En mi página web tengo más de 30 videos de ejercicios breves que puedes hacer (http://ejercicios. mercola.com/sitios/ejercicios/archivo/2014/05/01/movimiento-interminente.aspx). Es recomendable mezclarlos para interrumpir una racha de sedentarismo con gran variedad de movimientos distintos.

El doctor James Levine es un aclamado profesor e investigador en temas de obesidad de la Clínica Mayo, así como uno de los mayores defensores de este enfoque. Él afirma que hay más de 10 000 estudios que documentan la importancia de hacer interrupciones durante el promedio de ocho horas diarias que pasamos sentados. Una de las opciones más sencillas puede ser tener un escritorio que te obligue a estar de pie. Si no es posible, intenta caminar 10 minutos por cada hora que pases sentado. Debes caminar una vez por hora, no hacer una caminata larga al final. Los podómetros son productos novedosos cuyo mercado será diez veces mayor para 2020, según los especialistas. Estos aparatos sirven para registrar la cantidad de pasos que das al día y hasta la cantidad de horas que duermes por las noches.

Presta atención a tu postura

La postura está en la intersección de muchas esferas de la salud: la circulación, la respiración, la digestión, la reproducción y el sistema musculoesquelético. La forma en la que te sientas, en la que estás de pie y en la que te mueves afecta cómo interactúas con la gravedad.

Si entendemos la biomecánica funcional del cuerpo y colaboramos con la gravedad en lugar de ir a contracorriente, disminuiremos los dolores habituales del envejecimiento. De ese modo, conforme envejezcas, tendrás flexibilidad y estarás libre de dolor, además de que podrás disfrutar la vida a plenitud.

El doctor Eric Goodman, quien tiene formación como quiropráctico y desarrolló una serie de ejercicios conocidos como Entrenamiento Fundacional para eliminar en su mayoría el dolor lumbar, me abrió los ojos al poder de la postura.

Mientras que la sabiduría convencional afirma que hay que meter la pelvis para mantener la columna vertebral en forma de S, esta posición no es natural. Mantener la espalda derecha, la zona lumbar relativamente plana y las nalgas un poco salidas es mejor. Es la forma en la que los niños pequeños se paran de forma natural, así como la postura habitual en la mayoría de las culturas tradicionales.

Idealmente querrás *antedesviar* la pelvis; es decir, rotar la parte alta de la cadera hacia el frente y hacia abajo. Es fácil hacerlo si imaginas que tienes cola. No rotes la cadera hacia adentro, pues eso haría que tu cola se ocultara entre tus piernas. La mejor posición es poner la cola a tus espaldas. Esa imagen mental facilitará que sepas en qué dirección mover la pelvis.

Cuando echas la pelvis hacia el frente (o la *retrodesvías*) pierdes como un tercio del volumen de la cavidad pélvica, la cual contiene varios órganos internos. Por su parte, la postura primitiva provee una estructura óptima para que tus pulmones se muevan con libertad y les da suficiente espacio a tus órganos digestivos y reproductivos para que funcionen mejor.

Una vez que tengas la pelvis rotada de forma adecuada, es crucial que mientras estés sentado tus hombros también adopten una posición adecuada. Esto se puede lograr de forma sencilla si giras un hombro a la vez hacia atrás.

Entender que la gravedad es la fuerza dominante y ajustar tu postura en consecuencia también promueve la salud ósea. Los huesos han evolucionado para retener calcio como resultado de la fuerza que ejerce la gravedad. Cuando los huesos se alinean de manera apropiada, se generan diminutas corrientes eléctricas que le indican al calcio que se quede en los huesos, en lugar de escaparse hacia el torrente sanguíneo. Si los huesos no están alineados de forma adecuada en el transcurso del día, no se generan estas corrientes eléctricas y, como resultado, los huesos se debilitan y se vuelven más propensos a las fracturas. La densidad ósea se rige por la ley de "úsala o piérdela".

Es un hecho indiscutible: para que tu organismo funcione bien, debes aprender a optimizar tu postura.

Ejercicio formal

Aunque el movimiento intermitente y la buena postura son aspectos esenciales para sanar sin esfuerzo, para tener un bienestar óptimo es indispensable incluir ejercicio formal.

Los beneficios del ejercicio formal

La principal razón es que el ejercicio regular ayuda a normalizar los niveles de glucosa, insulina y leptina,[2] lo cual, como ya mencioné antes, es la mejoría más importante que puedes lograr en tu misión de prevenir y tratar padecimientos crónicos. El ejercicio regular también ayudará a los receptores de insulina y leptina a funcionar de forma más eficiente.

El ejercicio físico también beneficia a los otros sistemas corporales, ya sea de forma directa o indirecta.

Músculos. Cuando te ejercitas, tu respiración y tu ritmo cardiaco se aceleran. Eso hace que se irrigue más sangre y oxígeno a los músculos, lo cual los fortalece y los llena de energía. Asimismo, al ejercitar los músculos, provocas diminutos desgarres que al reconstruirse le dan mayor fuerza al músculo. Es decir, entre más ejercicio, más músculo.

Pulmones. A medida que los músculos requieren más oxígeno (hasta 15 veces más oxígeno que cuando estás en reposo), el ritmo respiratorio se acelera. Una vez que los músculos que rodean los pulmones son incapaces de moverse más rápido, alcanzas lo que se conoce como capacidad pulmonar máxima o VO2 máxima. Conforme siguas ejercitándote, tu VO2 máxima aumentará, lo que significa que podrás respirar de manera más eficiente en todo momento.

Corazón. Como ya mencioné, el ejercicio hace que aumente el ritmo cardiaco para llevar más sangre oxigenada a los músculos. Entre más veces te ejercites, tu corazón funcionará de forma más eficiente. Uno de los efectos secundarios es que este aumento de eficiencia también disminuirá el ritmo cardiaco *en reposo*, lo que significa que se esforzará menos para hacer circular la sangre incluso cuando *no* te estés ejercitando. Con el tiempo también detonará la creación de nuevos vasos sanguíneos, lo que disminuirá tu tensión arterial.

Cerebro. El aumento del flujo sanguíneo también beneficia al cerebro y mejora su funcionamiento casi de inmediato. Por eso tiendes a sentirte más concentrado después de entrenar. Además, ejercitarte de forma regular promoverá la producción de nuevas neuronas, lo que favorece la buena memoria y el aprendizaje.

También se detona la producción de ciertos neurotransmisores, como endorfinas, serotonina, dopamina, glutamato y GABA. Algunos de ellos son famosos por estar implicados en el control del estado de ánimo. De hecho, el ejercicio es uno de los mecanismos más eficaces para la prevención y el tratamiento de la depresión.

Articulaciones y huesos. La mayor densidad ósea se alcanza en la edad adulta, y a partir de entonces comienza un declive progresivo y lento. No obstante, el ejercicio ayuda a mantener una densidad ósea saludable hasta la vejez. Es capaz de someter a tus huesos a sostener hasta a cinco o seis veces tu peso corporal, y como respuesta a ese tipo de estrés, éstos reciben la señal de fortalecerse.

De hecho, los ejercicios de levantamiento de peso son muy efectivos para prevenir la osteoporosis. Sin ellos, los huesos no tardan en volverse porosos y blandos, y por lo tanto más susceptibles a romperse.

Menos ejercicio sirve más

Si eres como la mayoría de las personas, tu principal dificultad para apegarte a un programa de ejercicio regular es encontrar el tiempo para hacerlo. La buena noticia es que ya no necesitarás esta excusa. Por definición, el ejercicio requiere esfuerzo, pero con la información que voy a compartirte podrás incorporarlo a tus actividades diarias sin mayor esfuerzo. Esto te permitirá mejorar tu condición física y marcadores de salud con tan sólo unos cuantos minutos de esfuerzo físico por semana.

> Cada vez hay más evidencia que respalda que es posible reducir el tiempo de entrenamiento de forma significativa y cosechar mayores beneficios.

- Sí, dije "minutos".

Esta posibilidad de "obtener más en menos tiempo" encaja bien con el objetivo de este libro: ofrecer formas sencillas y eficientes de ayudarle a tu cuerpo a funcionar al máximo de su capacidad con el menor esfuerzo —e interferencia— posible. Entiendo que creas que suena demasiado bueno para ser cierto. Durante cuatro décadas yo tampoco lo hubiera creído. En esos 40 años corrí decenas de miles de kilómetros y gasté miles de horas realizando ejercicios cardiovasculares tradicionales.

Ahora sé que, aunque el cardio es útil, hay mejores formas de ejercitarse para mejorar la salud. Pasar largos periodos corriendo, trotando, caminando o haciendo cardio de otro tipo en el gimnasio no es muy eficiente, pues no aporta suficientes beneficios para compensar la inversión de tiempo.

Peak Fitness: la receta para la vitalidad

Si entras a cualquier gimnasio, verás que la mayoría de las personas se agolpan alrededor de los aparatos de cardio. Sin embargo, existe una forma de ejercitarse que es *mucho* más efectiva que caminar o correr en una banda infinita, o que subirse una hora a una elíptica. Se llama *Peak Fitness*.

Peak Fitness es un término que acuñé para describir una técnica que me enseñó Phil Campbell. Phil me ayudó a entender que al no querer hacer ejercicios de alta intensidad, me estaba perdiendo de muchos beneficios. *Peak Fitness* sólo te tomará 20 minutos. (Si registras tu frecuencia cardiaca durante esos 20 minutos, verás que habrá ocho *picos*.) Y de esos 20, *sólo te estarás ejercitando al máximo durante cuatro minutos.* Sin embargo, esos cuatro minutos son *muy* intensos.

SI JEFF PUEDE EJERCITARSE, ¿CUÁL ES TU PRETEXTO?

A lo largo de mi carrera como médico he tratado a más de 25 000 pacientes, pero uno de ellos me impactó de una forma particular. Jeff era un hombre de 39 años con un trastorno poco común llamado enfermedad de Cushing. Su glándula pituitaria producía demasiadas hormonas estimulantes de las suprarrenales, por lo que podría morir por exceso de cortisol si no recibiera tratamiento.

Antes de llegar a mi consultorio había ido al hospital de la Universidad de Chicago a que le extrajeran quirúrgicamente un tumor en la pituitaria. Sin embargo, durante la cirugía hubo una complicación con la anestesia, y Jeff quedó paralizado de la cintura para abajo.

Sus desgracias no acabaron ahí. Los cirujanos accidentalmente le laceraron el nervio óptico, por lo que también quedó ciego.

Era una tragedia absoluta. Sin embargo, lo que más me impresionó de Jeff fue que, aunque estaba paralizado de la cintura para abajo y ciego, ejercitaba con regularidad la parte superior del cuerpo desde su silla de ruedas. Jeff conocía el valor del ejercicio.

Para mí, el mensaje es que si Jeff podía ejercitarse, cualquiera puede, sobre todo con la información revolucionaria que encontrarás en este capítulo.

La mayoría de la gente que adopta el entrenamiento *Peak Fitness* observa los siguientes beneficios en apenas unas cuantas semanas:

- Reducción de la grasa corporal
- Mejoría sustancial del tono muscular
- Piel más firme y menos arrugada
- Aumento de energía y de libido
- Mejor desempeño atlético
- Menor tiempo para alcanzar metas de entrenamiento

Sin embargo, éstos no son los beneficios más potentes. Los ejercicios de *Peak Fitness* son capaces de mejorar la sensibilidad a la insulina hasta 25% con una inversión de menos de *unas cuantas horas al mes*. Esto significa que puedes mejorar tu salud de forma significativa sin ocupar en tu agenda muchas docenas de horas que podrías usar para otros compromisos.

Recuerda que normalizar tus niveles de insulina es el factor más importante para optimizar tu salud en general y ayudarte a prevenir toda clase de enfermedades, desde diabetes hasta cardiopatías, cáncer y todo lo que hay en medio.

El entrenamiento Peak Fitness y la hormona del crecimiento humano

La hormona del crecimiento humano (HGH, por sus siglas en inglés) es esencial para la buena salud, la fortaleza y el vigor. Se ha demostrado que mejora significativamente la sensibilidad a la insulina, impulsa la quema de grasas y fomenta el crecimiento muscular.

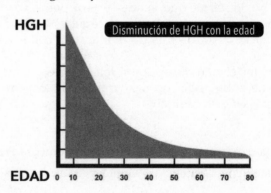

Cuando superas los 30 años de edad entras a una fase llamada somatopausia, en la cual los niveles de HGH disminuyen de forma sustancial (véase la gráfica anterior). Esto es parte de lo que impulsa el envejecimiento. Si tienes más de 30, es probable que tus niveles de esta hormona esencial sean bajos. Al entrenarte con el método *Peak Fitness* puedes volver a tener niveles de HGH similares a los que tenías a los veintitantos años.

Entre más tiempo pase tu cuerpo produciendo niveles saludables de HGH, tendrás buena salud y fortaleza durante más tiempo. La HGH es tan buena para aumentar la masa muscular que muchos atletas profesionales y competitivos gastan miles de dólares al mes para inyectársela, aunque se arriesgan a ser penalizados o expulsados de sus deportes, y hasta a aumentar sus probabilidades de desarrollar cáncer. Por fortuna, tú no necesitas gastar grandes cantidades de dinero ni poner en riesgo tu salud para obtener sus beneficios. El entrenamiento de intervalos de alta intensidad le dará un impulso natural y significativo a la producción de HGH en tu cuerpo, y cuando la produces de forma natural, los ciclos de retroalimentación corporales evitarán que te satures de ella, con lo que no aumenta la probabilidad de que desarrolles cáncer.

Además de aumentar la producción de HGH, el entrenamiento *Peak Fitness* también favorece la producción de una hormona llamada factor neurotrófico derivado del cerebro (BDNF). Como ya discutí hace unas páginas, esta hormona mantiene el cerebro joven, ágil e involucrado al convertir células troncales del cerebro en neuronas nuevas. También protege las neuronas de cambios implicados en el desarrollo de Parkinson y Alzheimer.

Los beneficios del *Peak Fitness* no acaban ahí. También mejoran niveles de otras hormonas, como testosterona, adiponectina, péptido similar al glucagón tipo 1 (GLP-1), colecistoquinina (CCK) y melanocortinas.

Basta con buscar pistas en la naturaleza que te lleven al tipo de ejercicio ideal. Los niños y la mayoría de los animales salvajes no corren maratones ni levantan pesas, sino que se mueven durante periodos breves a altas velocidades, y luego reposan. Esto es lo natural y lo que optimiza su salud y su producción de hormona del crecimiento.

En 20 minutos o menos, incluyendo calentamiento y enfriamiento, el entrenamiento *Peak Fitness* te aportará más beneficios que un entrenamiento de cardio de una hora.

Aumento de la masa muscular

El entrenamiento *Peak Fitness* beneficia tus músculos de formas que otros ejercicios no pueden. Para que logres apreciar del todo esta ventaja, permíteme contarte un poco sobre el funcionamiento de los músculos.

El cuerpo tiene tres tipos de fibras musculares:

- **Fibras lentas.** Estas fibras musculares rojas están llenas de capilares y mitocondrias, y por lo tanto de mucho oxígeno (de ahí su coloración). El cardio tradicional y el entrenamiento de fuerza ejercita únicamente las fibras lentas.
- **Fibras rápidas.** Estas fibras blancas se oxigenan rápidamente, pero son cinco veces más veloces que las fibras lentas. El entrenamiento de potencia o de tipo pliométrico fortalece las fibras musculares rápidas.
- **Fibras superrápidas.** Estas fibras musculares blancas contienen mucho menos sangre y menor densidad de mitocondrias. Son las que usamos al hacer ejercicio anaeróbico de alta intensidad, como carreras breves, empujar un trineo con peso o subir escaleras. Imagina a tu mascota: ella corre por instantes breves, descansa y luego repite. El cardio de alta intensidad es una forma de ejercicio de involucra a estas fibras superrápidas que son diez veces más rápidas que las fibras lentas y *son la clave de la producción de* HGH.

En la actualidad, la gran mayoría de la gente que se ejercita, incluyendo a muchos atletas y maratonistas, se entrena usando sobre todo sus fibras lentas. Por desgracia, esto provoca que las fibras superrápidas disminuyan o se atrofien.

Para obtener un beneficio cardiovascular óptimo hay que entrenar los tres tipos de fibras musculares y los sistemas de energía asociados a cada una. Y el cardio tradicional no basta para hacerlo, pues sólo activa las fibras musculares lentas. Si tu rutina de entrenamiento no ejercita tus fibras musculares blancas, en realidad no estás poniendo a trabajar tu corazón de la forma más benéfica. Esto ocurre porque el corazón tiene dos procesos metabólicos distintos:

- El aeróbico, el cual requiere oxígeno como combustible, y
- El anaeróbico, el cual no requiere oxígeno.

Los entrenamientos de fuerza y de cardio tradicionales sólo activan el proceso aeróbico, mientras que los ejercicios de intervalos de alta intensidad activan tanto el proceso aeróbico como el anaeróbico, que es justo lo que necesitas para obtener beneficios cardiovasculares óptimos. Por eso no obtienes los resultados deseados cuando sólo haces cardio tradicional, a pesar de que estés pasando una hora en la caminadora varias veces por semana.

Aunque el corazón está diseñado para esforzarse mucho y fortalecerse con ese esfuerzo, sólo debe hacerlo de forma *intermitente* y durante periodos breves, no durante una hora o más. Contrario a la creencia popular, el cardio extremo y prolongado desencadena mecanismos inflamatorios que a la larga *dañan* el corazón.

El entrenamiento *Peak Fitness*

Puedes comenzar el programa *Peak Fitness* con cualquier clase de ejercicio. Aunque estar inscrito a un gimnasio o tener equipos de ejercicio te dará más opciones, no son indispensables. Es posible hacer ejercicios tan sencillos como correr.

La meta es elevar tu frecuencia cardiaca hasta su máximo calculado, que es 220 menos tu edad. Ahí es cuando ocurre la *magia* que desencadenará la producción de hormona del crecimiento.

Si utilizas aparatos de ejercicio, recomiendo empezar con una bicicleta reclinada e ir progresando hacia mi aparato favorito: la elíptica. Ten cuidado si usas caminadoras, pues responden más despacio a los cambios de velocidad y es fácil que te caigas si estás cansado. Hacer *sprints* es ideal, pero si no tienes cuidado puedes lesionarte los tendones o tener un desgarre. Así que no olvides hacer estiramientos adecuados en los que prestes especial atención a los tendones antes de hacer *sprints*.

Éstos son los principios centrales:

* Haz calentamiento durante tres minutos.
* Ejercítate al máximo de intensidad durante 30 segundos. Debes sentir que no puedes más.
* Recupérate durante 90 segundos, sin dejar de moverte, pero a una velocidad mucho menor.
* Repite este ciclo de ejercicio de alta intensidad y recuperación siete veces más. (Cuando empieces, tal vez sólo puedas hacer *dos o tres* repeticiones de los intervalos de alta intensidad. Conforme adquieras condición física, ve agregando repeticiones hasta hacer ocho en una sesión de 20 minutos.)
* Después, baja la velocidad del ejercicio que estés haciendo durante dos minutos para enfriarte. Después de haberte enfriado, habrás pasado 21 minutos en total ejercitándote (o tal vez menos si no puedes aún con las ocho repeticiones).
* Puede tomarte unas cuantas semanas o hasta meses lograr las ocho repeticiones.

El objetivo es alcanzar estos marcadores después de cada intervalo de alta intensidad de 30 segundos:

- Se te dificultará respirar y casi no podrás hablar por la falta de oxígeno.
- Sudarás. Por lo regular esto no pasa sino hasta la segunda o tercera repetición, a menos de que tengas algún problema en la tiroides que impida que sudes mucho.
- Tu temperatura corporal aumentará.
- Aumentará la producción de ácido láctico, por lo que sentirás que los músculos "arden".

Este último marcador desaparecerá conforme adquieras condición física, pero los tres anteriores persistirán.

Realiza este entrenamiento dos o tres veces por semana. Hacerlo más veces es contraproducente, pues el cuerpo necesita recuperarse. Si tienes ganas de hacer más, asegúrate de hacerlo *al máximo de tu capacidad* durante esas dos o tres sesiones semanales, en lugar de aumentar la frecuencia. La intensidad es la clave para cosechar todos los beneficios que ofrece el entrenamiento de intervalos.

Si tienes historial de problemas cardiacos o algún otro problema de salud, consulta primero a tu médico antes de empezar. Hay algunas situaciones en las que es preferible evitar los ejercicios de alta intensidad.

Añádele variedad

El núcleo del entrenamiento *Peak Fitness* es hacerlo dos o tres veces por semana. Esto te permitirá tener mejor condición física que la mayoría de la gente. Sin embargo, para mantener el cuerpo fuerte, flexible y libre de dolor, es necesario incorporar un par de elementos más:

Entrenamiento de fuerza. El entrenamiento de fuerza (también conocido como levantamiento de pesas o entrenamiento de resistencia) mejora muchas áreas de la salud; de hecho, es uno de los remedios más eficaces contra la osteoporosis. Se ha descubierto que tiene un impacto benéfico en la expresión de los genes, y no sólo ralentiza el envejecimiento en personas de la tercera edad, sino que lleva su expresión genética a niveles similares a los de su juventud. También es muy benéfico para el control de la glucosa y la salud cardiovascular. Aumentar la masa muscular a través del entrenamiento de fuerza ayuda a la gente a quemar la grasa excesiva y previene la pérdida de músculo relacionada con la edad.

Para asegurarte de obtener el máximo de beneficios de tu entrenamiento *Peak Fitness*, compleméntalo con una rutina de entrenamiento de fuerza una a tres veces por semana. Hay que hacer suficientes repeticiones para cansar los músculos, así que usa pesas lo suficientemente pesadas como para cansarte con menos de 12 repeticiones, pero que te permitan al menos hacer cuatro repeticiones. Es importante *no* ejercitar los mismos grupos de músculos diario. Por lo regular los músculos requieren uno o dos días de descanso para recuperarse, repararse y reconstruirse.

Estiramiento. El cuerpo humano está diseñado para moverse, así que, si pasas todo el día sentado, con el tiempo te vas entumeciendo y pierdes movilidad. El sedentarismo te vuelve inflexible y más susceptible al dolor, sobre todo en la espalda baja. Aunque interrumpas los periodos de sedentarismo poniéndote de pie con frecuencia, los músculos y las articulaciones necesitan ejercer toda la gama de movimientos para conservar su elasticidad y fuerza. Por eso el estiramiento desempeña un papel esencial dentro del plan para sanar sin esfuerzo.

Mi tipo favorito de estiramiento es el dinámico, en el cual mantienes cada postura sólo dos segundos mientras usas los músculos para moverte en la dirección en la que te estás estirando. Por ejemplo, te recuestas de espalda y levantas una pierna. Usas los cuadríceps (los músculos al frente del muslo) para jalar la pierna hacia la cabeza, con lo cual estiras los tendones de la corva (en la parte trasera del muslo).

Este tipo de estiramiento (conocido como Estiramiento Aislado Activo, o AIS, por sus siglas en inglés) se apoya en el diseño fisiológico natural del cuerpo para mejorar la circulación y aumentar la elasticidad de las articulaciones, lo que a su vez ayuda al cuerpo a repararse a sí mismo. También te prepara para las actividades diarias y combate la rigidez que muchas personas experimentan al despertar. Es maravilloso recuperar la flexibilidad con este método que es muy distinto de los estiramientos tradicionales. Quizá lo mejor de todo es que toma apenas unos cuantos minutos estirar los principales grupos musculares.

Un aparato muy útil para aumentar la flexibilidad es la plataforma vibratoria, que es una plataforma mecánica que hace movimientos tridimensionales entre 20 y 40 veces por segundo. Estos movimientos aumentan la fuerza de la gravedad y, dado que los músculos responden a las fuerzas que se ejercen sobre ellos, hacer estiramientos en la plataforma vibratoria aumenta más la elasticidad que si los haces en el suelo.

NO DESCARTES EL YOGA

El yoga es una disciplina muy útil porque integra estiramientos y además ofrece una amplia gama de beneficios a la salud.

Investigadores de la Universidad Duke recientemente hicieron una revisión de más de 100 estudios sobre los efectos del yoga en la salud mental. El autor principal, el doctor P. Murali Doraiswamy, profesor de psiquiatría y medicina del Centro Médico de esa universidad, declaró lo siguiente en la revista *Time*:

La mayoría de los individuos ya saben que el yoga produce una especie de efecto calmante. Individualmente, la gente se siente mejor después del ejercicio físico. A nivel mental, muchos se sienten más calmados, atentos y hasta más contentos. Pensamos que era hora de ver si podíamos reunir toda la bibliografía [...] para ver si hay suficientes evidencias de que los beneficios que se observan de forma individual pueden usarse para ayudar a personas con trastornos mentales.[3]

Según sus hallazgos, el yoga parece tener un efecto positivo en:

* Depresión leve
* Problemas de sueño
* Esquizofrenia (en pacientes medicados)
* TDAH (en pacientes medicados)

Algunos de los estudios sugieren que el yoga puede tener un efecto similar al de los antidepresivos y la psicoterapia al influir en los neurotransmisores y propulsar la producción de serotonina. También se ha observado que el yoga disminuye niveles de inflamación, estrés oxidativo, lípidos en sangre y factores de crecimiento.

No hay mejor momento que el presente

Sin importar tu nivel de condición física actual, puedes empezar de ahí y cosechar grandes beneficios para tu salud. Si has sido sedentario durante bastante tiempo o estás fuera de forma por otros motivos, es de vital importancia que empieces a usar tu cuerpo mejor por medio del movimiento regular, una postura adecuada y un programa de entrenamiento inteligente.

Una de las principales razones por las cuales la gente no se apega a un programa de ejercicio es porque lo hacen demasiado intenso y demasiado rápido, y terminan lesionados, enfermos o simplemente exhaustos. Por eso, empieza poco a poco y ve aumentando dificultades de forma gradual hasta incorporar todos los elementos. Tente paciencia.

Y por favor, no uses tu edad como pretexto. Nunca es demasiado tarde para tomar el control de tu salud; tus movimientos, tu postura y el ejercicio son componentes cruciales del bienestar a cualquier edad.

Sin embargo, si tienes más de 40 años, es esencial que empieces o aumentes tu programa de movimiento. Tu fortaleza física, energía, equilibrio y flexibilidad han comenzado a disminuir con la edad, pero todo lo que he explicado en este capítulo puede ayudar a contrarrestarlo.

Mi madre no empezó a ejercitarse sino hasta los 74 años, y ahora, a los 80, ha mejorado mucho su fuerza, su movilidad, su equilibrio, su densidad ósea y su claridad mental.

Sin importar si tienes ocho u 80, te garantizo que una rutina de movimiento regular e inteligente marcará una diferencia abismal en tus niveles de energía y en tu forma de encarar la vida. ¡Así de poderoso es el ejercicio!

Plan de acción para sanar sin esfuerzo

1. Mejora tu programa de ejercicio, deshazte del cardio y cambia por dos o tres sesiones semanales de entrenamiento de intervalos de alta intensidad. Esto implica aproximadamente una hora de ejercicio a la semana, dividida en dos o tres días.

2. Al menos una y hasta tres veces por semana haz series de entrenamientos de fuerza antes o después de tu entrenamiento *Peak Fitness* para que no aumente la cantidad de días que haces ejercicio.

3. Estírate varias veces por semana; por lo menos tres, y de preferencia siete. Incorporar una sesión de estiramientos de 10 minutos a tu rutina matutina o nocturna es una excelente forma de asegurarte de hacerlos incluso en los días en los que no te ejercites.

4. Si tienes un empleo de oficina, intenta ponerte de pie cada 15 minutos para contrarrestar los efectos negativos del sedentarismo excesivo.

5. Pon mucha atención a tu postura. Aprende a sentarte, estar de pie y caminar de tal forma que la gravedad te favorezca y no te perjudique.

COSAS QUE SANAN	COSAS QUE ENFERMAN
Ponerte de pie o cambiar de posición aproximadamente cada 15 minutos	Pasar mucho tiempo del día sentado, aunque te ejercites varias horas por semana
Echar el coxis hacia atrás para que la columna vertebral quede en forma de J	Echar el coxis hacia el frente
Aumentar de forma gradual la intensidad del entrenamiento y variar los ejercicios	Hacer el mismo entrenamiento con la misma intensidad una y otra vez
Hacer entrenamiento de intervalos de alta intensidad	Pasar horas haciendo cardio tradicional
Favorecer el estiramiento, el entrenamiento de fuerza y el ejercicio anaeróbico (como los intervalos)	Hacer un solo tipo de ejercicio

TIEMPO INVERTIDO ES TIEMPO AHORRADO

Cuando dedicas uno de cada 15 minutos a ponerte en pie o cambiar de posición mientras trabajas en tu escritorio, mejoras tu salud ósea, quemas más calorías, ejercitas más músculos y quemas más grasa, todo lo cual reduce el riesgo de muerte prematura.[4]

Quinto pilar de la salud

Disfruta el sol y obtén tu dosis de vitamina D

A simple vista

✓ Así como las plantas necesitan luz solar para crecer, el ser humano necesita luz solar para prosperar.

✓ La exposición frecuente y sensata al sol disminuye de forma sustancial el riesgo de desarrollar cáncer o cardiopatías, y es la mejor forma de obtener vitamina D.

✓ En invierno puedes usar camas bronceadoras sin balastos electromagnéticos o tomar píldoras de vitamina D3.

✓ Medir con frecuencia tus niveles de vitamina D en sangre es la mejor forma de confirmar que no padezcas deficiencias de esta vitamina esencial.

Hay pocas cosas tan satisfactorias como sentarse en un lugar soleado y absorber el calor de los rayos del sol. Por desgracia, como durante décadas nos han impuesto información errada sobre los efectos del sol en la piel, es probable que creas que tomar el sol es malo para la salud.

Por lo mismo, imagino que evitas exponerte al sol de medio día y te embarras bloqueador solar con alto factor de protección solar cuando sales al aire libre. Quizá incluso le temas a los rayos del sol y los evites a toda costa. ¿Quién podría culparte? Tantas noticias sobre melanomas relacionados con el sol harían que cualquiera quisiera esconderse debajo de las piedras.

Sin embargo, evitar la luz del sol te priva de una de sus increíbles propiedades benéficas. Tal vez ya sepas que exponerte al sol hace que tu piel sintetice vitamina D. Ése es uno de los beneficios. En cierto sentido somos como celdas solares que toman energía del sol. Así como las plantas necesitan la luz solar para crecer bien, nosotros la necesitamos para prosperar. Un ejemplo bien documentado es el trastorno afectivo estacional, que es una forma de depresión común en invierno, cuando la gente no tiene acceso frecuente al brillo del sol. La ciencia sigue estudiando los múltiples beneficios de la luz solar, por lo que te garantizo que todavía hay más beneficios por descubrir.

Los siguientes son los seis beneficios más notables, algunos de los cuales pueden ser nuevos para ti:

- Exponerte al sol te da un bronceado saludable y cosmético
- Ayuda a disminuir el dolor al mejorar el estado de ánimo y promover la liberación de endorfinas
- Ayuda a quemar grasa de forma más eficiente[1]
- Te ayuda a estar más alerta en las tardes y ayuda a regular los ciclos de sueño[2]
- Libera óxido nítrico,[3] que es un transmisor químico almacenado en la piel, el cual es crucial para tener una buena tensión

arterial,[4] prevenir la ateroesclerosis[5] y modular el funcionamiento del sistema inmune[6]

- Auxilia en el tratamiento de algunas afecciones dermatológicas, como psoriasis,[7] vitiligo,[8] dermatitis atópica[9] y escleroderma[10]

¡Puedes obtener todos estos beneficios, y sólo basta con exponer tu piel al sol! Salir al sol es una forma muy sencilla de sanar sin esfuerzo. Y esto es apenas el comienzo.

Beneficios de la vitamina D

Entre todos los beneficios que puedes obtener de una exposición sensata al sol, la vitamina D, que es producida por la piel como respuesta a la radiación UVB, es el más importante. La vitamina D influye en aproximadamente 10% de tus genes, lo que la hace esencial para la buena salud.

La vitamina D desempeña un papel crucial para prevenir enfermedades cardiovasculares al provocar que la piel libere óxido nítrico, el cual ayuda a reducir significativamente la hipertensión y el riesgo de infartos y apoplejías. Asimismo, colabora con la vitamina K (sobre la cual ahondaré más adelante) para ayudar al organismo a absorber el calcio de los alimentos y alejarlo de las arterias (que puede endurecerlas y favorecer afecciones cardiacas) para llevarlo al esqueleto.

Un estudio realizado en 2008 que dio seguimiento a unos 1 800 hombres durante un estimado de cinco años descubrió que quienes tenían niveles bajos de vitamina D (menos de 15 ng/ml) tenían un riesgo significativamente mayor de desarrollar afecciones vasculares que quienes tenían niveles superiores a los 15 ng/ml. El riesgo de cardiopatía era inversamente proporcional a los niveles de vitamina D en suero.[11] Dado que los problemas cardiacos siguen siendo la principal razón de muerte en Estados Unidos (apenas por encima del cáncer),[12] este beneficio de la exposición al sol tiene el potencial de salvar muchas vidas.

Por desgracia, alrededor de 70% de la población estadounidense, y hasta mil millones de personas en todo el mundo, tienen niveles poco saludables de vitamina D. Éstos son algunos de los efectos secundarios de tener niveles demasiado bajos de vitamina D:

- Dos estudios recientes realizados en niños con enfermedades graves descubrieron que la deficiencia de vitamina D es muy común en niños enfermos y se asocia con hospitalizaciones más prolongadas y peor pronóstico.[13] Estudios previos ya habían ligado la deficiencia de vitamina D con malos pronósticos en adultos con enfermedades graves.[14]
- Personas de la tercera edad con salud delicada y niveles bajos de vitamina D tienen mayor riesgo de fallecer, según investigadores de la Universidad Estatal de Oregon.[15]
- Más de 200 estudios epidemiológicos han confirmado teorías que vinculan la deficiencia de vitamina D con cáncer. De hecho, se ha descrito el cáncer de mama como un "síndrome de deficiencia de vitamina D". Investigaciones previas demuestran que optimizar los niveles de vitamina D puede reducir a la mitad el riesgo de 16 tipos de cáncer, incluyendo el de páncreas, pulmón, ovario, mama, próstata y piel.
- Varios estudios demuestran que la vitamina D es capaz de disminuir el riesgo de desarrollar caries.[16]

Tal vez el mayor beneficio de la vitamina D es que reduce el riesgo de muerte por *cualquier* causa. Es tan impresionante lo que hace por la salud que estoy convencido de que optimizar sus niveles es una de las cosas más importantes que puedes hacer para mejorar tu salud y mantenerte sano.

En mi consulta he usado complementos de vitamina D y terapias de exposición sensata al sol para tratar pacientes con una amplia gama de trastornos, incluyendo cáncer de próstata, depresión, autismo, artritis reumatoide, asma, eccema y problemas digestivos.

Uno de esos pacientes fue James, quien padecía enfermedad de Crohn desde hacía 10 años. Había probado múltiples dietas y medicamentos, pero apenas lograba sentirse un poco mejor para luego enfrentar recaídas graves unos meses después. De hecho, la enfermedad de Crohn lo había mandado al hospital varias veces.

James, quien es programador informático, pasaba la mayor parte del tiempo en interiores. Comenzó a pasar más tiempo al sol y a tomar 3000 UI de vitamina D3 al día. Al cabo de ocho semanas pudo dejar la prednisona por completo. Después de seis meses de aumentar su ingesta de vitamina D3 y su exposición al sol, sus intestinos empezaron a funcionar de manera normal, sus lesiones en la piel sanaron y sus niveles de energía aumentaron.

■ ¿Cómo puede una simple vitamina aportar tantos beneficios?

La vitamina D influye en el ADN a través de receptores de vitamina D, los cuales se adhieren a partes específicas del genoma humano. Los científicos han identificado casi *tres mil genes* en los que influyen los niveles de vitamina D, además de que los receptores de esta vitamina se encuentran en todo el cuerpo. Después de saber todo esto, ¿en serio nos sorprende que la vitamina D desempeñe un papel tan crucial en cualquier enfermedad o trastorno que se esté estudiando?

Una explicación parcial es que la vitamina D en realidad no es una vitamina, sino un potente precursor de hormonas esteroideas. La vitamina D3 no es fácil de encontrar en los alimentos, pero influye en casi todas las células del cuerpo. Por lo tanto, incrementar sus niveles es una estrategia sencilla y natural de prevenir muchos tipos de cáncer.

¿No se supone que exponerse al sol abre la puerta al melanoma?

Muchos medios desinformados vinculan la exposición al sol con el cáncer de piel, aunque hay muchas evidencias que demuestran lo contrario. Sin embargo, antes de hablar sobre melanoma, veamos de cerca los tres tipos de cáncer de piel más comunes, cada uno de los cuales lleva el nombre del tipo de célula al que afecta:

- **Carcinoma de células basales.** Este cáncer empieza en la capa de células basales de la piel, por lo regular en el rostro. Es la forma más común de cáncer de piel y de cáncer en humanos, pero también es el menos susceptible a extenderse.[17]
- **Carcinoma de células escamosas.** Este cáncer empieza en las células escamosas, por lo regular en el rostro, cuello, orejas, labios y dorso de las manos. Tiende a crecer y a extenderse un poco más que el de células basales.
- **Melanoma.** El melanoma comienza en los melanocitos, que son las células que producen la melanina (el pigmento responsable de tu bronceado). La melanina protege las capas inferiores de la piel de la radiación excesiva. El melanoma tiende a extenderse a otras partes del cuerpo más que otros tipos de cáncer de piel, y causa más muertes que cualquier otro tipo de cáncer. Sin embargo, el riesgo de morir de melanoma palidece en comparación con el riesgo de morir de un problema cardiaco.

El doctor Robert Heaney, profesor de endocrinología de la Universidad Creighton, es uno de los mayores expertos en vitamina D a nivel mundial. Según él, casi no hay evidencias que sustenten la idea de que la exposición al sol aumenta el riesgo de melanoma, y de hecho hay evidencias contundentes que señalan justo lo contrario:[18]

- Se ha desatado una epidemia de melanoma entre personas que trabajan en *interiores*. Estos empleados se exponen entre tres y nueve veces *menos* a los rayos UV que quienes trabajan en exteriores, pero sólo entre ellos han aumentado los índices de melanoma desde antes de 1940.[19]

- El melanoma es más común en partes del cuerpo que no se exponen al sol que en las que sí están expuestas. En 75% de los casos se presenta en lugares que por lo regular no están expuestos al sol.

- Con frecuencia hay diagnósticos erróneos de melanoma; el "aumento en los índices de melanoma" del que tanto se habla pueden ser en realidad mayores índices de lesiones menores y no cancerígenas.[20]

- La tasa de mortalidad del melanoma disminuye con una mayor exposición al sol.[21]

- La incidencia de melanoma ha aumentado, aunque la gente haga más caso a los expertos y disminuya su exposición al sol. Es probable que este aumento en la incidencia se relacione con menores niveles de vitamina D, e incluso hay evidencias que sugieren que la vitamina D reduce el riesgo de desarrollar este tipo de cáncer.

Entonces, si no es la exposición al sol lo que causa melanoma, ¿quién es el culpable?

El *verdadero* papel del sol en el melanoma

Al igual que en todas las enfermedades graves, la interacción de múltiples factores —como mala nutrición, toxinas ambientales, estrés y falta de sueño— hace que el sistema inmune falle.

Sin embargo, un factor alimenticio que se suele pasar por alto es la proporción de ácidos grasos omega-6 a omega-3. En 2001 una revisión exhaustiva publicada por la Academia Nacional de las Ciencias demostró que optimizar la proporción de omega-6 a omega-3 es esencial para disminuir la incidencia de cánceres de piel.[22] Asimismo, un estudio australiano de hace más de 20 años descubrió que en personas que comían pescado con regularidad —el cual tiene un alto contenido de ácidos grasos omega-3— el melanoma se reducía en 40%. Nuestros ancestros consumían estas grasas en una proporción que iba de 5:1 a 1:1, mientras que la alimentación industrializada de nuestros días ha disparado esa proporción entre 20:1 y 50:1.

Por lo tanto, es importante no sólo consumir más grasas omega-3, sino también disminuir sustancialmente el consumo de grasas omega-6. Esto reduce en gran medida el riesgo de desarrollar un melanoma. Asimismo, comer alimentos con mayor densidad de nutrientes, como germinado de girasol y verduras fermentadas (sobre los cuales hablé en el Segundo pilar de la salud), le aportará a tu cuerpo micronutrientes benéficos que ofrecen una potente protección antioxidante contra muchos de los omega-6 que llegues a consumir.

Como bien dice el doctor Heaney, el sol sí parece desempeñar un papel significativo, pero no aquel que nos han hecho creer: de hecho, ¡el melanoma puede ser consecuencia de una falta de exposición al sol! Hay estudios que demuestran que la mortandad por melanoma *disminuye* tras la exposición a rayos UV. Asimismo, las lesiones del melanoma no predominan en piel expuesta al sol, por lo cual se ha demostrado que los bloqueadores solares no sirven para prevenirlo. La exposición a luz solar, en especial UVB —o más bien la vitamina D que el cuerpo produce en respuesta a la radiación UVB—, nos protege del melanoma.

En resumen: si evitas el sol, se dispara el riesgo de padecer deficiencia de vitamina D. Eso aumenta la probabilidad de desarrollar melanoma, así como dos de las principales causas de muerte prematura: cardiopatías y cáncer. Los riesgos asociados con la falta de vitamina D *son mucho mayores* que los que representan los carcinomas de células basales y de células escamosas, los cuales son bastante benignos en comparación.

Exposición al sol

Una de las claves para obtener vitamina D a través de la exposición al sol es imaginar que tu piel es un conjunto de paneles solares.

Mucha gente tiene la creencia errónea de que puede sintetizar suficiente vitamina D si asolea los antebrazos y el rostro unos cuantos minutos al día. Sin embargo, exponer la cara y los antebrazos es bastante inadecuado para elevar los niveles de vitamina D hasta un rango saludable. Para alcanzar niveles óptimos, debes aspirar a asolear al menos 40% de tu piel.

Mucha gente en muchos países sólo puede someterse a suficiente radiación UVB proveniente del sol durante la mitad del año. El resto del tiempo, la radiación UVB que atraviesa la atmósfera no es suficiente para producir vitamina D, aun si pasas todo el día fuera de casa y casi sin ropa (lo cual sería imposible en lugares donde nieva en invierno).

El otro desafío es que la mayoría de nosotros necesitamos trabajar, y por lo regular nuestros empleos nos mantienen en lugares cerrados cinco días a la semana. Sin embargo, puedes exponerte al sol si caminas al trabajo o sales a comer fuera; sólo no olvides que entre más piel expongas, más vitamina D producirás. Un estudio australiano de 2014 descubrió que exponer la piel al sol era el factor más importante para la síntesis de vitamina D, incluso más que la latitud o la estación.[23]

La producción de vitamina D3 en la piel depende de varios factores:

EDAD

Por lo regular, entre mayor edad se tenga después de los 50 años, menor capacidad tiene el cuerpo para convertir la radiación uvb en vitamina D.

REFLEJO

Los cuerpos de agua, la nieve, el hielo y el vidrio pueden amplificar la cantidad de rayos uvb que llegan a tu piel.

ALTITUD

A mayor altitud, mayor será la intensidad de la luz solar y menor el tiempo de exposición requerido.

ESTACIÓN

Cuando el sol está a menos de 50 grados por encima del horizonte, casi todos los rayos uvb son desviados por la atmósfera.

COLOR DE PIEL Y NIVEL DE BRONCEADO ACTUAL

Entre más oscura sea tu piel, más exposición al sol necesitarás para mantener niveles óptimos de vitamina D.

NUBOSIDAD Y ESMOG

Ambos bloquean los rayos uvb.

BLOQUEADOR SOLAR

Casi todos los bloqueadores solares impiden que los rayos uvb penetren la piel.

LATITUD

Tu ubicación en la Tierra afecta la altura que alcanza el Sol en el cielo, y por lo tanto influye en cuántos rayos uvb llegan a la Tierra.

HORA DEL DÍA

Entre más alto esté el Sol en el cielo, más rayos uvb llegan a la Tierra. La hora ideal para producir vitamina D por medio de la exposición solar es cuando está en su punto más alto. Si está demasiado bajo, el ozono filtrará la mayoría de los rayos uvb.

CAPA DE OZONO

El ozono filtra la radiación uvb. Es posible producir la dosis diaria de vitamina D en unos cuantos minutos cuando la capa de ozono es delgada, pero luego querrás cubrirte para no quemarte.

PESO

Entre más peses, más vitamina D necesitarás.

Lineamientos para una exposición sensata al sol

Si tienes piel clara, el tono de tu piel te indicará cuándo ya es suficiente sol y en qué momento es necesario guarecerse en la sombra (o
taparte con camisa de manga larga, pantalón y sombrero). Quédate
al sol hasta que tu piel se ponga ligeramente rosa o un tono más
oscuro de lo habitual, si tu piel es más morena. Seguirte exponiendo
a rayos UV por encima de la dosis mínima requerida producirá enro-
jecimiento de la piel que no se traducirá en mayor producción de
vitamina D. No obstante, sí aumentará el riesgo de quemaduras, envejecimiento precoz y cánceres de piel benignos. (Una vez más, si lo
que te preocupa es el melanoma, recuerda que la exposición al sol
se asocia con una menor incidencia de este tipo de cáncer, y que muchos melanomas se presentan en partes de la piel que no han sido
expuestas al sol.)

En el caso de piel clara, esto suele ocurrir cuando han pasado entre
10 y 20 minutos de exposición a rayos ultravioleta en condiciones idea-
les. En el caso de personas con piel más oscura, puede tomar entre tres
y seis veces más alcanzar la concentración adecuada de vitamina D en
la piel. ¿Por qué influye el color de piel? Porque la melanina, que es el
pigmento que le da a la piel su color, es un potente filtro de radiación
ultravioleta, incluyendo los rayos UVB que sirven para producir la vitamina D. Por lo tanto, si tus ancestros intermedios son de África, India
o Medio Oriente, y tienes piel oscura, requerirás darte baños de sol
más largos para mantener niveles adecuados de vitamina D.

Durante los primeros días del verano, cuando empiece a hacer
calor suficiente para empezar a usar shorts y camiseta, en realidad
debes limitar tu exposición al sol. Esto permitirá que las células de
tu piel aceleren su función de producir la pigmentación protectora
que no sólo te bronceará, sino que te protegerá de una exposición
excesiva al sol.

Si tiendes a quemarte con el sol, es recomendable que limites tu
exposición inicial a unos pocos minutos, sobre todo en pleno verano.

Entre más se broncee tu piel y más te quieras broncear, más tiempo deberás pasar al sol. Si es el comienzo o el final de la estación, o eres de piel más oscura, puedes sin problema pasar hasta media hora bajo el sol en tu primera exposición. Sin embargo, sugiero que peques de precavido y que tu prioridad sea siempre evitar quemarte con el sol.

Protege tu rostro y ojos

La piel del rostro suele ser mucho más delgada que la de otras partes del cuerpo. Además, ocupa un área relativamente pequeña, por lo que no aportará mucho en términos de producción de vitamina D. Sugiero que protejas esta zona delicada, pues la piel facial es mucho más propensa a dañarse con la luz solar y arrugarse de forma prematura. Utiliza bloqueador solar en esta área o usa una gorra que siempre mantenga tus ojos en la sombra, como hago yo cuando salgo al sol a aumentar mis niveles de vitamina D. A veces olvidamos las cosas más simples, como ponernos un sombrero.

Bloqueadores solares y humectantes

No uses bloqueador solar cuando tomes baños de sol para sintetizar vitamina D. Si necesitas humectar tu piel, utiliza una crema suave sin factor de protección solar. El aceite de coco orgánico es muy bueno para humectar la piel, y al mismo tiempo te beneficia metabólicamente al disminuir tu apetito y mejorar tu función tiroidea. Recuerda que si tu humectante tiene factor de protección solar, bloqueará los rayos UVB e impedirá que tu piel produzca la vitamina D que necesitas. Si pasarás todo el día en exteriores, protégete en la sombra y cubre tu piel de forma adecuada con ropa. Si aun así quieres estar bajo el sol, usa una crema no tóxica con factor de protección solar 15 (FPS 15) en la piel descubierta. ¡Y cuídate de no quemarte!

Si usas bloqueador solar, elígelo con mucho cuidado. Muchos bloqueadores solares contienen sustancias químicas que no querrás que tu cuerpo absorba. Según la guía de bloqueadores solares de 2014 del Grupo de Trabajo Ambiental, alrededor de 75% de los bloqueadores contienen ingredientes con potencial dañino, como oxibenzona y palmitato de retinol.[24]

Al seleccionar un bloqueador solar busca alguno que contenga óxido de zinc o dióxido de titanio; ambos son minerales naturales que protegerán tu piel de los rayos ultravioleta al formar una capa física que refleje y disperse los rayos uv. Otros ingredientes benéficos en tu bloqueador solar son humectantes naturales (como aceite de jojoba, aceite de coco o manteca de karité) y antioxidantes (como extracto de té verde o astaxantina). En lo personal, me siento orgulloso del bloqueador solar 100% natural que vendemos en Mercola.com.

PROTEGE TU PIEL DE ADENTRO HACIA FUERA

Utilizar un "bloqueador solar interno" es una alternativa a los bloqueadores solares tópicos.

El doctor John Cannell, del Consejo de Vitamina D, asegura que consumir 10 000 UI diarias de vitamina D durante varios meses antes de empezar a tomar baños de sol con regularidad ayuda a prevenir las quemaduras. La mayoría de las personas con niveles elevados de 25(OH)D —el precursor de la vitamina D, conocido como 25-hidroxivitamina D, el cual los riñones convierten en una forma procesable de vitamina D que es medible por medio de análisis de sangre— pueden atestiguar que su piel reacciona distinto al exceso de sol.

Asimismo, se ha observado que la astaxantina —un potente antioxidante derivado de las algas— ofrece protección eficaz contra el daño solar cuando se toma a diario como complemento alimenticio. También la hay para uso tópico, y muchos protectores solares la contienen. Algunos bloqueadores solares también empiezan a usar la astaxantina como ingrediente para ayudar a proteger la piel de posibles daños causados por el sol.

Qué hacer si te quema el sol

Si desarrollas una quemadura por exposición al sol, el aloe vera es uno de los mejores remedios, pues está repleto de potentes glico-nutrientes que aceleran la cicatrización. Es preferible extraer el gel directamente de una hoja de sábila, pero también hay productos comerciales que contienen aloe activo. Busca alguno que esté avalado por el Consejo Científico Internacional de Aloe, el cual certifica que los productos contienen auténtico aloe vera no adulterado. Idealmente no lo necesitarás si sigues los lineamientos para una exposición sensata al sol, pero a veces los accidentes ocurren.

Evita broncearte a través de una ventana

Exponerte a los brillantes rayos de sol desde un lugar cerrado puede ser bueno para tu salud emocional, pero asolearte a través de una ventana no incrementará tus niveles de vitamina D. Los rayos UVA tienen una longitud de onda amplia que con facilidad atraviesa materiales, tales como la atmósfera de la Tierra y el cristal de una ventana. Sin embargo, la longitud de onda de los rayos UVB que producen vitamina D es mucho más corta y menos enérgica que la de los UVA, por lo que la mayoría es incapaz de atravesar ventanas. Cuando te expones a luz solar a través de una ventana —en la oficina, en tu hogar o en tu auto—, recibirás rayos UVA, pero casi ninguno de los benéficos rayos UVB.

La mayoría de la gente se sorprende de saber que al broncearse a través de una ventana aumenta su riesgo de desarrollar ciertos cánceres de piel. Los rayos UVA no sólo destruyen la vitamina D3, sino que aumentan el estrés oxidativo. La exposición a radiación UVA es uno de los principales causantes de cáncer de piel, además de que aumenta el fotoenvejecimiento de la piel. También es la radiación que hace que te broncees. De hecho, mucha gente no sabe que puedes obtener vitamina D sin que tu piel se broncee significativamente, pues la longitud de onda de los rayos UVB no estimula la producción de melanina que genera el bronceado.

Por lo regular, cuando te bronceas como consecuencia de exposición al sol, recibes tanto rayos UVA como UVB, pues la luz solar consiste aproximadamente en 95% de radiación UVA y 5% de radiación UVB. Esta proporción provee un equilibrio natural, pues los rayos UVB producen vitamina D, la cual ayuda a proteger al cuerpo de los rayos UVA, los cuales penetran más profundo en la piel, son responsables del fotoenvejecimiento y provocan daños que pueden derivar en cáncer de piel. Sin embargo, exponerte a luz del sol filtrada por una ventana aumenta el riesgo de desarrollar cáncer de piel porque mientras la radiación UVA disminuye tus niveles de vitamina D, no estás recibiendo ninguno de los beneficios de la radiación UVB. Ésta es una de las razones por las cuales la gente que pasa muchas horas en su auto es más propensa a desarrollar cáncer de piel en el brazo que queda más cercano a la ventana.

Camas de bronceado

Una exposición sensata al sol es, sin lugar a dudas, la mejor forma de obtener vitamina D. No me queda duda que obtener vitamina D naturalmente con ayuda del sol es mucho mejor que tomar una píldora de vitamina D. Sin embargo, para mucha gente es impráctico tomar el sol durante largas temporadas del año. Si usas una cama de bronceado, puedes estimular el mismo proceso que ocurre cuando sintetizas vitamina D con ayuda de la luz del sol.

La mayoría de los equipos de bronceado usan balastos magnéticos, pero éstos generan campos magnéticos, lo cual puede contribuir al desarrollo de cáncer. Si escuchas un fuerte zumbido mientras estás en la cama de bronceado, sabrás que tiene un sistema de balastos magnéticos. Recomiendo evitar este tipo de camas y elegir camas de bronceado que usen balastos electrónicos, las cuales casi no hacen ruido.

El otro factor a considerar al momento de seleccionar una cama de bronceado es el tipo de luz que emite. Hay dos categorías principales de radiación ultravioleta: UVA y UVB. Cada una tiene distinta longitud de onda y afecta al cuerpo de formas diferentes. La UVB es la que estimula a la piel a producir vitamina D3. Cuando la radiación UVB choca con la superficie de la piel, ésta convierte un derivado del colesterol en vitamina D3. La mayoría de la gente no sabe que es posible obtener cantidades suficientes de vitamina D sin que se te oscurezca mucho la piel, pues la longitud de onda de la radiación UVB no estimula la melatonina que da lugar al bronceado.

La radiación UVA funciona distinto, y es justo la que hace que te broncees, pues penetra la piel a más profundidad y produce el bronceado. Sin embargo, no sirve para producir vitamina D3. De hecho, en realidad destruye parte de la vitamina D que se forma en la piel a partir del contacto con los rayos UVB.

Por lo tanto, querrás encontrar una cama de bronceado que emita un buen porcentaje de rayos UVB. Las camas tienden a emitir entre 3 y 10% de rayos UVB, así que entre más, mejor. De hecho, hay camas que únicamente emiten radiación UVB, aunque no son muy populares porque en realidad no broncean.

Buena parte de la industria del bronceado prefiere los rayos UVA por encima de los otros porque son los que broncean. Por lo tanto, tendrás que hacer una investigación exhaustiva para encontrar una buena cama de bronceado (que use balastos electrónicos). La mejor forma de saber si tu spa local tiene lo que buscas es llamar y preguntárselo directamente al responsable.

Una vez que te recuestes en la cama de bronceado, protege tu rostro. La piel facial es mucho más delgada que la del resto del cuerpo, lo que la hace más susceptible a que la dañe el sol. Quédate en la cama sólo hasta que la piel se te ponga ligeramente rosa, que es la pista visible de que la piel ha empezado a producir vitamina D.

Al igual que con los baños de sol natural, no te quedes demasiado tiempo ahí porque corres el riesgo de sufrir quemaduras.

También puedes comprar tu propia cama de bronceado, pero por lo regular cuestan más de 1000 dólares y no son accesibles para todos los bolsillos.

Complementos de vitamina D

Como ya dije, la mejor forma de aumentar tus niveles de vitamina D es a través de exposiciones sensibles al sol, y en segundo lugar en una cama de bronceado. Sin embargo, si ninguna de las dos es buena opción para ti, te aconsejo entonces que tomes un complemento de vitamina D por vía oral.

La pregunta más común es, ¿en qué dosis? La mejor respuesta es que tomes cualquier dosis que haga que al hacerte análisis de niveles de 25-hidroxivitamina D, los resultados estén entre 50 y 70 ng/ml. Este rango es igual para todos, desde recién nacidos hasta centenarios.

La respuesta individual a la vitamina D varía de forma radical, así que la mejor forma de saber cuál es la dosis correcta para ti es hacerte análisis de sangre. Una dosis segura para la mayoría de los adultos es de 5000 UI al día. Antes había muchas inquietudes en torno a la toxicidad de la vitamina D, pero ahora sabemos que estaban erradas, pues en realidad no hay peligro de toxicidad con esa dosis segura. De hecho, resulta sorprendente saber que muchas personas requieren más de 20000 UI de vitamina D al día para alcanzar los niveles óptimos de esta vitamina en la sangre.

La única forma de saber si estás tomando la dosis correcta para ti es haciéndote análisis de sangre. Rara vez recomiendo que corras al consultorio médico, pero necesitarás análisis de sangre para determinar con precisión tus niveles actuales de vitamina D. En el capítulo 2 hablé de esto a detalle, así que consulta la página 43 para saber más al respecto.

También necesitarás asegurarte de estar tomando el tipo adecuado de vitamina D. La mayoría de la gente no sabe que la D2 —que es la versión sintética que suelen recetar los médicos— no es tan potente como la D3. Cada microgramo de vitamina D3 por vía oral es casi cinco veces más efectivo para elevar los niveles de vitamina D en suero que la misma cantidad de vitamina D2.

Si tomas complementos de vitamina D, también toma vitamina K2

Si estás tomando complementos orales de vitamina D, es recomendable también tomar vitamina K2. Ésta ayuda a trasladar el calcio a donde debe estar, pues lo aleja de los vasos sanguíneos y los tejidos blandos —en donde podría endurecerse—, y lo lleva a los huesos y dientes para aumentar su densidad.

De hecho, la deficiencia de vitamina K2 es lo que produce los síntomas de toxicidad por vitamina D, los cuales incluyen calcificación inadecuada que deriva en endurecimiento de las arterias.[25] Cuando tomas vitamina D, el cuerpo produce más proteínas dependientes de la vitamina K2 que trasladan el calcio por el cuerpo. Sin suficiente vitamina K2, estas proteínas se quedan inactivas, de modo que los beneficios que aportan no se materializan. Recuerda entonces que si tomas un complemento de vitamina D, estás generando una mayor demanda de vitamina K2. En conjunto, ambos nutrientes ayudan a fortalecer los huesos y mejoran la salud del corazón.

Aunque la proporción ideal u óptima de vitamina D a vitamina K2 no ha sido identificada, la doctora Kate Rhéaume-Bleue, autora de *Vitamin K2 and the Calcium Paradox: How a Little Known Vitamin Could Save Your Life*, sugiere que un adulto se puede beneficiar de dosis entre 100 y 250 microgramos de K2 al día.

Plan de acción para sanar sin esfuerzo

1. Siempre que haya clima cálido, expón 40% de tu piel a los rayos del sol, siguiendo los lineamientos para una exposición segura, hasta que tu piel adquiera un tono rosado (si eres de piel clara) o un tono más oscuro (si eres de piel morena).

2. Investiga opciones seguras de bronceado en tu localidad para las temporadas del año en las que no hay suficiente sol como para producir vitamina D de forma natural.

3. Si no puedes exponerte lo suficiente al sol ni pasar tiempo en una cama de bronceado, contempla la posibilidad de tomar 5 000 UI de vitamina D3 al día y entre 100 y 250 mcg diarios de vitamina K2 como complemento.

4. Hazte análisis de sangre al menos dos veces al año para monitorear tus niveles de vitamina D y ajusta tu tiempo de exposición al sol o la dosis del complemento para que tus niveles de vitamina D en la sangre estén entre 50 y 70 ng/ml.

COSAS QUE SANAN	COSAS QUE ENFERMAN
Exponer al menos 40% de tu piel al sol hasta que se ponga rosada (o un tono más oscuro si eres de piel morena)	Usar bloqueador solar todo el tiempo o prendas que cubran la mayor parte de la piel
Tomar un baño de sol cerca del mediodía (a la 1:00 pm en horario de verano), pues es cuando hay mayor prevalencia de rayos UVB	Exponerte al sol a través de un cristal o tomar el sol cuando está bajo (y la radiación uvb es menos abundante)
Tomar complementos orales de vitamina D3	Tomar complementos de vitamina D2

AYUDA A TU CUERPO A REPARARSE

COSAS QUE SANAN	COSAS QUE ENFERMAN
Agregar vitamina K2 si tomas vitamina D3 por vía oral	Tomar complementos de vitamina D3 y no tomar también vitamina K2
Usar bloqueadores solares con base mineral cuando pasarás largo tiempo bajo el sol con poca ropa	Usar bloqueadores solares llenos de sustancias químicas desconocidas
Hacerte análisis frecuentes para medir tus niveles de 25(OH)D hasta que estén en un buen rango, y luego una vez al año	Desconocer cuáles son tus niveles de vitamina D

Sexto pilar de la salud

Deja que tu intestino florezca

A simple vista

✓ Las bacterias que habitan en tu intestino superan en número a tus células en una proporción de 10 a una.
✓ Estas bacterias ayudan a la digestión, a protegerte contra gérmenes y a regular tu estado de ánimo.
✓ Muchos aspectos de la vida moderna pueden ser dañinos para las bacterias intestinales benéficas.
✓ Tus funciones corporales y cerebrales se verán afectadas si el bienestar de tus bacterias benéficas no es óptimo.
✓ Comer alimentos fermentados es una forma exquisita de nutrir tu flora benéfica.
✓ Cuando la población probiótica intestinal prospera, estos diminutos microbios realizan múltiples funciones que te ayudan a estar sano y feliz. ¡De verdad!

Literalmente, tu cuerpo está repleto de bacterias. ¡Pero es algo muy bueno! Estos diminutos organismos que componen la flora intestinal —o microbioma— influyen muchísimo en tu salud, por lo que no puedo enfatizar en exceso su importancia.

Cerca de 90% del material genético contenido en tu cuerpo en realidad no es tuyo, sino de las bacterias que habitan principalmente tu intestino. Tienes como 100 billones de bacterias viviendo en tus tripas, mientras que sólo tienes 10 billones de células, por lo que en conjunto las bacterias superan a las células en una proporción de 10 a una. Estas bacterias te aportan gran cantidad de beneficios impresionantes, como:

- Optimizar el sistema inmune y ayudar a combatir infecciones
- Ayudar a digerir los alimentos y absorber los nutrientes
- Desintoxicar el organismo de metales pesados y otras sustancias químicas a las que haya estado expuesto
- Suministrar vitaminas B y vitamina K2
- Equilibrar el sistema nervioso, al servir como fuente de neurotransmisores

Estas bacterias benéficas también entrenan al sistema inmune para que haga la distinción entre patógenos (microbios que causan enfermedad) y microbios inofensivos. Evitan que el sistema inmune tenga una reacción excesiva, la cual es el origen de las alergias. Además, tu salud intestinal puede tener una gran influencia en la salud mental, pues el intestino es una especie de segundo cerebro, ya que se origina del mismo tipo de tejido que éste.

En la actualidad, el tracto intestinal se considera uno de los ecosistemas microbianos más complejos sobre la faz de la tierra. Tal vez hayas oído que los microbios intestinales influyen en la digestión, pero hacen mucho más que eso al influir también en el cerebro, el corazón, la piel, el estado de ánimo, el peso corporal y una larga lista de etcéteras.

En muchos sentidos, la salud está determinada por la flora intestinal, tanto en términos de bienestar físico y emocional como en términos de prevención de enfermedades crónicas. Cuando los microbios intestinales abundan, trabajan sin cesar para promover la capacidad del organismo de sanarse a sí mismo. Dejarles hacer este trabajo no requiere mayor esfuerzo. (¡Ojalá también contestaran correos electrónicos y lavaran el baño!)

Las bacterias benéficas son tan esenciales para la salud que los investigadores las han comparado con un "órgano recién descubierto" y hasta han sugerido que nos consideremos una especie de "metaorganismo" con múltiples ambientes en el cuerpo —en la boca, el intestino y la piel—, cada uno de los cuales alberga su propia población única de microbiota.

El intestino:
más que sólo una planta procesadora de alimentos

Si acaso piensas en tus tripas, es probable que consideres que es un mecanismo cuyo trabajo es digerir los alimentos, pero en realidad ése es sólo uno de los papeles que desempeña. En lugar de sólo responder a la ingesta, los intestinos ponen en marcha una serie de acciones sorprendentes dentro del cuerpo. En cierto sentido, tenemos *dos cerebros*, uno en el cráneo y uno en las entrañas. Por lo tanto, alimentar tu flora intestinal es sumamente importante, desde que nacemos hasta que perecemos.

El segundo cerebro

En realidad, el cuerpo humano posee dos sistemas nerviosos:

- El sistema nervioso central, compuesto por el cerebro y la médula espinal

- El sistema nervioso entérico, que es el sistema nervioso intrínseco al tracto gastrointestinal

Curiosamente, ambos órganos están hechos del mismo tipo de tejido. Durante el desarrollo fetal, una parte se convierte en el sistema nervioso central, mientras que la otra deriva en el sistema nervioso entérico. Ambos sistemas están conectados a través del nervio vago, que es el décimo nervio craneal que sale del cerebro y va directo al abdomen.

Quizá creas que el cerebro determina cómo funciona el cuerpo, pero en realidad es el intestino quien manda más información al cerebro que a la inversa. El nervio vago es el mecanismo a través del cual la flora intestinal se comunica con el cerebro.

Y sí, el cerebro le envía instrucciones al intestino, pero es un sendero de dos vías, pues el intestino también manda instrucciones al cerebro. Aunque los científicos no han logrado descifrar cómo inicia la comunicación, las investigaciones sugieren que los microbios intestinales desempeñan un papel central.

Por ejemplo, un estudio realizado en la UCLA en 2013 descubrió que las mujeres que consumían yogur dos veces al día tenían funciones cerebrales y conexiones entre regiones del cerebro muy distintas a las de mujeres que comían yogur sin probióticos o que de plano no comían yogur.[1] Este hallazgo sugiere que la cantidad y el tipo de probióticos en el intestino afectan el funcionamiento y la organización del cerebro. (Para saber más sobre los mejores tipos de yogur, consulta el Noveno pilar de la salud.)

Hasta ahora, la mayoría de los estudios sobre el vínculo entre microbioma y función cerebral se han realizado en animales, pero los resultados son fascinantes. Se ha encontrado que cepas específicas que probióticos disminuyen las hormonas de estrés, así como comportamientos asociados con ansiedad y depresión,[2] y reducen síntomas de ansiedad en ratones con colitis.[3]

Para hablar en términos más concretos, es probable que hayas experimentado la sensación visceral de mariposas en el estómago cuando estás nervioso, o has experimentado diarreas por enojo o estrés. La influencia es mutua, pues los problemas intestinales pueden tener un impacto directo en la salud mental y sentar las bases para problemas de depresión y ansiedad.

Aunque seguimos sin saber bien cómo funciona el vínculo entre salud intestinal y mental, investigadores de la Universidad Tecnológica de Texas descubrieron que distintas cepas de probióticos producen diferentes sustancias neuroquímicas como GABA (que disminuye el estrés y la ansiedad), serotonina (que reduce el comportamiento agresivo y promueve el sueño) y dopamina (la cual está implicada en la concentración, el placer y la motivación).[4] Es probable que estas sustancias que se trasladan entre el intestino y el cerebro a través del nervio vago influyan en la salud mental.

> Optimizar tu flora intestinal es mucho más útil que ponerte una vacuna contra la influenza.

El sistema inmune

Además de actuar como un segundo cerebro, el intestino también alberga 80% del sistema inmune. (La piel y los ganglios linfáticos son los otros personajes principales en la inmunidad.) El sistema inmune es la principal herramienta de tu organismo para combatir enfermedades.

Como ya mencioné brevemente, la flora intestinal ayuda a fortalecer el sistema inmune de varias formas:

- Mantiene a raya a los invasores potencialmente dañinos al ocupar espacio en tu tracto digestivo e impedir el crecimiento excesivo de microorganismos causantes de enfermedades.
- El microbioma también le "enseña" al sistema inmune qué organismos atacar y cuáles tolerar. Asimismo, neutraliza bacterias patógenas a las que puedes llegar a exponerte por medio de la comida.

- Ayuda a sobrellevar las alergias. Los niños con población microbiana menos diversa tienen más riesgo de desarrollar alergias conforme crezcan.[5]
- Impulsa otra pieza del sistema inmune que es el timo, una glándula que provee inmunidad mediada por células a través de la liberación de linfocitos T.
- También es un excelente desintoxicante, pues ayuda al cuerpo a procesar y expulsar toxinas que de otro modo se acumularían y pondrían en riesgo la salud.

Digestión

Con tantos beneficios inmunológicos y de otro tipo, es importante no pasar por alto el papel que desempeña la flora intestinal en la digestión. Si tu ecosistema interior no está bien equipado con las bacterias benéficas necesarias para descomponer los alimentos de forma adecuada, el cuerpo es incapaz de asimilar todos los nutrientes importantes que consumes.

Cuando la flora intestinal necesita un empujón

¿Cómo se puede saber si tus problemas de salud se derivan de una falta de bacterias intestinales saludables? Los siguientes síntomas son posibles señales de que las bacterias dañinas han ganado bastante terreno en tu intestino. Entre más tengas, es más probable que tu población microbiana no sea la ideal.

- Gases y distensión
- Estreñimiento o diarrea
- Fatiga
- Náuseas

- Dolores de cabeza
- Antojos de azúcar y de carbohidratos refinados
- Depresión o tristeza
- Infecciones frecuentes
- Insomnio

Toma muy en serio estos síntomas, pues la salud de la flora intestinal es uno de los mejores mecanismos de defensa contra enfermedades. Los desequilibrios microbianos son muy comunes, ya que las bacterias intestinales son bastante susceptibles a las alteraciones ambientales.

Efectos del estilo de vida en el microbioma intestinal

El estilo de vida cotidiano tiene una gran influencia sobre el ecosistema interno. De hecho, las bacterias intestinales son muy susceptibles a:

Antibióticos. Sí, los antibióticos matan las bacterias que te enferman, pero también pueden desequilibrar la población de bacterias intestinales benéficas y dejarte más vulnerable a enfermedades posteriores. Casi 80% de los antibióticos distribuidos en Estados Unidos son para animales de granja, de modo que, si no comes carne orgánica, da por sentado que con cada bocado estás tomando una dosis de antibióticos, lo que también te expone más a bacterias resistentes a antibióticos.

Agua clorada. Si bebes agua clorada de la llave, recuerda que el cloro no sólo mata los patógenos del agua, sino también tus bacterias benéficas.

Jabón antibacterial. Buena parte de la población de bacterias benéficas vive en la piel, la cual es una de las principales razones por la

AYUDA A TU CUERPO A REPARARSE

cual se recomienda el contacto físico piel con piel para recién nacidos y bebés prematuros. (No sólo es agradable, sino que este tipo de abrazos les transmite flora benéfica a tus descendientes.) Estas bacterias defienden el cuerpo de invasores que puedan intentar entrar al sistema a través de lesiones en la piel.

Los jabones antibacteriales también atacan esos microbios benéficos. Además, la mayoría de ellos contienen triclosán, el cual puede alterar las hormonas[6] o interferir con los músculos. El triclosán se ha relacionado con cardiopatías y fallo cardiaco.[7] Incluso la FDA ha adoptado una postura cautelosa frente al triclosán; para finales de 2013 propuso una regla que exigía a los fabricantes de productos con triclosán demostrar que aportan mayores beneficios que lavase con agua y jabón regular.[8]

Recomiendo que te bañes con jabón regular y uses lo menos posible, pues todos los jabones diluyen los aceites naturales presentes en la seborrea de la piel. La seborrea, producida por las glándulas sebáceas, no sólo ayuda a prevenir la resequedad en la piel y el cabello, sino que también sirve como barrera protectora contra infecciones.

Agroquímicos. Según sus productores, los herbicidas diseñados para aniquilar la maleza son inofensivos para los humanos. Sin embargo, *no* son inofensivos para tu microflora. Cuando consumes alimentos contaminados con herbicidas —en especial glifosfato, el ingrediente activo del famoso pesticida Roundup—, éstos pueden introducirse a tus células y atacar a las bacterias benéficas.

Contaminación. Recientemente se han observado conexiones entre contaminantes aéreos y afecciones gastrointestinales. Un estudio reveló que la exposición por poco tiempo a aire contaminado puede provocar dolor abdominal en adultos jóvenes, pero también enfermedades más graves, como trastorno intestinal inflamatorio.[9]

La alimentación:
el factor esencial de la salud microbiana

La mala alimentación —en especial aquella saturada de alimentos y azúcares procesados— es la principal enemiga de la flora intestinal saludable. Mejorar tu alimentación es esencial para la buena salud; en el Segundo y en el Noveno pilar de la salud hay mucha más información al respecto. Sin embargo, en relación con el microbioma, éstos son los daños asociados con los alimentos procesados que tantas personas consumen.

- **Azúcar.** Los alimentos procesados suelen estar saturados de azúcar. El azúcar pone en jaque a las bacterias benéficas al servir de alimento para las bacterias patógenas. También contribuye a la inflamación crónica en todo el cuerpo, incluyendo el cerebro.
- **Cereales refinados.** Los alimentos procesados también suelen contener cereales refinados, los cuales se convierten en azúcar dentro del cuerpo.
- **Ingredientes modificados genéticamente.** La mayoría de los alimentos procesados contienen ingredientes modificados genéticamente (en particular maíz, soya y canola), los cuales son muy dañinos para las bacterias benéficas. Consumir maíz modificado genéticamente puede convertir tu flora intestinal en una especie de "fábrica de pesticidas viviente" que se dedique a producir constantemente toxina Bt *desde el interior* del sistema digestivo.[10] Además, las bacterias intestinales benéficas son muy sensibles al glifosfato residual.[11] Esta sustancia agroquímica altera y destruye la flora intestinal benéfica en animales, como lo demuestran cada vez más casos de botulismo letal en ganado.[12]

Llevar una *dieta saludable* ayuda a la flora intestinal benéfica a florecer, lo cual hace verdadera "magia" y restablece tu salud. Una vez que te eduques a comer de cierta manera, la gran vitalidad que sientas te impulsará a siempre elegir alimentos saludables sin mayor esfuerzo.

Arno, uno de mis lectores, tenía 69 años y llevaba una dieta convencional de alimentos y cereales procesados. En una ocasión, cuando tomó un tratamiento de antibióticos después de que le extrajeran una muela infectada, los antibióticos aniquilaron las pocas poblaciones de bacterias benéficas que quedaban en su intestino, y Arno desarrolló diarrea extrema, definida como episodios de diarrea con sangre cada hora. Los médicos a los que consultó (cuatro en total) dijeron que su problema ponía en riesgo su vida, y le recetaron más antibióticos. En vez de eso, Arno decidió inundar su sistema de probióticos. Empezó a consumir alimentos fermentados a diario, como natto, kéfir, yogur, tempeh y chucrut. En tres días, la diarrea desapareció. Desde entonces ha seguido consumiendo alimentos probióticos a diario y ha mejorado la calidad de su alimentación al incluir más verduras crudas y hortalizas de hoja verde. Arno se complace en relatar que no sólo mejoró sustancialmente su digestión, sino que además no se ha enfermado de gripa en los últimos cinco años.

Los beneficios de restablecer el equilibrio en la flora intestinal

Atender el microbioma —repoblar con frecuencia el intestino con bacterias benéficas— trae grandes beneficios en varias áreas de la salud, muchas de las cuales ni te imaginas. Puede ser crucial para prevenir casi todas las enfermedades, desde catarros, gripas e influenza, hasta trastornos autoinmunes, problemas psiquiátricos y cáncer. Si tienes alguna de las siguientes afecciones, necesitas promover el florecimiento de las bacterias intestinales benéficas.

BACTERIAS Y AUTISMO: ¿EL ESLABÓN PERDIDO?

La mayoría de los microbios que componen la flora intestinal de los niños se adquieren en el nacimiento. Sin embargo, los bebés que nacen por cesárea no tienen contacto con los microbios vaginales e intestinales de la madre. La flora intestinal se establece entonces a través del contacto con la piel de los padres y es mucho menos diversa que la de bebés que nacen por parto natural. Esto explica por qué hay mayor incidencia de asma, alergias y trastornos autoinmunes entre niños nacidos por cesárea.[13]

Si estás embarazada o quieres embarazarte, es importante que le des prioridad a la salud de tu microbioma, pues puede ser uno de los principales pasos que puedes dar para promover la salud de tu descendencia.

Los índices de autismo han aumentado sustancialmente desde que yo salí de la carrera de medicina. Los casos de autismo pasaron de uno de cada 10 000 niños a uno de cada 50. Hay evidencia sólida que sugiere que este aumento acelerado se debe en parte a la flora intestinal. Si la flora intestinal de un niño es deficiente, en lugar de nutrirlo lo intoxica. Los organismos patógenos hacen estragos al no ser controlados por microbios benéficos y dañan la integridad de las paredes intestinales. Esto permite que toda clase de toxinas y microbios lleguen al torrente sanguíneo del niño y alcancen su cerebro, lo que parece provocar autismo o síntomas similares al autismo.

Muchos investigadores —en especial la doctora Natasha Campbell-McBride, neuróloga y madre de un niño autista, además de autora del libro *Gut and Psychology Syndrome*— observan que en niños con flora intestinal anormal aumenta el riesgo de desarrollar trastornos como TDAH, problemas de aprendizaje y autismo, sobre todo si se les vacuna *antes* de restablecer el equilibrio de su flora intestinal. Para entender mejor cómo funciona este vínculo, recomiendo la lectura del libro de la doctora Campbell-McBride. En mi opinión, es una lectura esencial para todo padre de familia o futuro padre.

Problemas conductuales

Investigaciones recientes en animales han encontrado conexiones entre las bacterias intestinales y el comportamiento. Ratones con población bacteriana de mala calidad tenían más probabilidades de implicarse en "comportamientos de alto riesgo" que los ratones con flora intestinal saludable. Este comportamiento alterado estaba acompañado de cambios neuroquímicos en el cerebro de dichos animales. Los investigadores creen que la expresión de ciertos genes que alteran el comportamiento está relacionada con las bacterias intestinales.

Inmunidad

Establecer una flora intestinal normal durante los primeros días de vida es crucial para la maduración adecuada del sistema inmune del bebé. Por su parte, los bebés con flora intestinal anormal desarrollan problemas inmunológicos.

Obesidad

El perfil de las bacterias intestinales tiende a variar entre personas delgadas y obesas. Según demuestran las investigaciones, la gente obesa o que sube de peso con facilidad tiene flora intestinal mucho menos diversa que la gente con peso normal.

Los estudios también señalan que la gente tiende más a subir de peso cuando su flora intestinal no logra descomponer los alimentos de forma eficiente, lo que permite que el cuerpo absorba más calorías. Una razón por la cual los alimentos fermentados son tan benéficos para perder peso es que contienen bacterias de ácido láctico, las cuales son benéficas y ayudan a estar delgado. Quizá ésta sea una de las razones por las cuales los bebés amamantados tienen menor riesgo de desarrollar obesidad, pues las bifidobacterias florecen en los intestinos de bebés amamantados.

En un estudio, personas obesas que tomaron una bebida de leche fermentada rica en probióticos durante 12 semanas exhibieron una disminución de grasa abdominal de casi 5%, y de grasa subcutánea de más de 3%. En dicho estudio, el grupo control no reportó reducciones de grasa, lo cual le da más puntos a los probióticos. Cuando las embarazadas toman probióticos desde el primer trimestre y durante la lactancia, tienden a perder peso con más facilidad después de dar a luz.

Hay más investigaciones que demuestran que la gente delgada tiende a tener mayores cantidades y variedades de bacterias benéficas que la gente obesa. En resumen: si quieres perder peso, restablecer el equilibrio de tu flora intestinal es la pieza central del rompecabezas.

Esclerosis múltiple

La esclerosis múltiple es un trastorno crónico degenerativo de los nervios cerebrales y de la columna vertebral causado por un proceso de desmielinización mediado por el sistema inmune. La mielina es una sustancia cerosa y aislante que rodea los nervios del sistema nervioso central; cuando se ve dañada por una enfermedad autoinmune u otro proceso destructivo similar, el funcionamiento de dichos nervios se va deteriorando con el paso del tiempo.

Puede parecer extraño que los microbios del tracto digestivo influyan en enfermedades del cerebro y la columna vertebral, pero investigaciones recientes demuestran con claridad que la flora intestinal *sí* influye de forma esencial en el desencadenamiento de la desmielinización autoinmune y en la respuesta inflamatoria del sistema inmune.[14] Aunque falta más investigación al respecto, hay indicaciones de que los cambios de alimentación pueden revertir la esclerosis múltiple en algunos individuos.[15]

Depresión, ansiedad y trastorno por estrés postraumático

Muchos expertos describen los intestinos como "el segundo cerebro", pues producen más neurotransmisores que el cerebro mismo. Por lo tanto, promover la proliferación de bacterias intestinales benéficas puede ser la respuesta que buscamos para enfrentar problemas de salud fuera de control como la depresión.

Recuerda que tenemos neuronas tanto en el cerebro *como también* en el intestino, incluyendo aquellas que producen neurotransmisores como la serotonina. De hecho, la mayor concentración de serotonina —la cual influye en el control del estado de ánimo, la depresión y la agresión— se encuentra en los *intestinos*, no en el cerebro.

Quizá por eso los antidepresivos, los cuales aumentan los niveles de serotonina en el *cerebro*, no suelen ser muy efectivos para tratar la depresión, mientras que los cambios alimenticios con frecuencia ayudan bastante.

De hecho, una nueva rama de la psiquiatría —llamada psicobiótica— promueve el uso medicinal de probióticos que se sabe que afectan neurotransmisores como la serotonina y la dopamina. Incluso problemas de salud mental graves y crónicos, como el trastorno por estrés postraumático, pueden eliminarse con el uso de ciertas bacterias benéficas.[16]

Esto puede ocurrir porque muchos trastornos psiquiátricos se asocian con inflamación crónica de baja intensidad.[17] Y según las investigaciones, la flora benéfica es capaz de modular la inflamación y restablecer el buen funcionamiento del sistema inmune.[18] Por lo tanto, si mejoramos la flora intestinal, disminuimos la inflamación que influye en muchos problemas psiquiátricos.

Problemas dermatológicos

Las señales de la flora intestinal viajan por el cuerpo e interactúan con los organismos de la piel. En la actualidad los científicos están estudiando estas interacciones para descifrar cómo pueden ayudar a tratar afecciones como resequedad, mejorar el colágeno y estabilizar la microflora dérmica para combatir irritaciones.

Al principio puede parecer extraño que las bacterias intestinales influyan en la salud de la piel, pero cuando piensas que tu piel está recubierta de bacterias ya no suena tan descabellado. Aunque te laves, en cada centímetro de tu piel habitan un millón de bacterias que mantienen una relación simbiótica contigo. Por ejemplo, las bacterias en el pliegue del brazo procesan las grasas que produce la piel y ayudan a humectar la zona.[19]

Las bacterias benéficas son esenciales para la buena salud dermatológica. Se sabe, por ejemplo, que ciertos complementos de probióticos ayudan a tratar y prevenir la dermatitis atópica. Esta dermatitis, también conocida como eccema, no sólo es un problema de la piel, sino que es síntoma de problemas inmunitarios. De hecho, se dice que el eccema es una de las primeras señales de alergia durante los primeros días de vida. Un estudio reciente encontró que los niños de menos de dos años que desarrollan eccema tienen más probabilidades de desarrollar asma o fiebre del heno conforme crezcan que los niños sin eccema.[20]

Si un niño padece eccema, proveerle bacterias benéficas es una excelente idea. Si el bebé todavía no come sólidos, se puede poner un poco de polvo de probióticos en la punta de uno de los dedos limpios de los padres o en el pezón de la madre. A los niños mayores se les puede dar yogur, kéfir o chucrut. Los probióticos también ayudan mucho a los menores que nacieron por cesárea, pues fomentan el desarrollo y maduración del sistema inmune.

Otras formas útiles de enfrentar el eccema son exponer la piel a la luz del sol, eliminar gluten y azúcares procesados de la dieta, y asegurarse de consumir cantidades óptimas de grasas omega-3.

Cáncer

Hay varios tipos de cáncer ligados a microbios específicos. Por ejemplo, el virus de papiloma humano contribuye al cáncer cervicouterino. Sin embargo, en general la relación entre flora intestinal y cáncer es más complicada que eso.

Aunque seguimos sin entender del todo los mecanismos, los científicos empiezan a demostrar que ese vínculo existe. Un estudio de 2013 realizado por investigadores de la Facultad de Medicina de NYU descubrió que los pacientes con cáncer de colon tenían una población bacteriana menos diversa que personas sanas.[21] La explicación más simple puede radicar en que el desequilibrio de población bacteriana en el intestino —exceso de bacterias dañinas y carencia de cepas benéficas— sienta las bases para el desarrollo y expansión de enfermedades.[22]

Cómo nutrir la flora intestinal

Cómo recuperar el equilibrio bacteriano

Plantar bacterias benéficas en el tracto gastrointestinal con regularidad puede ser esencial para prevenir casi cualquier enfermedad, desde catarros, gripas e influenzas; trastornos autoinmunes; afecciones psiquiátricas, y hasta cáncer. La buena noticia es que mejorar la salud del sistema digestivo es un proceso sencillo y directo para alcanzar el equilibrio entre bacterias benéficas y dañinas. Es cuestión de trasladar las bacterias adecuadas, en cantidades adecuadas, a su nuevo hogar en tu tracto digestivo. Y hacerlo no requiere mayor esfuerzo, pues basta con evitar azúcares, agua clorada y alimentos procesados, y comer más alimentos fermentados. Además de ser exquisitos, los alimentos fermentados tienen la ventaja adicional de ser remedios potentes que puedes hacer en casa con un mínimo de inversión y energía.

El simple acto de consumir más alimentos fermentados es la mejor estrategia para optimizar la salud digestiva. Asegúrate de comer versiones preparadas de forma tradicional y no pasteurizadas. Entre las opciones sanas están los alimentos rallados y fermentados, y los lácteos fermentados no pasteurizados, como el yogur y el kéfir (en la página 189 encontrarás la lista completa). Idealmente, prepararás tu propio yogur y kéfir (el kéfir es muy sencillo, te lo juro; busca la receta en la página 184), pues las versiones comerciales suelen estar saturadas de azúcar y saborizantes artificiales, además de no tener muchas bacterias benéficas.

En la mayoría de las cocinas tradicionales la gente solía consumir alguna forma de alimento fermentado a diario, pues así se preservaban los alimentos antes de la invención de la refrigeración. Para obtener mejores resultados, tú también querrás comer un poco de alimento fermentado al día, o como mínimo tres veces por semana.

Las verduras fermentadas son una excelente fuente de bacteria benéfica. En las oficinas centrales de Mercola.com siempre tenemos verduras fermentadas a la mano en la cafetería de los empleados (en la página 182 encontrarás la receta). A diferencia de otros alimentos fermentados, las verduras suelen ser sabrosas, si no es que deliciosas, para casi cualquier paladar. También pueden ser una excelente fuente de vitamina K2 *si* fermentas tus alimentos con el cultivo inicial adecuado.[23]

Puedes comer verduras fermentadas como guarnición, pero recomiendo agregarlas a ensaladas. Son un excelente sustituto de vinagre, pues el ácido láctico de las verduras es muy parecido al ácido acético del vinagre. Empieza agregando una cucharadita durante unos cuantos días, y ve incrementando la dosis hasta comer varias cucharadas diarias para que le des a tu cuerpo tiempo de irse adecuando a los microbios benéficos.

Pasar parte del fin de semana rayando verduras y guardándolas en frascos —para luego comer una cucharada o más al día unas cuantas veces por semana— significa que tendrás dotación de probióticos para varios meses, te costará poco dinero y lo disfrutarás mucho.

La mayoría de los complementos de probióticos de alta calidad sólo te aportarán una fracción de la dosis de bacterias benéficas que aportan las verduras fermentadas, por lo que hacer tus propios fermentos (¡y comerlos!) es la ruta más económica hacia la buena salud intestinal.

Al elegir alimentos fermentados evita a toda costa las versiones pasteurizadas, pues éstas destruyen buena parte de los probióticos. Esto *incluye* la mayoría de los yogures "con probióticos" que se encuentran en las tiendas y supermercados. Dado que están pasteurizados, conllevan todos los problemas de los lácteos pasteurizados: calentar la leche, como ocurre durante la pasteurización, destruye un gran porcentaje de las bacterias benéficas y reduce los niveles de vitaminas C y B6.[24] Además, por lo regular contienen azúcares añadidos, jarabe de maíz alto en fructosa y colorantes o endulzantes artificiales, todo lo cual no hace más que dañar la salud.

CONSEJOS AVANZADOS PARA SANAR SIN ESFUERZO

Prepara tus propios alimentos ricos en probióticos

|◉| Verduras fermentadas

Casi toda la gente que emprende la preparación de verduras teme cometer un error y crear una mezcla aterradora y dañina. Relájate, pues es casi imposible equivocarse, ya que las condiciones altamente ácidas de la fermentación matan casi todas las bacterias patógenas.

Es posible comprar verduras fermentadas en internet, pero es probable que te cuesten bastante dinero, considerando el envío. En cambio, esta receta la puedes hacer en casa por una fracción mínima del costo.

INGREDIENTES

1 cabeza grande de col orgánica (verde o morada), picada
o trozada en el procesador de alimentos, sin el centro;
reserva las hojas externas

2 verduras de raíz de tu elección –zanahoria, betabel, rábano
o nabo–, peladas y picadas en procesador de alimentos

1 habanero o jalapeño, desvenado y cortado en trozos grandes
(opcional: es picante, así que no lo incluyas si no te gusta el
picante. En lo personal, uso cinco habaneros por litro).

1 diente de ajo pelado (opcional)

2 cm de jengibre pelado (opcional)

1 paquete de cultivo iniciador para fermentar verduras

2 tazas de jugo de apio fresco (o agua de filtro)

EQUIPO

1-2 frascos de cristal limpios con capacidad de un litro

Mortero u otra herramienta para presionar las verduras dentro
del frasco

INSTRUCCIONES

Revuelve las verduras preparadas y los ingredientes aromáticos de tu
elección (ajo o jengibre) en un tazón grande.

En una jarra, disuelve el cultivo iniciador en jugo de apio fresco o
agua de filtro. Tendrás un producto de mayor calidad si usas jugo de
apio, pues contiene sodio y potasio. Vierte el líquido sobre las verduras y revuélvelas para combinar los ingredientes.

Puedes fermentar los ingredientes sin cultivo iniciador, pero los
resultados serán más variables y pueden tardar unas cuantas semanas. Hay varios cultivos iniciadores en el mercado, pero es preferible
usar alguno que contenga bacterias que produzcan vitamina K2, la
cual es casi tan importante como la vitamina D.

Mete la mezcla de verduras lo más compacta posible en cada uno
de los frascos y presiónala con el mortero para eliminar bolsas de

aire. Tapa las verduras con una hoja de col, metiendo la orilla entre el cristal y las verduras. Asegúrate de que las verduras queden completamente cubiertas de salmuera y que la salmuera llegue hasta la parte más alta del frasco para evitar que quede la menor cantidad posible de aire.

Tapa los frascos sin cerrarlos del todo, pues los contenidos se expandirán por los gases que produce la fermentación.

Deja los frascos reposar en un lugar tibio durante varios días, a una temperatura aproximada de 22° C. En verano las verduras suelen estar listas al cabo de tres o cuatro días. En invierno pueden tardar hasta siete días. La única forma de saber si ya están listas es abrir el frasco y probarlas. Una vez que quedes satisfecho con el sabor y la consistencia, mete los frascos al refrigerador. Te durarán varios meses, pues con el frío el proceso de maduración se vuelve muy lento.

Es preferible consumir las verduras no mucho después de fermentarlas, pues aunque duran hasta seis meses o más refrigeradas, se suavizan demasiado y dejan de estar crujientes.

Nota:
Usa siempre una cuchara limpia para extraer la porción que vayas a comer. Nunca comas directo del frasco, pues contaminarás todo con las bacterias de tu boca. Asegúrate de que las verduras restantes sigan cubiertas de salmuera antes de taparlas.

Kéfir

INGREDIENTES
Leche: de la mejor calidad que encuentres,
de preferencia bronca, de vaca de pastoreo, entera
y orgánica (la cantidad exacta dependerá de la bacteria
productora de kéfir que utilices).

Bacterias productoras de kéfir: ya sea cultivo iniciador de
kéfir en polvo o búlgaros vivos (repito: la cantidad exacta
dependerá del cultivo que uses, pero más adelante
ahondaré en detalles).

EQUIPO
Frasco de cristal
Colador de acero inoxidable
Tazón de cerámica o de acero inoxidable

INSTRUCCIONES
Las instrucciones exactas dependerán de si usas cultivo iniciador en polvo o búlgaros vivos. Si usas cultivo en polvo, necesitarás calentar la leche a unos 35° C antes de combinarla con el cultivo. (Para saber cuáles son las proporciones exactas, sigue las instrucciones del paquete del cultivo iniciador.)

Si vas a usar búlgaros, los cuales se parecen un poco al queso cottage, basta con colocar una cucharada de búlgaros en el frasco y luego cubrirlos con media taza de leche.

Sin importar qué tipo de cultivo uses, deja la mezcla a temperatura ambiente durante 24 horas o hasta que en el fondo empiece a aparecer una capa de líquido claro (suero de leche) y la leche haya adquirido una consistencia espesa y cremosa. Deja la tapa medio abierta para que los búlgaros puedan respirar y los subproductos gaseosos de la fermentación puedan escapar.

Si usas cultivo inicial, el kéfir quedará listo en este punto del proceso; puedes pasarlo al refrigerador, en donde te durará aproximadamente una semana. Con algunos cultivos puedes reservar ¼ de taza del kéfir resultante para la siguiente tanda.

Si usas búlgaros, pasa la mezcla por el colador encima de un tazón. Revuelve la mezcla para separar el kéfir listo de los búlgaros. El kéfir quedará en el tazón, mientras que los búlgaros se quedarán en el colador. Vierte el kéfir en un frasco de cristal para refrigerarlo hasta que lo bebas. Lava los búlgaros en leche fresca y regrésalos a su frasco (sólo necesitarás lavar ese frasco después de varias tandas) y viérteles leche fresca encima.

Al usar búlgaros, si necesitas un descanso de producir kéfir a diario, basta con cubrir los búlgaros con leche fresca en un frasco limpio, cerrar herméticamente la tapa y refrigerarlos hasta que estés listo para reiniciar el proceso.

Qué hacer si no te atraen los alimentos fermentados

Mucha gente que deja comentarios en mi página y yo mismo amamos los alimentos fermentados y creemos que son deliciosos y fáciles de hacer y consumir. Sin embargo, si no son de tu agrado o te resultan complicados, recomiendo que tomes un complemento probiótico de alta calidad. Busca alguno que cumpla con los siguientes criterios para garantizar su calidad y eficacia:

- Las cepas de bacterias deben poder sobrevivir al ácido estomacal y a la bilis, de modo que puedan llegar vivas a los intestinos en proporciones adecuadas.
- Las cepas de bacterias deben tener cualidades benéficas comprobables.
- Se debe garantizar la actividad probiótica durante todo el proceso de producción, el almacenaje y la vida útil del producto.

Para determinar si cierta marca de probióticos cumple con esos criterios, revisa la etiqueta para saber qué cepas individuales contiene. Luego búscalas en internet. Puedes también visitar el sitio web del fabricante para contactarlo y consultarle cualquier duda que tengas. Sé que requiere algo de esfuerzo, pero si tu complemento de probióticos no planta una cantidad óptima de bacterias benéficas en tu intestino, es un desperdicio de dinero y energía que te privará de la gran cantidad de beneficios que aporta una población probiótica floreciente. Basta con que hagas la tarea una vez, pues una vez que encuentres el complemento ideal no necesitas seguir buscando.

UN APOYO PROBIÓTICO SIN ESFUERZO: ¡MASTICA BIEN TUS ALIMENTOS!

He aquí una guía para garantizar que mastiques de una forma que favorezca la buena salud. En términos generales, hay que comer en un ambiente relajado y sin distracciones; comer a las carreras o mientras trabajas o miras televisión no promueve una correcta masticación.

* Come bocados más pequeños (son más fáciles de masticar)
* Mastica despacio y de forma rítmica
* Mastica hasta que el bolo haya perdido toda textura y sea casi líquido
* Termina de masticar y deglute por completo antes de dar otro bocado
* No bebas fluidos hasta que hayas deglutido el alimento

El proceso de masticación sirve para predigerir los alimentos en trozos pequeños y los licua en parte, lo que facilita su digestión. De hecho, la digestión es una tarea muy demandante para el cuerpo pues requiere mucha energía, sobre todo si se deben digerir alimentos mal masticados. Masticar adecuadamente ayuda a las bacterias intestinales a terminar de descomponer los alimentos.

Cuidar la flora intestinal es un proceso continuo, como lo es atender un jardín de flores. La razón es que los factores del estilo de vida (como estrés, tratamientos con antibióticos o atracones de alimentos procesados) y los factores ambientales que ya discutimos (incluyendo el agua clorada que mata a los microbios intestinales) pueden arrasar con porciones completas de población bacteriana.

Asimismo, las bacterias que consumes a través de los alimentos fermentados y los complementos de probióticos sólo suelen ser visitantes temporales en el sistema, pues viven aproximadamente dos semanas. Cuando se trata de la flora intestinal, "una vez no es suficiente". Sin embargo, si la nutres de forma adecuada —con alimentos fermentados, complementos de probióticos de alta calidad (si no consumes alimentos fermentados con regularidad)— y evitas los antibióticos y otros embates ambientales, tu flora intestinal prosperará y te recompensará exponencialmente con buena salud.

CONSEJOS AVANZADOS PARA SANAR SIN ESFUERZO

Trasplante fecal

Te presentaré una forma novedosa de mejorar el perfil bacteriano del intestino que tal vez suene asquerosa, pero que es muy potente en casos difíciles. El trasplante de microbiota fecal ha resultado una técnica muy efectiva para repoblar el intestino.

En realidad es un procedimiento muy sencillo. Implica tomar heces de un donador (por lo regular cónyuge o familiar del paciente) y transferirlas al paciente a través de una colonoscopia. ¿Qué beneficios aporta? Pues bien, el paciente recibe la población de flora saludable trasplantada que le ayuda a corregir múltiples problemas gastrointestinales y de salud.

La infección por *Clostridium difficile* suele ser resistente a antibióticos, es debilitante y puede ser mortal. Según investigaciones presentadas en el congreso anual del Colegio Estadounidense de Gastroenterología, los trasplantes fecales provocaron una disminución acelerada de síntomas en 98% de los pacientes con esta infección, los cuales no habían respondido a otros tantos tratamientos previos.

Otras investigaciones mostraron que los trasplantes fecales parecen prometedores para tratar colitis ulcerativa y enfermedad de Crohn, pues logran que los síntomas desaparezcan en unos días o semanas.

Investigaciones preliminares realizadas en Holanda descubrieron que trasplantar materia fecal de personas delgadas sanas a personas obesas con síndrome metabólico mejoraba su sensibilidad a la insulina. Todos estos trabajos reafirman aún más que una flora intestinal saludable influye sustancialmente en la salud.

Plan de acción para sanar sin esfuerzo

1. Incorpora alimentos fermentados a tu dieta habitual, ya sea yogur, kéfir de leche bronca, natto o verduras fermentadas.
2. Intenta fermentar tus propias verduras. Una vez que descubras lo fácil que es y lo favorecedor que resulta tener un arsenal de probióticos deliciosos (y económicos) a la mano, se convertirán en pieza esencial de tu plan de salud. Y dado que puedes prepararlos en grandes cantidades —que te durarán meses—, no requiere mucho esfuerzo de tu parte.
3. Si decides no comer alimentos fermentados al menos unas cuantas veces por semana, busca un complemento de probióticos de alta calidad y tómalo a diario.
4. Evita factores que dañen tus niveles de bacterias benéficas, incluyendo alimentos procesados, azúcares, jabón antibacterial y agua clorada.

COSAS QUE CURAN	COSAS QUE ENFERMAN
Chucrut y escabeches tradicionales (con sal en lugar de vinagre)	Alimentos procesados
Kéfir y yogur, sobre todo hechos en casa (muchas versiones comerciales no contienen probióticos vivos o tienen otros ingredientes añadidos)	Azúcar

COSAS QUE CURAN	COSAS QUE ENFERMAN
Soya orgánica, fermentada y sin pasteurizar, como miso, tempeh y natto	Jabón antibacterial
Kombucha (una bebida fermentada hecha de té negro)	Agua clorada
Kimchi (no pasteurizado)	
Complementos de probióticos de alta calidad	
Quesos de leche bronca	

Séptimo pilar de la salud

Depura tu cerebro con un buen sueño

A simple vista

- ✓ Puedes comer bien y ejercitarte de forma regular, pero si no duermes bien, tu salud lo resentirá.
- ✓ El sueño es parte integral de la salud, en especial de la salud mental.
- ✓ La hormona melatonina es un excelente regulador del sueño.
- ✓ Supervisa tu exposición a la luz para normalizar tu producción de melatonina.
- ✓ Las pastillas para dormir tienen demasiadas desventajas y muy pocas virtudes.

El sueño es uno de los grandes misterios de la vida, como los aguje-ros negros y los orígenes del universo. A pesar de que hay inconta-bles investigaciones sobre el sueño, seguimos sin entender del todo por qué el cuerpo necesita dormir, aunque cada vez estamos más cerca de saberlo.

Una de las funciones más interesantes del sueño que apenas em-pezamos a dilucidar es el papel que desempeña en la salud mental. En esencia, el sueño parece ser la hora ideal para que el cerebro de-seche los desperdicios y se repare a sí mismo. Esta revelación sobre el papel del sueño tiene implicaciones considerables en la salud men-tal, en particular en una época en la que, tan sólo en Estados Unidos, cada 67 segundos una persona desarrolla Alzheimer,[1] índice que va en aumento a medida que la generación de los *baby boomers* envejece y la población de la tercera edad se engrosa.

Por qué es probable que no estés durmiendo suficiente

Es muy fácil dormir menos de lo que necesitas en este mundo mo-derno; de hecho, se considera algo digno de orgullo en esta sociedad tan caótica. Pero en realidad es un error garrafal.

Todos dormimos menos de lo necesario de cuando en cuando, y el cuerpo es capaz de ajustarse a las carencias temporales. Los desafíos inevitables de la vida tienden a alterar nuestros patrones de sueño, por lo que cultivar buenos hábitos de sueño es esencial para recuperarnos de las dificultades. Entre estos hábitos está dedicar unos momentos de relajación antes de ir a la cama, ir a la cama a la misma hora siempre que se pueda y dormir temprano. Si tienes hábitos de sueño saludables, será mucho más fácil volver a esa rutina que te man-tendrá sano.

Sin embargo, aunque hayas estudiado e incorporado los con-sejos habituales sobre los buenos hábitos de sueño, puede haber factores que entorpezcan tu capacidad de conciliar y mantener el sueño durante las siete u ocho horas diarias recomendadas. Como imaginarás, el estrés es uno de los principales causantes de un mal sueño: estar recostado pensando cosas angustiantes es la receta ideal para no conciliar el sueño, como muchos sabemos por experiencia personal.

Otra pieza esencial del rompecabezas del sueño es la luz. Pasar varias horas cada noche viendo televisión, revisando correos electrónicos, jugando videojuegos o viendo una película en una tableta electrónica son hábitos dañinos que causan estragos en el reloj interior del cuerpo, conocido como ritmo circadiano. Este reloj determina el ciclo de sueño y vigilia, y cuando se descontrola se vuelve difícil tener noches de sueño reparador. (Más adelante ahondaré en este problema.)

Consecuencias de la falta de sueño

¿Por qué debe importarte cuántas horas duermes? Debe importarte porque no dormir lo suficiente puede causar serios problemas de salud y desempeño.

Mala memoria y concentración

Es probable que lo hayas experimentado: después de una noche de mal sueño, no logras recordar detalles o sales de casa y olvidas las llaves. No es coincidencia, pues puede haber afectaciones significativas a la memoria después de sólo una noche de mal sueño. También se ve afectada la capacidad para pensar con claridad y disminuye la capacidad de resolver problemas.

Mayores niveles de estrés

La mala calidad de sueño aumenta los niveles de corticosterona, la hormona de estrés asociada con la agresividad al volante. Cuando el cuerpo está estresado, la adrenalina acelera el ritmo cardiaco y aumenta la tensión arterial, tensa los músculos y ralentiza la digestión. Los altos niveles de estrés crónico pueden provocar toda una serie de problemas de salud, incluyendo:

- Dolores de cabeza
- Indigestión
- Ansiedad constante

- Depresión
- Hipertensión

Aumento de peso y prediabetes

Dormir mal aumenta el riesgo de acumular más grasa corporal, entorpece la capacidad de pérdida de peso y hace más difícil mantener el peso ideal. Cuando duermes poco, disminuye la producción de leptina (hormona que induce la saciedad) y aumenta la de ghrelina (hormona que induce el apetito), lo que hace que al día siguiente te sientas más hambriento.

Debilitamiento del sistema inmune

La falta de sueño aumenta las probabilidades de que te enfermes. En 1988 uno de los primeros estudios que estableció un vínculo entre el sueño y la respuesta inmune descubrió que la gente que despertaba con más frecuencia durante el primer ciclo de sueño tendía a tener menores niveles de linfocitos.[2] Investigaciones más recientes señalan que hay una conexión entre el ritmo circadiano (el reloj natural que marca los periodos de sueño y de vigilia) y la actividad de ciertos genes que ayudan a detectar y combatir bacterias y virus.

Envejecimiento acelerado

La mala calidad de sueño contribuye al envejecimiento prematuro, pues interfiere con la producción de hormona del crecimiento, la cual nos ayuda a vernos y sentirnos más jóvenes. Por lo regular, la glándula pituitaria libera hormona del crecimiento humano durante el sueño profundo (y como respuesta al ejercicio de alta intensidad). Esto significa que si no duermes profundo, tus niveles de esta hormona se desploman.

Crecimiento tumoral acelerado

Dormir mal aumenta la probabilidad de desarrollar cáncer.[3] Esto se puede deber a que la melatonina —la hormona que libera la glándula pineal que ayuda a regular el sueño (véase la página 198)— parece tener propiedades anticancerígenas. Se cree que la melatonina ayuda a inhibir la proliferación de una amplia gama de células cancerígenas y detona la apoptosis (autodestrucción) de las células cancerígenas. Sin embargo, muchos hábitos de la vida moderna, como dormir en un cuarto iluminado o junto a un reloj despertador luminoso o no exponerse a suficiente luz solar durante el día, suprimen los ritmos normales de producción de melatonina.

Mayor riesgo de cardiopatías y de muerte... por cualquier causa

El sistema circadiano "dirige" los ritmos de las actividades biológicas de todos los tejidos y células del cuerpo. La falta de sueño altera el reloj maestro, lo que a su vez afecta el funcionamiento normal de dichos tejidos y células. Es quizá por eso que las alteraciones del ritmo circadiano influyen en muchas cosas, desde el insomnio hasta el aumento de peso, trastornos del estado de ánimo, cardiopatías y muchos otros problemas de salud. Los científicos han descubierto que las personas con insomnio crónico tienen tres veces más probabilidades de morir de forma prematura que quienes no lo padecen.

Depura tu cerebro: la conexión entre el sueño y la salud mental

Investigaciones recientes han revelado una función clave del sueño: depurar las células del cerebro. El resto del cuerpo se limpia y desintoxica a través del sistema linfático, compuesto por una serie de ductos y glándulas que extraen los desechos y llevan nutrientes a las células de todo el cuerpo. Sin embargo, el sistema linfático no tiene acceso directo al cerebro, pues éste está dentro de un sistema cerrado, protegido por la barrera hematoencefálica, la cual controla qué entra y qué no.

De hecho, el cerebro tiene su propio sistema de depuración, conocido como sistema glinfático, el cual se "monta" en los vasos sanguíneos del cerebro. (La "g" de "glinfático" hace referencia a las células *gliales*, que son las células del cerebro que controlan este sistema.) Al bombear líquido cefalorraquídeo a través de los tejidos cerebrales, el sistema glinfático capta los desechos del cerebro y los expulsa a través del sistema circulatorio. A la larga, dichos desechos llegan al hígado, en donde son procesados para su expulsión.

Cuando duermes, el sistema glinfático está diez veces más activo que durante la vigilia. ¿Qué es lo que hace? Al parecer saca la basura. Un estudio realizado en 2013 en ratones reportó que al dormir, las neuronas disminuyen 60% su tamaño.[4] Esto libera espacio entre las células, lo que le permite al líquido cefalorraquídeo moverse y llevarse los desechos.

Un desecho en particular que se identificó en este estudio se elimina en cantidades significativamente mayores durante el sueño.

Se trata del beta amiloide, la proteína que forma las famosas placas presentes en los cerebros de pacientes con Alzheimer.

Esta esencial función del sueño todavía está siendo estudiada en humanos, pero confío en que la información que tenemos hasta el momento sobre la importancia del sueño te convenza para experimentar estos sencillos consejos para dormir más y sin mayor esfuerzo.

¿Cuánto sueño es suficiente?

La falta de sueño crónica tiene *efecto acumulativo* cuando se trata de alterar la salud, de modo que no sirve malpasarte entre semana con la idea de que te recuperarás el fin de semana. Se requiere constancia.

En términos generales, la mayoría de los adultos necesitan entre seis y ocho horas de sueño diarias. Sin embargo, según la Fundación Nacional del Sueño, la mayoría de los adultos estadounidenses apenas si alcanza el mínimo, pues el promedio duerme seis horas y media por noche entre semana.[5] Lo peor es que a la gente se le dificulta identificar todas las alteraciones que provoca la falta de sueño crónica en su vida cotidiana. Es posible aclimatarse a la sensación de dormir menos, pero eso no significa que tu desempeño diario sea óptimo. Por lo tanto, asegúrate de irte a acostar temprano para que puedas dormir lo suficiente, lo cual suele ser entre seis y ocho horas por noche.

Bostezar con frecuencia a lo largo del día es la evidencia irrefutable de que necesitas dormir más. Si tiendes a cabecear cuando estás sentado o quieto o intentando leer, necesitas dormir más. Si tienes problemas para conciliar el sueño, leer puede ser una estrategia útil que te ayude a lograrlo. Al menos yo la uso de forma regular.

Afina tu ritmo circadiano

Como ya mencioné, el ritmo circadiano es el ciclo de 24 horas del cuerpo que está determinado por el reloj maestro del cerebro: un conjunto de células conocidas como núcleo supraquiasmático, el cual está alojado en el hipotálamo. Cada célula y tejido del cuerpo tiene su propio ritmo de 24 horas, el cual es determinado por el reloj maestro, el cual sincroniza su patrón de 24 horas con los ciclos de luz y oscuridad naturales.

El cuerpo humano ha evolucionado con el tiempo para sincronizarse con la luz del día y la oscuridad de la noche. Nuestros ancestros dormían en las noches, cuando estaba oscuro, y se mantenían despiertos ante la presencia de luz solar. Sin embargo, la mayoría de nosotros nos desvelamos con frecuencia y usamos fuentes de luz artificial. Eso engaña al reloj maestro y le hace creer que es de día cuando en realidad es de noche, por lo que no envía la señal de adormecimiento que nos guía a la cama.

Quizá pienses cosas como: "¡Pero hace más de un siglo que tenemos luz eléctrica! ¡Seguro nuestro cuerpo ya se adaptó a ella!" La verdad es que ese tipo de adaptaciones genéticas suelen tomar cientos o hasta miles de generaciones, no sólo unas cuantas.

Exponerse a cantidades adecuadas de luz es clave para garantizar que duermas lo suficiente. De este modo estarás cooperando con los ritmos naturales de tu cuerpo en lugar de contravenirlos, y te quedarás y mantendrás dormido sin mayor esfuerzo.

El papel de la melatonina

Como ya mencioné, la melatonina es una hormona secretada por la glándula pineal. Está relacionada con el ritmo circadiano y ayuda a determinarlo. El cuerpo la libera cuando el cerebro percibe luz menos intensa, y contribuye a iniciar y mantener el sueño. En un entorno natural —libre de luz artificial de focos, televisiones y celulares— los niveles de melatonina empiezan a incrementarse alrededor de las 7 p.m. (dependiendo de la estación) y se mantienen altos hasta alrededor de las 7 a.m.

Sin embargo, cuando no te expones a suficiente oscuridad, el cuerpo produce menos melatonina. Por lo tanto, exponerte a luces brillantes por las noches (y curiosamente, exponerte a poca luz brillante durante el día) altera la producción de melatonina. El simple hecho de encender la lámpara de la mesa de noche dentro de una habitación a oscuras genera que disminuyan los niveles de melatonina. Por lo tanto, controlar la exposición diaria a la luz es parte esencial de la ecuación del sueño, pues permite mantener niveles adecuados de melatonina.

Para dormir mejor, usa la luz a tu favor

Antes de la era de la electricidad, las únicas luces disponibles por las noches eran la de la luna, la de las fogatas y la de las velas. Todas estas formas de luz emiten longitudes de onda cortas, las cuales el ojo humano percibe como luz amarilla, naranja y roja. En la actualidad no sólo dejamos las luces encendidas toda la noche, sino que miramos televisión, usamos computadoras y miramos la pantalla de toda clase de dispositivos electrónicos.

El problema es que casi todos esos tipos de luz emiten longitudes de onda mayores que están en el espectro de luz azul.

El cuerpo responde a las longitudes de onda de formas distintas. Hay estudios que demuestran que la exposición a luz azul por las noches retrasa el pico de producción de melatonina que detona el adormecimiento y disminuye la cantidad de melatonina que se libera cuando por fin llega ese pico. Por su parte, la exposición a luz roja en las noches tiene un efecto insignificante en la producción de melatonina.[6] Por lo tanto, si necesitas encender una luz por las noches para ir al baño, es preferible usar una luz roja o una linterna.

Si quieres proteger tu ciclo de melatonina —y mantener un ritmo circadiano constante—, necesitarás modificar tu entorno para estar más consciente de los tipos de luz a los que te expones a lo largo del día. Durante el día exponte a luz brillante —con longitudes de onda largas de luz azul que suprimen la melatonina y promueven el estado de alerta—, y por las noches limita la iluminación a fuentes de luz amarilla, naranja o roja.

Las siguientes son estrategias sencillas pero eficientes para regular la cantidad y el tipo de luz a la que te expones, y por lo tanto afinar tu sistema circadiano. Si estableces estos buenos hábitos, dejarás de batallar para conciliar el sueño y disfrutarás dormir por las noches.

Exponte más a la luz natural

Abre las cortinas cuando despiertes y llena tu espacio de trabajo con luz solar. Sal a disfrutar los rayos del sol, así sea invierno, cuando el sol está demasiado bajo como para permitirte producir vitamina D, pues los rayos ayudarán a regular tu reloj interno de cualquier manera. En invierno, cuando la luz natural escasea, o en días nublados, contempla la posibilidad de usar durante el día luces azules diseñadas para el tratamiento del trastorno afectivo estacional para indicarle a tu reloj maestro que es de día.

Limita el uso de dispositivos electrónicos por las noches

El brillo de televisores, celulares, computadoras personales y dispositivos manuales puede alterar el ritmo circadiano y promover el insomnio. Apágalos todos al menos una hora antes de dormir.

Filtra la luz azul por las tardes y las noches

Hazte el propósito de exponerte a luces rojas, amarillas y ámbar por las tardes. Si necesitas un reloj digital, busca alguno con números rojos en lugar de azules. Y para tu mesa de noche elige una lámpara con bombilla de luz "azul suave".

Hay aplicaciones para dispositivos electrónicos que filtran la luz azul que emiten las pantallas. Si necesitas usar estos dispositivos por la noche, el uso de una de estas apps disminuirá la cantidad de luz azul emitida por las pantallas. Puedes instalar una app gratuita en celular, computadora y tabletas que se llama f.lux. Este programa ajusta el brillo y la tonalidad del monitor según la hora del día, y cuando empieza a oscurecer va atenuando la luz que emite la pantalla.

También es posible reducir más la exposición a luz azul en las noches si usas gafas con lentes color ámbar. Estas lentes con tintura naranja filtran las frecuencias de luz azul, y lo ideal es ponértelas unas horas antes de irte a dormir.

Oscurece tu recámara por las noches

Instala cortinas que bloqueen la luz del exterior y dirige la pantalla del reloj despertador lejos de tu rostro para que su brillo no te mantenga despierto. De ser necesario, usa un antifaz para dormir.

Otros cambios ambientales que promueven el sueño

Crea un santuario del sueño

Elimina las distracciones de la recámara, como computadoras, televisores, etcétera. Permite que esta importante habitación sea un lugar exclusivo para descansar (y pasar tiempo con tu pareja), y notarás que tu cuerpo comienza a relajarse tan pronto entres a ella.

Mantén la frescura

Mucha gente mantiene cálidas sus habitaciones, en especial las recámaras. Las investigaciones sugieren que la temperatura óptima para dormir es bastante fresca, entre 15.5 y 20° C. Mantener la habitación más cálida o más fría puede interferir en tu descanso.

Sé constante

Busca una rutina sencilla para antes de irte a la cama y trata de apegarte lo más posible a ella. Apaga la televisión, bájale a la calefacción, haz unos cuantos estiramientos, lávate los dientes, lee (con luz azul suave)... No necesita ser algo complicado, sólo constante, lo que implica que sea básicamente igual todas las noches.

Si eres padre de familia, tal vez hayas notado que varios de los consejos que acabo de mencionar son muy parecidos a los que se les dan a los padres novatos para ayudarlos a educar a sus hijos a que duerman toda la noche. Tu salud y tú merecen toda la atención y los cuidados que le darías a un bebé. Una vez que hayas establecido buenos hábitos (ahondaré en esto en el capítulo 3), se volverán parte de tu naturaleza y no requerirá esfuerzo mantenerlos.

Alimentación que promueve el sueño

Monitorear la luz a la que te expones para afinar tu ritmo circadiano no es la única herramienta disponible. También hay varios nutrientes que favorecen el buen sueño, y consumir alimentos que los contengan —en lugar de tomarlos en forma de complementos alimenticios— es la forma más holística de asegurarte de que tu cuerpo cuente con los cimientos para regular el sueño. Intenta consumir los siguientes alimentos varias veces por semana:

Almendras

Las almendras son ricas en magnesio, el cual es indispensable para la buena calidad del sueño. Un estudio publicado en el *Journal of*

Orthomolecular Medicine descubrió que cuando los niveles de magnesio del cuerpo son demasiado bajos, se dificulta permanecer dormido. Además, es probable que tengas deficiencia de magnesio, pues las encuestas alimenticias en Estados Unidos sugieren que hasta 80% de las personas no obtienen suficiente magnesio de su dieta.

Aguacate

Además de ser rico en grasas saludables, el aguacate es una excelente fuente de potasio. Este mineral trabaja en sinergia con el magnesio para mejorar la calidad del sueño, entre otras cosas. Por lo regular se recomienda consumir cinco veces más potasio que sodio.[7] Sin embargo, la mayoría de las personas consumen alimentos procesados con tanto sodio que terminan consumiendo el doble de sodio que de potasio. Comer más aguacate es una excelente forma de llevar a niveles saludables la proporción en la que consumes ambos minerales. (Eliminar los alimentos procesados con mucha sal es otra.) Además, el potasio adicional ayudará a tu cuerpo a conciliar el sueño que tanto necesita. Otro alimento que contiene mucho potasio es el jugo de verduras de hoja verde.

Té de manzanilla

Tomar una taza de té de manzanilla antes de dormir es más que un remedio tradicional. Los científicos han descubierto que se asocia con el aumento de glicina, una sustancia química con propiedades sedantes que promueve la relajación muscular.[8] Prueba tomar una taza de té de manzanilla una hora antes de irte a dormir.

Cerezas

Las cerezas no sólo son exquisitas, sino que también ayudan a mejorar la calidad del sueño porque contienen magnesio. Come un puñado (pero no más) una hora antes de irte a dormir (a menos de que estés incorporando a tu régimen el ayuno intermitente; en ese caso, cómelas tres horas antes de dormir).

Verduras de hoja verde

Las hortalizas de hoja verde como el kale, la acelga y la espinaca están repletas de minerales que promueven el buen sueño. Además son ricas en calcio, el cual ayuda al cerebro a usar el triptófano para producir melatonina. También son excelentes fuentes de magnesio. La cualidad promotora del sueño de estos nutrientes justifica por qué soy un gran defensor del jugo verde. Mi estrategia personal es beber medio litro o hasta un litro de jugo fresco de verduras al día, el cual es una de mis principales fuentes de magnesio.

Nuez de Castilla

La nuez de Castilla beneficia el sueño de dos formas. Es una buena fuente de triptófano, un aminoácido que ayuda al cuerpo a producir melatonina. Además, según investigadores de la Universidad de Texas, contiene su propia melatonina.[9]

Las únicas pastillas para dormir que recomiendo

Recuerda que tu cuerpo sabe instintivamente cómo dormir. Si padeces insomnio o no logras descansar lo suficiente, confía en que los cambios sencillos de estilo de vida y alimentación que te he presentado en esta sección te ayudarán a regularizar tu ritmo circadiano. Cuando eso ocurra, tu cuerpo te ayudará a obtener el descanso que tanto necesitas.

Sin embargo, hay ocasiones en las que necesitamos un poco de ayuda adicional, ya sea por viajes en distintas zonas horarias o por periodos de mucho estrés en la vida. En esas ocasiones, el único complemento cuyo uso recomiendo es la melatonina.

Varios estudios científicos han demostrado que los complementos de melatonina ayudan a las personas a conciliar más rápido el sueño, a permanecer dormidas, a experimentar menos inquietud durante la noche y a evitar la fatiga durante el día. La dosis que se requiere para influir en la regularización del ritmo circadiano es muy pequeña (por lo regular 0.25 mg o 0.5 mg).[10] Sin embargo, quienes tienen muchas dificultades para conciliar el sueño suelen tomar dosis mayores (hasta de 3 mg) por las noches.

En ocasiones una dosis de 3 mg puede hacerte sentir somnoliento al día siguiente, por lo que comienza con 1 mg antes de tu hora de dormir. Si esa dosis no es suficiente para ti, auméntala de 1 mg en 1 mg por noche hasta llegar a 3 mg.

Por qué las pastillas para dormir no son buena opción

Los medicamentos para dormir tienen una función legítima cuando las personas padecen ansiedad intensa e incapacitante, o cuando la angustia altera e impide el sueño.

Sin embargo, tanto médicos como pacientes recurren con demasiada frecuencia a las pastillas para dormir. Aunque puede resultar tentador buscar una píldora que te ayude a dormir mejor, los medicamentos para dormir que requieren receta médica hacen que la gente termine ignorando la causa subyacente de la falta de sueño. La acidez, la diabetes, las afecciones cardiacas, la artritis, la insuficiencia renal, los problemas de tiroides y el asma pueden entorpecer el sueño. Sin embargo, tomar una pastilla para "tratar" el insomnio sin afrontar la causa real de tu desvelo es similar a desviar la mirada ante una casa en llamas; ignorar el incendio no hace que la casa deje de quemarse, y esperar a afrontar el problema sólo sienta las bases para que éste vaya empeorando con el tiempo.

Por si eso fuera poco, los medicamentos para dormir que requieren prescripción médica no aumentan gran cosa la cantidad de tiempo de sueño; grupos de científicos han demostrado en varias ocasiones que estas pastillas tienden a extender los periodos de sueño apenas entre 15 y 20 minutos en promedio. Curiosamente, otros estudios han demostrado que algunos de estos medicamentos inducen *amnesia*, por lo que, al despertar, las personas no recuerdan cómo durmieron (ni siquiera si en realidad durmieron).

Algunos medicamentos para dormir —incluyendo fármacos de venta libre que contienen Benadryl— tienen una duración prolongada, lo que significa que pueden seguir induciendo adormecimiento después de que despiertas por las mañanas. No debe sorprendernos que también se les asocie con déficits cognitivos durante el día, como cuando, por ejemplo, estás *conduciendo* al trabajo.

El uso crónico de pastillas para dormir se ha vinculado con graves peligros a la salud, incluyendo mayor riesgo de desarrollar cáncer y de morir, aunque se desconoce si estos medicamentos son los causantes de estos riesgos.

Cómo es la vida cuando estás bien descansado

Imagina recordar con facilidad palabras, nombres y detalles. Imagina no desperdiciar tiempo cada mañana buscando las llaves y el celular. Cuando estás bien descansado, el sistema inmune funciona mejor, de modo que esa picazón en la garganta que sientes a veces no se transformará en una gripa, ni pasarás días con congestión, tos y malestar general. Cuando el cuerpo es capaz de brindarte el soporte adecuado, muchos otros aspectos de tu vida se volverán sencillos en comparación con cuando debías salir arrastrándote de la cama por falta de sueño.

Lleva un registro de tu comportamiento para hacerte consciente de él

Soy un gran entusiasta de llevar registros de salud y comportamiento, por eso me encantan las herramientas de Fitbit. Puedes usarlas como pulseras o relojes, y recopilan información útil sobre tu vida sin que eso requiera un esfuerzo de tu parte. Esta información se puede transmitir con facilidad a páginas web y apps que interpretan los datos de formas más útiles e interesantes.

Por ejemplo, están las herramientas diseñadas por el doctor Dan Pardi, investigador del sueño que desarrolló el Plan de Dan (dansplan. com, en inglés). Esta guía te permite establecer metas de peso, sueño y actividad. Después registra e integra la información de varios dispositivos (así que tú eliges cuál usar). Te ayuda a mantenerte enfocado para alcanzar tus metas de salud semanales y llegar a tu Health Zone[MR]. Se ha demostrado que este tipo de retroalimentación estimula comportamientos de salud positivos, y estos nuevos dispositivos y servicios son un excelente complemento de la vida saludable.

Plan de acción para sanar sin esfuerzo

1. Exponte a luz brillante durante el día, a luz solar, a bombillas de luz blanca y hasta a luces azules diseñadas para tratar el trastorno afectivo estacional en invierno o en días nublados.
2. Utiliza bombillas de luz "azul suave" para la mesa de noche y lámparas de lectura, y usa un reloj digital con números rojos en lugar de azules.
3. Elimina fuentes de luz nocturna en tu habitación.
4. Establece una rutina sencilla de relajación que te prepare para ir a la cama cada noche.

5. Mantén tu habitación a una temperatura entre 15.5 y 20° C por las noches.

6. Integra un dispositivo que lleve registro del sueño, como Fitbit, al Plan de Dan para tener mayor conciencia de tus patrones de sueño diarios.

7. Prioriza comer alimentos que promuevan el sueño, incluyendo hortalizas de hoja verde, aguacate, nueces de Castilla, almendras, cerezas y té de manzanilla.

8. Contempla la posibilidad de tomar un complemento de melatonina para reducir los efectos del cambio horario cuando salgas de viaje y facilitar el sueño y un ritmo circadiano constante.

COSAS QUE CURAN	COSAS QUE ENFERMAN
Luz brillante durante el día	Luz tenue durante el día o falta de acceso a luz solar en exteriores o a través de ventanas
Exposición únicamente a luz ámbar después de que se ponga el sol	Exposición a luz azul en las tardes o noches
Elegir y respetar un horario constante para dormir	Variar el horario en el que te vas a dormir cada noche
Cortinas bloqueadoras de luz y antifaces para dormir	Luces brillantes en la recámara por las noches
Bombillas de luz "azul suave" en la mesa de noche	Utilizar dispositivos electrónicos en la hora previa a ir a dormir
Reloj despertador con números rojos	Reloj despertador con números verdes o azules
Darte tiempo para relajarte antes de dormir	Trabajar o ver televisión hasta justo antes de irte a dormir

COSAS QUE CURAN	COSAS QUE ENFERMAN
Comer hortalizas de hoja verde (incluyendo jugos verdes)	Tomar pastillas para dormir (excepto en circunstancias extremas)
Tomar té de manzanilla	
Comer aguacate	
Comer un puñado de almendras y nueces de Castilla	

Octavo pilar de la salud

Correr descalzo y otras formas de estar en contacto con la tierra

A simple vista

✓ Caminar descalzo en exteriores no sólo es una experiencia agradable, sino que mejora tu salud al disminuir la inflamación y favorecer el flujo sanguíneo.

✓ El contacto físico es parte importante de la salud; los abrazos, los besos y el sexo (seguro) son elementos esenciales del plan para sanar sin esfuerzo.

✓ La risa tiene múltiples beneficios físicos y emocionales. De hecho, puede hacer que los cambios importantes parezcan más sencillos.

✓ Respirar de forma adecuada por la nariz te llena de energía y ayuda al cuerpo a recibir el oxígeno que necesita para que sanes sin esfuerzo.

✓ Cuando otras formas de hacer tierra no funcionan para mejorar tu salud emocional, la terapia de liberación emocional provee cambios duraderos en muy poco tiempo.

Si has llegado hasta esta parte del libro, debes estarte dando cuenta de que aunque es posible sanar sin esfuerzo, no necesariamente es muy divertido. Comprendo que dejar el azúcar o llevar tu cuerpo al máximo cuando te ejercitas no te inspira a brincar de alegría. Sin embargo, no te desanimes, pues sanar sin esfuerzo también implica varios hábitos saludables que son gratificantes, disfrutables y agradables para todos.

Las técnicas contenidas en este capítulo sirven para hacerte sentir bien. Reír, besar, abrazar, respirar y caminar descalzo en el césped son algunos de los placeres simples de la vida. Sin embargo, estas actividades son más que una experiencia agradable, pues también te permiten conectarte con cosas fuera de ti; en pocas palabras, te permiten hacer tierra. Cuando los pensamientos y las emociones no dejan de girar en tu mente, las prácticas que voy a describirte te ayudarán a recobrar la calma, desviar la atención de lo que te estresa y beneficiarte fisiológicamente.

Un ligero contacto

Una forma muy sencilla de mejorar la salud es aumentar el contacto físico. Podrías no comer más que alimentos orgánicos, mantenerte activo durante el día y ejercitarte de forma regular, pero aun así no prosperarías igual que si tienes contacto físico regular con otros seres humanos.

El contacto directo con otra persona —en forma de abrazos, besos y, sí, relaciones sexuales— favorece tanto la salud física como la emocional. Aunque son muchos los factores que contribuyen a estos beneficios, uno de los más importantes es la oxitocina, también conocida como "hormona del amor".

El contacto piel con piel hace que la glándula pituitaria libere oxitocina, un neuropéptido. Durante el parto, las mujeres liberan oxitocina, la cual las ayuda a distraerse del dolor y las prepara para formar un vínculo emotivo con el bebé. Los hombres, por su parte, la liberan durante el orgasmo. Por lo tanto, podemos afirmar que la oxitocina es un factor clave de los eventos clave de la vida.

Aunque no estés dando a luz ni estés haciendo el amor, puedes beneficiarte mucho de la oxitocina. En primer lugar, calma la reacción de estrés al contrarrestar el cortisol (la hormona del estrés) y disminuir la tensión arterial. Asimismo, regula el aumento de la frecuencia cardiaca que suele ocurrir a partir de un suceso estresante.[1]

Se ha descubierto que la oxitocina también reduce los antojos de consumir drogas,[2] alcohol[3] y hasta cosas dulces.[4] Ayuda a disminuir la inflamación excesiva[5] y promueve la curación de heridas.[6] En términos emocionales, te ayuda a sentirte ligado a otra persona, lo que mantiene a raya las sensaciones de aislamiento y desapego. Es probable que por eso las personas que tienen mascotas suelen recuperarse más rápido de las enfermedades, por qué las personas en pareja suelen vivir más que los solteros y por qué los grupos de apoyo son tan eficaces para personas con enfermedades crónicas y adicciones.

Los beneficios de la oxitocina de los que se tiene conocimiento son muy poderosos, pero es probable que haya muchos más que desconozcamos aún. Para mejorar tu salud emocional y física, tu prioridad debe ser establecer relaciones afectuosas y cálidas, sin importar en qué fase de tu vida te encuentres, ya que son un ingrediente esencial de la vida.

La importancia de los abrazos

Una de las formas más sencillas de aumentar tus niveles de oxitocina y beneficiarte de sus cualidades reductoras de estrés y reconfortantes es abrazar más. Los abrazos largos —de al menos 20 segundos— parecen ser los mejores para aumentar los niveles de oxitocina de forma significativa, pero cualquier abrazo de cualquier duración entre dos personas que se abrazan por gusto es mejor que nada.

Abraza a tus amistades cuando las veas, acurrúcate con tu pareja y pídele que te abrace, y abraza a tus hijos antes de dejarlos en la escuela y cuando lleguen a casa después de clases.

Si abrazar más a otras personas no te resulta tan sencillo, abraza a tu mascota. Tener unos cuantos minutos de contacto físico con tu perro o gato también desencadena la liberación de oxitocina.

Bésame mucho

Otra forma de contacto físico muy poderosa es besar. Se dice que este hábito exclusivo de los humanos evolucionó como mecanismo para compartir gérmenes y mejorar la inmunidad. Eso no suena muy romántico, ¿verdad? Sin duda alguna, los besos aportan más que eso, o de otro modo no pasaríamos un promedio de 20 000 minutos de nuestra vida haciéndolo.[7]

Los beneficios que aportan los besos a la salud son muchos. Investigadores de la Universidad Estatal de Arizona descubrieron que las parejas que le dieron prioridad a besarse más durante un periodo de seis semanas reportaron una disminución significativa de sus niveles de estrés, mayor satisfacción en sus relaciones y mejoría de los niveles de colesterol total.[8] También se ha demostrado que besarse fortalece el sistema inmune[9] y disminuye las reacciones alérgicas en la piel y el sistema respiratorio.[10] Estos beneficios son adicionales a la liberación de oxitocina que también es detonada por los besos.

Las delicias del sexo

Ninguna lista de formas de contacto físico sanadoras estaría completa sin un comentario acerca del sexo.

En una sola sesión de romanceo quemas calorías, aumentas tu frecuencia cardiaca y fortaleces los músculos, lo que convierte al sexo en un ejercicio muy eficaz. También liberas hormonas capaces de disminuir el dolor causado por cólicos menstruales, artritis y dolores de cabeza. Y por si fuera poco, liberas oxitocina, la cual, además de aportar los beneficios ya mencionados, también promueve el sueño reparador.

Cuando tienes sexo con frecuencia durante bastante tiempo, disfrutas también de otros beneficios. Las personas que sostienen relaciones sexuales una o dos veces por semana tienen niveles significativamente mayores de inmunoglobulina A (IgA), la cual es la primera línea de ataque del sistema inmune. La IgA combate a los invasores en los puntos de entrada, por lo que tener niveles elevados de la misma implica que el resto de tu sistema inmune no necesitará involucrarse en la pelea. Los hombres que tienen relaciones sexuales al menos dos veces por semana tienen 45% menos probabilidades de desarrollar problemas cardiovasculares, en comparación con quienes tienen sexo una vez al mes o menos.[11]

Además, la oxitocina que liberas durante el acto sexual también te ayuda a sentirte más cercano a tu pareja, lo cual te brinda estabilidad emocional. Siempre y cuando practiques sexo seguro, darle un empujón a tu vida sexual es un camino directo y sin escalas a una mejor salud.

Qué hacer si tu vida sexual está estancada

Hay fuerzas psicológicas que pueden pasarle factura tanto a la libido de hombres como a la de mujeres. Es muy fácil atorarse en el estrés de mantener una vida sexual activa, lo cual sólo perpetúa el prejuicio de que así debe ser, cuando en realidad el sexo permite liberar estrés.

Los pilares de la salud que he discutido hasta el momento también favorecerán tu vida sexual. Recalibrar los niveles de azúcar y la sensibilidad a la insulina y la leptina ayuda a aumentar la libido, pues los niveles elevados de azúcar en la sangre desactivan el gen que regula las hormonas sexuales.[12] Si sientes que el acto sexual es demasiado intimidante, empieza con contactos ligeros, como besos y abrazos, y eso ayudará a que la conexión con tu pareja se solidifique —gracias a la oxitocina— y a que ambos sientan mayor deseo. Si las emociones problemáticas interfieren con tu vida amorosa, la terapia de liberación emocional que te presentaré más adelante puede ayudarte a soltar esas emociones y pensamientos, o a cambiar tu forma de enfrentarlos.

Ríete de ello

Mantener una actitud positiva y encontrar formas de tomar las cosas a la ligera es invaluable para sanar sin esfuerzo. Y una buena forma de lograr ambas cosas es reír.

La risa puede considerarse un entrenamiento vigoroso. De hecho, investigadores de la Universidad de Maryland descubrieron que promueve la vasodilatación —que es la capacidad de los vasos sanguíneos de expandirse— en conjunto con una sesión de ejercicio de 15 minutos.[13] Esto significa que la risa es maravillosa para la salud, pues una mala vasodilatación te pone en mayor riesgo de infarto y apoplejía.

Otros estudios han observado que la risa aumenta los niveles de endorfinas, que son las hormonas de la alegría que elevan el estado de ánimo y disminuyen el dolor. Científicos japoneses descubrieron que personas con diabetes tipo 2 que veían un programa de comedia mientras comían exhibían picos de azúcar en la sangre menores que quienes escuchaban un sermón aburrido durante la comida.[14]

En un estudio realizado con pacientes alérgicos a los ácaros y a otros irritantes comunes, las lesiones dérmicas de los pacientes se encogían después de mirar las tonterías de Charlie Chaplin en *Tiempos modernos*, mientras que ver un video con información del clima no tenía efecto alguno.[15]

Otros beneficios reconocibles de la risa son:

- Relaja los músculos y disminuye la tensión
- Disminuye los niveles de hormonas de estrés
- Reduce la tensión arterial
- Aumenta los niveles de IgA
- Disminuye la percepción de dolor

Por fortuna, internet es una excelente fuente de videos graciosos (como el de las cabras que gritan como humanos) que te permitirán cosechar todos estos beneficios. Ver tus programas de comedia o películas cómicas favoritas es una excelente forma de aprovechar el tiempo, pues además de reír te estás ayudando a mantener una actitud positiva. Entre más oportunidades te des de reír, más atraerás a otras personas alegres, y juntas se inspirarán mutuamente a tener la sangre ligera, incluso frente a circunstancias que puedan parecer desafiantes.

Aprende a respirar bien

Oxigenar las células es igual de importante que comer bien y beber agua natural fresca. Sin embargo, solemos dar por sentada la respiración, a pesar de que es nuestra necesidad más vital.

Es probable que tu vida diste mucho de la de tus ancestros. Gracias a la tecnología y a los avances económicos, vives con más comodidad, y tu nivel de vida y salubridad son dignos. Sin embargo, ahora eres susceptible a los daños causados por el consumo de alimentos procesados, el estrés competitivo en la escuela y el trabajo, y la falta de ejercicio físico. Todos estos factores influyen de forma negativa en tu respiración.

Tal vez no te des cuenta, pero el dióxido de carbono desempeña un papel esencial en el uso del oxígeno dentro del organismo. Cuando tus niveles de dióxido de carbono son demasiado bajos, los

LA CONEXIÓN ENTRE LA FE Y LA SALUD

Cualquier reflexión sobre estrategias para mejorar la salud a través de la conexión con el mundo exterior debe tomar en cuenta la fe. Hace mucho tiempo la meditación era considerada un acto esotérico, pero cada vez más investigaciones demuestran que es una herramienta muy útil; de igual modo, en un futuro próximo la espiritualidad y las plegarias se convertirán en el eje de atención de la comunidad médica. En 1995 sólo tres de las 125 facultades de medicina en Estados Unidos ofrecían cursos que exploraban la conexión entre la espiritualidad y la salud; sin embargo, esta cifra había aumentado a 90 para 2013.[16]

La ciencia está empezando a ponerse al corriente con la poderosa intersección entre espiritualidad, la mente y la medicina, tres reinos que las culturas tradicionales suelen considerar inseparables. En 2012 investigadores del Hospital McLean, una institución psiquiátrica afiliada a la Facultad de Medicina de Harvard, les preguntaron a 159 pacientes con síntomas intensos de depresión qué tanto creían en un dios.[17] Los síntomas se medían cuando entraban al programa y una vez más cuando eran dados de alta.

Las personas con una creencia divina más sólida tenían el doble de probabilidades de responder bien al tratamiento y experimentaban resultados significativamente mejores, por ejemplo:

• Menos depresión
• Menos daño autoinfligido
• Más bienestar psicológico (paz mental, capacidad para divertirse, satisfacción general)

Varios estudios también han señalado que los sujetos que asisten a servicios religiosos con regularidad o se consideran espirituales viven más y se cuidan mejor.[18] Es imposible en este libro abordar el tema de cómo fortalecer tu vínculo con un poder superior, pero toma en cuenta que si te sientes inspirado a profundizar en tu espiritualidad, hacerlo probablemente alivie tu alma, tu mente y tu cuerpo.

cambios en el pH de la sangre dificultan que la hemoglobina (los glóbulos rojos) transporte el oxígeno a las células.[19] El gran problema es que el combustible de las células es justamente el oxígeno, y sin oxígeno suficiente éstas no pueden desempeñar sus funciones de manera óptima, se vuelven más susceptibles a ataques de virus y no producen suficiente energía.

El primer paso para mejorar radicalmente tu respiración —y en consecuencia tus niveles de dióxido de carbono y oxígeno— es respirar sólo a través de la nariz. El sistema respiratorio no está diseñado para que respires constantemente por la boca, y hacerlo genera varias molestias comunes y problemas de salud, como dificultad para dormir, disminución de la energía, aumento de peso, dolores de cabeza, deshidratación y falta de libido. Por fortuna, es muy sencillo ir reincorporando de forma gradual la respiración por la nariz durante el día y la noche. El método de respiración Buteyko, diseñado en los años cincuenta por el médico ruso del mismo nombre, es una serie de técnicas sencillas que puedes incorporar a tu rutina diaria para volver a respirar sólo por la nariz.

Pon a prueba tu capacidad respiratoria

La respiración Buteyko ayuda a restablecer patrones de respiración normales, lo que mejora el transporte de oxígeno en todo el cuerpo. Antes de que implementes este potente método, es importante que evalúes la calidad actual de tu respiración.

El doctor Buteyko desarrolló este sencillo método de autoevaluación que permite valorar la calidad de la respiración. Puedes usar un cronómetro o simplemente contar los segundos.

Éste es el proceso:

1. Siéntate con la espalda recta y sin cruzar las piernas. Respira de forma cómoda y constante por la nariz.

2. Inhala y exhala un poco de aire en silencio. Después de exhalar, con el dedo índice y el pulgar aprieta las fosas nasales para impedir que entre aire.

3. Enciende el cronómetro (o empieza a contar) y contén la respiración hasta que sientas el primer impulso definitivo de ganas de respirar. En una escala del 1 al 10, la urgencia de inhalar debe estar entre el 6 y el 7. Puede ser un impulso involuntario de los músculos respiratorios, un tirón en el estómago o una contracción en la garganta.

4. Cuando sientas el ansia distintiva de inhalar, sigue respirando y anota el tiempo.

5. La inhalación después de haber contenido la respiración debe ser calmada, controlada y por la nariz. Si sientes la necesidad de dar una bocanada de aire, entonces contuviste la respiración durante demasiado tiempo.

El tiempo que acabas de medir, llamado pausa de control, refleja el nivel de dióxido de carbono de tu cuerpo. Una pausa de control breve se correlaciona con niveles seriamente reducidos de CO_2. Cada aumento de cinco segundos en la pausa de control implicará mayor energía durante el día y mejor resistencia durante el ejercicio. Éstos son los criterios para evaluar los resultados de tu pausa de control.

- **40 a 60 segundos:** Indica un patrón respiratorio normal y saludable, así como excelente resistencia física
- **20 a 40 segundos:** Indica una deficiencia respiratoria leve, tolerancia moderada al ejercicio físico y potencial de desarrollar problemas de salud en el futuro (la mayoría de la gente entra en esta categoría)
- **10 a 20 segundos:** Indica una deficiencia respiratoria significativa y mala tolerancia al ejercicio físico; se recomienda entrenamiento de respiración nasal y modificaciones al estilo de vida (las áreas de inquietud son la mala alimentación, el estrés excesivo, el consumo excesivo de alcohol, etcétera)

- **Menos de 10 segundos:** Indica deficiencias respiratorias graves, muy poca tolerancia al ejercicio y problemas de salud crónicos; se recomienda consultar a un practicante de Buteyko para recibir asistencia

Un ejercicio que mejora la respiración

Este ejercicio sencillo puede ayudarte a entrenar tu respiración:

- Siéntate con la espalda recta, apoya una mano en el pecho y otra en el estómago. Respira de forma normal durante un minuto. Observa cómo inhalas y exhalas.
- Mientras observas tu respiración, presiona un poco tu pecho y tu estómago con las manos. La intención es crear una ligera resistencia que ralentice la respiración para que inhales menos que cuando empezaste.
- Sabrás que lo estás haciendo bien si sientes una necesidad de aire tolerable, parecida a la que experimentarías si salieras a dar una caminata veloz.
- Intenta seguir respirando de esta manera —sintiendo una necesidad mayor, pero tolerable, de aire— entre tres y cinco minutos.
- Si tu frecuencia respiratoria se acelera o se te tensa el cuerpo, pausa el ejercicio durante 30 segundos. Vuelve a hacerlo cuando tu respiración se normalice.
- Después de dos o tres minutos notarás que aumenta la temperatura de tus manos y de otras partes del cuerpo. Quizá se te aclare la nariz y tu boca produzca más saliva. Estos efectos inmediatos se deben a la ligera acumulación de dióxido de carbono en la sangre, el cual dilata los vasos sanguíneos y las vías respiratorias, y activa la reacción de relajación. Irónicamente, para mejorar el flujo sanguíneo y la oxigenación del cuerpo, es indispensable respirar menos, no más.

Respirar por la nariz durante el día le ayudará al cuerpo a encontrar el equilibrio entre oxígeno y dióxido de carbono sin mayor esfuerzo. Además, si practicas la técnica recién descrita, te enseñarás a respirar de forma más eficiente, de modo que, aunque te estés ejercitando, podrás seguir respirando por la nariz y no necesitarás dar bocanadas de aire.

Caminar descalzo

¿Cuándo fue la última vez que te quitaste los zapatos y te deleitaste con el contacto de tus pies con la tierra?

¿No lo recuerdas?

Tal vez te parezca inverosímil, pero este sencillo placer tiene el potencial de promover la salud de forma potente. Este descubrimiento empieza a atraer la atención de cada vez más investigadores.

Un artículo de revisión sobre las investigaciones acerca de los beneficios que aporta a la salud conectar el cuerpo humano con la tierra (lo que se conoce como "hacer tierra" o "conectarse con la tierra"), el cual se publicó en 2012 en el *Journal of Environmental and Public Health*,[20] encontró que está demostrado que hacer tierra:

- Mejora la calidad del sueño y la sensación de descanso al despertar
- Disminuye de forma significativa la rigidez muscular y el dolor crónico
- Regula la secreción de cortisol (hormona de estrés), de modo que se adhiera a un ciclo habitual de alcanzar su nivel más elevado por las mañanas y el más bajo a media noche, lo que promueve mayor descanso en las noches, regula los niveles de azúcar en la sangre y el apetito, y contribuye al control del peso
- Equilibra el sistema nervioso autonómico al estimular el sistema nervioso parasimpático (el cual dirige las funciones de

"descanso y digestión" del cuerpo) y apaciguar el sistema nervioso simpático (el cual desencadena la respuesta de "lucha o huida")

- Disminuye la fuerza de la respuesta inflamatoria después de entrenamientos intensos
- Aumenta la variabilidad de la frecuencia cardiaca, que es la capacidad del corazón de responder a estímulos y alterar el ritmo de sus latidos; cuando mejoras la variabilidad de la frecuencia cardiaca entras en una modalidad de buena salud y previenes enfermedades
- Adelgaza la sangre al infundirles a los glóbulos rojos una carga eléctrica negativa más fuerte en la superficie, lo que mejora su capacidad para repelerse entre sí y de fluir por los capilares. Esto es muy valioso, pues casi todos los problemas cardiovasculares se correlacionan con sangre más espesa que fluye más lento. Este efecto adelgazador de la sangre es tan potente que, si consumes un anticoagulante, debes consultar a tu médico antes de empezar a hacer tierra de forma regular. Además, tendrás que monitorear tu dosis con cautela, pero recuerda que sólo tu médico está capacitado para ajustarla.[21]

¿Cómo es posible que algo tan sencillo aporte tantos beneficios a la salud? Involucrarte en actividades que te hacen sentir bien suele ser bueno para la salud, como la sensación del sol de la tarde sobre la piel desnuda.

Una de esas actividades es caminar descalzo en exteriores, con las plantas de los pies libres de interactuar con la superficie de la tierra. ¿Por qué hacer tierra —caminar descalzo en exteriores— es tan poderoso? La razón es que se establece una conexión directa entre el cuerpo y la tierra que trasciende el placer para mejorar la salud. Al igual que exponerte al sol de forma regular, caminar descalzo en exteriores es una práctica fundacional sencilla y subestimada que puedes implementar con facilidad.

¿Qué papel desempeña la electricidad en todo esto?

Sin la electricidad no estaríamos vivos, y no porque no podríamos ver nuestro programa de tele favorito o calentar nuestros hogares, sino porque somos seres bioeléctricos. En esencia, somos un conjunto de circuitos eléctricos en los que decenas de billones de células transmiten y reciben energía con regularidad mientras configuran cada acción que emprendes, cada función fisiológica que realizas y cada pensamiento que pasa por tu cabeza.

Todos tus movimientos, comportamientos y acciones están impulsados por descargas eléctricas. De hecho, eres un conductor de electricidad. El cuerpo humano está hecho principalmente de agua, en la cual se disuelven gran variedad de iones cargados, también conocidos como electrolitos.

La tierra también es una entidad eléctrica cargada de una cantidad casi ilimitada de electrones provenientes de las tormentas eléctricas. En esencia, es una batería sobrecargada que rebosa de electrones.

Cuando tú, un ser bioeléctrico, tocas directamente la tierra y estableces contacto entre el suelo y la piel, la cual es un excelente conductor de electricidad, absorbes un flujo constante de electrones, lo cual ayuda a sentar las bases para que tu cuerpo se sane a sí mismo.

Y la forma más sencilla de lograrlo es caminar descalzo en exteriores. (Hay ciertas reservas que comentaré a continuación.)

Beneficios de caminar descalzo en exteriores

Hacer tierra sirve para mejorar la salud en varios niveles, pero su principal beneficio es que neutraliza los radicales libres y disminuye la inflamación crónica.

Imagino que has oído hablar sobre los radicales libres como fuente de estrés oxidativo y daño general en el cuerpo. Sin embargo, como suele ocurrir con los sospechosos comunes como el colesterol, la historia no termina ahí. Los radicales libres también intervienen en la curación, ya que son partículas que adoran los electrones y son esenciales para la respuesta inmune. Por ejemplo, si te expones a un virus, el cuerpo envía radicales libres a captar electrones de las moléculas del virus, con lo que lo destruyen. Son parte esencial de los procesos curativos o de la respuesta inflamatoria del cuerpo.

El problema con los radicales libres surge cuando superan en número a los verdaderos villanos, como los virus. Imagina un grupo irascible de vengadores en tu cuerpo; en su cacería de electrones, los radicales libres comienzan a atacar todo lo que se cruce en su camino, incluyendo células saludables, membranas celulares, ADN y proteínas. Una vez que las células sanas pierden un electrón, se convierten en radicales libres también, con lo cual el proceso se vuelve interminable. El resultado es una respuesta inflamatoria que nunca se apaga y se vuelve crónica, y la inflamación crónica se asocia con más de 80 enfermedades distintas (véase la siguiente tabla).

La buena noticia es que reconectarte con la tierra te da acceso a una fuente constante y subestimada de electrones gratuitos que sirven para neutralizar los radicales libres cuando no hay lesión que reparar ni invasor que combatir. Hacer tierra es el equivalente a darles a los radicales libres un banquete de electrones. Apagar el incendio de la inflamación al neutralizar esos radicales libres destructores implica que hacer tierra es uno de los antioxidantes naturales más poderosos que podemos poner en contacto con el cuerpo.

Enfermedades asociadas con inflamación	
• Alergias	• Diabetes tipo 2
• Alzheimer	• Dolor
• Anemia	• Eccema
• Artritis	• Enfermedad de Crohn
• Artritis reumatoide	• Esclerosis lateral
• Asma	amiotrófica
• Autismo	• Esclerosis múltiple
• Cáncer	• Fibromialgia
• Cardiopatías	• Lupus
• Diabetes tipo 1	• Psoriasis

Pasar tiempo fuera de casa con los pies descalzos y en contacto con la tierra, aunque sea poco, aporta considerables beneficios. Una de las lectoras de Mercola.com, profesora en California, reporta lo siguiente: "He pasado media hora diaria sentada en el pórtico delantero de mi casa con los pies en el pasto. Lo primero que noté fue que, al despertar, no me sentía tan aletargada como antes. Despierto a las seis y estoy lista para empezar el día. Lo segundo que noté se relaciona con mi digestión. La comida parece digerirse más rápido y la ropa me queda mejor".

Otro lector, Graham, un artista londinense, encontró alivio a un insomnio que tenía más de dos décadas al caminar descalzo por un parque cercano durante una hora al día. Sin necesidad de hacer otros cambios, a Graham le sorprendió agradablemente que empezó a dormir siete horas y media por noche, de forma regular y sin esfuerzo. También comentó que despierta con más energía, mayor creatividad y menos probabilidad de dejarse apabullar por pequeñeces. Además, su eccema crónico se redujo significativamente y casi desapareció por completo. Debo decir que la conexión entre el tiempo que Graham pasa descalzo y la disminución de sus síntomas no es un hecho comprobado, pero no pierdes nada quitándote los zapatos cuando las condiciones te lo permitan.

Cómo conectarte con la tierra

La forma más simple de hacer tierra es andar descalzo con los pies en contacto directo con la tierra, sea pasto, arena, rocas o hasta una acera de concreto sin pintar. No tardarás en notar los beneficios, como menos estrés y dolor, si pasas media hora en contacto directo con la tierra, aunque cualquier cantidad de tiempo es mejor que nada. Entre más afectada esté tu salud, más tiempo deberás pasar haciendo tierra. (Hay un par de excepciones, pero ya las mencionaré más adelante.)

Eso es todo. Basta con que te quites los zapatos y salgas de casa. No lo pienses demasiado.

Tienes varias opciones para conectarte directamente con la energía sanadora de la tierra. Recuerda que algunas superficies y materiales son buenos conductores de electricidad (lo que significa que permiten que la electricidad fluya a través de ellos), mientras que otros son aislantes (lo que significa que impiden el flujo de electricidad). Asimismo, las superficies húmedas son mejores conductoras que las secas.

Con eso en mente, he aquí una lista que te ayudará a elegir las mejores superficies con las cuales entrar en contacto cuando estés descalzo. Las mejores superficies para hacer tierra son:

* Arena
* Pasto (de preferencia húmedo)
* Tierra
* Piedra y roca
* Concreto y ladrillo (siempre y cuando esté directamente sobre la tierra y no esté pintado ni sellado; el concreto sellado suele ser brillante y no tiene pequeñas grietas en la superficie)[22]

Las siguientes superficies *no* sirven para hacer tierra, pues son aislantes:

* Asfalto
* Madera
* Hule y plástico
* Vinil
* Alquitrán o asfalto

Sabemos de forma instintiva, o hemos experimentado, que el agua es un excelente conductor, por lo que un lugar ideal para caminar descalzo es justo la orilla del mar en la playa, o sobre césped húmedo por el rocío de la mañana. (Nadar en el mar también es una excelente forma de hacer tierra, pues el agua de mar conduce la electricidad del suelo marino. Hacer tierra ayuda a explicar algunas de las propiedades curativas que se le atribuyen al agua salada.)

Para hacer tierra no es indispensable caminar, ejercitarse ni quedarse de pie. Puedes estar sentado en una silla, leyendo. Siempre que tengas los pies descalzos y en contacto directo con la tierra, estarás "haciendo tierra". También puedes sentarte o recostarte en el césped o en la arena.

Zapatos

A veces no es posible salir con los pies descalzos, ya sea por el frío del invierno o porque vives en un ambiente urbano con poco acceso a áreas verdes no cubiertas de pavimento. Tal vez otros aspectos de tu vida interfieren con tu deseo de pasar varios minutos al día haciendo tierra. Una forma de mantener esta conexión con la tierra aun con zapatos puestos es elegir zapatos distintos.

Las suelas de plástico o hule sintético son aislantes, lo que significa que te desconectan de la tierra. Las suelas de cuero son conductoras, lo que significa que te permiten hacer tierra siempre que estés caminando sobre una superficie que también sea conductora. Aunque muchos zapatos modernos con suelas de cuero tienen plantillas sintéticas que vuelven la superficie aislante, también puedes intentar conseguir zapatos hechos tradicionalmente con suelas de cuero.

Gran cantidad de empresas se dedican a producir zapatos diseñados específicamente para hacer tierra. En internet es posible encontrar múltiples opciones. Sin embargo, toma en cuenta que usar zapatos con este tipo de suelas sólo sirve si estás caminando en las superficies ya mencionadas. Si vives en la ciudad, no gastes dinero en este tipo de zapatos, a menos de que tengas acceso a un parque o a una playa cercana.

Precauciones

Aunque caminar descalzo es una de las formas más sencillas y naturales de mejorar tu salud, hay algunas circunstancias en las que querrás tener precaución, pues hay ciertas contraindicaciones. Recuerda que éste no es un tratamiento ni una cura para nada. Sólo aporta "nutrición eléctrica" proveniente de la tierra que ayuda a disminuir la inflamación asociada con muchas enfermedades crónicas, lo que sienta las bases para sanar sin esfuerzo.

Debido a los efectos anticoagulantes de hacer tierra, si tomas algún anticoagulante por prescripción médica, necesitas consultarlo con tu médico. De hecho, los individuos que toman medicina para evitar la coagulación, regular los niveles de azúcar en la sangre, controlar la hipertensión o regular los niveles de hormonas tiroideas deben consultar a su médico antes de realizar esta práctica.

Cuando empieces a hacer tierra de forma regular, tu salud puede empeorar antes de mejorar, dependiendo de tu estado de salud y de tu carga actual de toxinas. Es probable que experimentes una de las reacciones habituales de la desintoxicación, que es que el agente sanador desencadena la muerte de gran cantidad de patógenos, los cuales liberan residuos tóxicos que te enferman. Si te sientes peor después de hacer tierra, empieza con apenas 10 minutos al día y ve aumentando el tiempo hasta llegar a 30. Siempre escucha a tu cuerpo para determinar cuánto tiempo debes invertir en esta práctica para sentirte bien.

A pesar de estas precauciones, hacer tierra es una forma increíble y completamente natural de promover la salud, la cual está disponible para cualquiera casi en cualquier momento y de forma gratuita o muy económica. Deja que tu cuerpo te guíe para decidir cuánto y cuándo hacerlo.

CONSEJOS AVANZADOS PARA SANAR SIN ESFUERZO

Ejercítate en exteriores con los pies descalzos

Ejercitarte descalzo en exteriores es una de las formas más maravillosas, económicas y potentes de incorporar a tu vida diaria el plan para sanar sin esfuerzo. Además, te permitirá matar dos pájaros de un tiro, pues te ejercitarás y harás tierra al mismo tiempo. Incluso pueden ser tres pájaros si también expones tu piel a la luz del sol y obtienes así tu dosis diaria de vitamina D. Hacer ejercicio extenuante en exteriores también puede acelerar la velocidad de reparación de los tejidos y aliviar el dolor muscular.

LA VERSIÓN CHINA DE POR QUÉ CAMINAR DESCALZO

La piel en general es excelente conductora de energía. Conectar cualquier parte de la misma con la tierra funciona. Sin embargo, entre todas las partes del cuerpo hay una en particular que es muy potente: un punto justo en medio del metatarso, conocido por los practicantes de medicina tradicional china como 1 Riñón (1R). En este punto de acupuntura convergen todos los senderos energéticos del cuerpo, conocidos como meridianos. Esto significa que se conecta con todas las partes del cuerpo, de ahí que el tai chi y el qigong —que son los equivalentes chinos del yoga— se practiquen en exteriores y con los pies descalzos.

PUNTO DE ACUPUNTURA

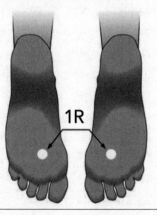

1R

Encontrar alivio a las emociones problemáticas

En algún punto del camino para sanar sin esfuerzo puedes experimentar emociones fastidiosas que ninguna de las técnicas descritas en este capítulo logra aliviar.

En cualquier momento puedes descubrir que estás experimentando emociones desagradables —como ansiedad, temor, resistencia, ira o duda— que entorpecen tu capacidad de tomar decisiones saludables. Una poderosa herramienta que puede ayudarte a purgar esas emociones de tu cuerpo y tu psique está literalmente en la punta de tus dedos, y se llama terapia de liberación emocional (TLE).

La TLE es una forma de acupresión psicológica, un mecanismo que usa las puntas de los dedos para estimular puntos específicos del cuerpo y que puedes utilizar en casa. Se basa en los mismos meridianos de energía que ha usado la acupuntura tradicional para tratar afecciones físicas y emocionales durante más de 5 000 años, pero sin la cualidad invasiva de las agujas. En vez de eso, basta con dar ligeros golpecitos con las puntas de los dedos sobre lugares específicos de la cabeza y el pecho mientras piensas en el problema específico —sea un episodio traumático, una adicción o dolor— y enuncias afirmaciones positivas.

Darles golpecitos a los meridianos energéticos mientras enuncias afirmaciones positivas ayuda a reparar el "corto circuito" o bloqueo emocional del sistema bioenergético de tu cuerpo, con lo cual se restablece el equilibrio mental y corporal que es esencial para sanar enfermedades y tener una salud óptima.

Si estás leyendo esto con absoluta incredulidad, no dejes de leer, pues no eres el único. Muchas personas dudan en un comienzo de los principios en los que se basa la TLE, pues en Occidente apenas estamos empezando a reconocer el componente energético que ha sido parte de las medicinas tradicionales durante siglos. A muchas personas las desconcierta (pero también las asombra) la metodología de golpecitos y afirmaciones de la TLE.

La TLE funciona mejor que cualquier otro método tradicional o alternativo que yo haya utilizado o investigado para resolver emociones difíciles de una vez por todas. He sido testigo de los resultados que da en mis pacientes desde que empecé a utilizarlo a mediados de 2001. De hecho, dado su alto índice de éxito, el uso de la TLE se ha extendido bastante y ya hay médicos en todo el mundo que la utilizan. Si sigues escéptico, consulta la página web que encontrarás al final de esta sección. Inténtalo, a pesar de tu escepticismo, pues, ¿qué puedes perder? Sólo viejos prejuicios que probablemente te impiden hacer los cambios que beneficiarían tu salud y tu felicidad.

He aquí unos cuantos de los beneficios que aporta la TLE:

• Alivia la mayoría de los traumas emocionales
• Elimina las fobias y el estrés postraumático
• Acaba con los antojos de comida que sabotean tu salud
• Elimina o disminuye de forma significativa casi todos los dolores e incomodidades físicas

He sido entusiasta de la psicología energética desde hace varios años, y he sido testigo de su efectividad en mi consultorio, en donde personalmente he ayudado a cientos de pacientes a resolver problemas de salud a través de ella. Aunque los estudios al respecto solían ser esporádicos, pues la ciencia tarda un poco en ponerse al corriente con la experiencia clínica, eso está cambiando. En los últimos años se han publicado varios estudios que confirman que es una técnica tanto efectiva como segura.

Por ejemplo, los siguientes tres estudios encontraron que personas con historial de traumas que usaron la TLE tuvieron progresos significativos en muy poco tiempo:

1. En un estudio de 2012, publicado en el *Journal of Nervous and Mental Disease* (la revista indexada de psiquiatría más antigua en Estados Unidos), los sujetos que recibieron una sesión de

TLE de una hora exhibieron una disminución de cortisol de 24%. El grupo que recibió la TLE también experimentó el doble de disminución de la depresión y la ansiedad que los sujetos que recibieron sesiones de psicoterapia verbal o únicamente reposo.[23]

2. Un estudio de 2013 publicado en esa misma revista examinó a 59 veteranos de guerra con trastorno por estrés postraumático. Los participantes recibieron seis sesiones de TLE; después de seis meses, la disminución de depresión y ansiedad seguía siendo tan significativa que 86% de ellos ya no presentaba el cuadro clínico de este trastorno.[24]

3. También se ha demostrado que la TLE es efectiva en tratamientos grupales así como en sesiones individuales. En 2014 un grupo de veteranos y sus cónyuges asistieron a un retiro de TLE de una semana. A su llegada, 89% de los veteranos cumplían con los criterios de diagnóstico de trastorno por estrés postraumático, al igual que 29% de las parejas. Después del retiro, sólo 28% de los veteranos seguían padeciendo el trastorno, así como sólo 4% de las parejas.[25]

En una ocasión di una presentación de TLE frente a 400 nutriólogos clínicos. Una voluntaria subió al escenario y comentó que tenía intensos antojos de los cuadritos de arroz inflado que tenían en el vestíbulo. Evaluó la intensidad del antojo como 10 de 10. Justo después de la primera ronda de golpecitos, la voluntaria estaba al borde del llanto. Cuando profundicé en el tema con ella, me dijo que recordó que su madre solía darle lunetas para quitársela de encima.

El verdadero problema no tenía nada que ver con su antojo de dulces, sino que en realidad "ansiaba" el afecto y la atención que su madre no le dio. Abordamos ese asunto con TLE, y su antojo de dulces desapareció al instante.

Si quieres saber más sobre esta técnica, visita http://espanol.merco la.com/eft-tle.aspx.

Plan de acción para sanar sin esfuerzo

1. Date tiempo para tener contacto físico. Besar, abrazar y tener relaciones sexuales te ayuda a sentirte conectado con otros, lo cual promueve la salud emocional. El contacto físico también detona una cascada de beneficios fisiológicos que ayudan al cuerpo a funcionar mejor sin tanto esfuerzo.

2. Que reír sea una prioridad. Ver más comedias o videos graciosos en internet no es una pérdida de tiempo, sino que tiene el potencial de favorecer la salud.

3. Practica la respiración por la nariz. Respirar por la boca hace que el cuerpo experimente una falta de oxígeno y de dióxido de carbono que entorpece la salud. Entre más puedas respirar silenciosamente por la nariz, más sano estarás.

4. Camina descalzo en exteriores siempre que sea posible; lo recomendado es media hora diaria, pero cualquier cantidad de tiempo es mejor que nada.

5. En caso de experimentar emociones desagradables que entorpezcan tu capacidad de hacer cambios positivos, busca algún especialista en la terapia de liberación emocional (TLE). Aunque es una práctica bastante efectiva cuando se realiza de forma personal, un especialista puede ayudarte a elegir las frases indicadas que resuenen más contigo y mostrarte cómo realizar la técnica de forma correcta.

COSAS QUE SANAN	COSAS QUE ENFERMAN
Reír	Sólo ver programas de televisión o películas de temas serios
Besar	Permitir que la falta de libido o los altos niveles de estrés te impidan tener una vida sexual saludable

COSAS QUE SANAN	COSAS QUE ENFERMAN
Abrazar	No tomar las oportunidades para abrazar a otros; las mascotas cuentan
Tener sexo seguro	
Caminar descalzo en exteriores	Dejarte los zapatos puestos en el parque o en la playa
Respirar por la nariz	Respirar por la boca
Repetir frases afirmativas mientras les das golpecitos a puntos específicos del cuerpo con las puntas de los dedos (TLE)	No buscar darle salida a las emociones problemáticas

Noveno pilar de la salud

Evita estos seis "alimentos saludables"

A simple vista

✓ Mucha de la sabiduría convencional sobre la alimentación saludable no sólo es falsa, sino que es dañina.

✓ Los alimentos falsamente "saludables" que debes evitar son:

- Cereales integrales, como arroz integral
- Endulzantes naturales, como agave
- Productos de soya no fermentada, incluyendo tofu y leche de soya
- Aceites vegetales
- La mayoría de los pescados
- Yogur convencional

Parte del desafío que implica sanar sin esfuerzo es que muchos productores de alimentos y miembros ingenuos o ignorantes de los medios de comunicación nos transmiten información engañosa sobre nuestros alimentos. Cuando aquellos alimentos que afirman que son saludables en realidad ponen en jaque nuestra salud, el problema se vuelve más serio.

Al introducir de forma constante sustancias químicas, hormonas y proteínas dañinas a tu cuerpo a través de lo que sueles comer, entorpeces la capacidad del organismo de sanarse a sí mismo. Y cuando consumes dichos alimentos creyendo que en realidad estás beneficiándote, te quedas atrapado en un estado de salud poco óptimo. Los alimentos que discutiré en esta sección sirven sobre todo para "distraer" a tu cuerpo, pues lo obligan a hacer constantes esfuerzos para contrarrestar los efectos nocivos que tienen y le impiden cumplir su función natural: regenerarse de forma sencilla y eficaz.

A continuación discutiré los principales seis alimentos que suelen ser defendidos por sus propiedades benéficas para la salud pero que debes evitar a toda costa. También te ofrezco alternativas para cada uno; si cambias la versión dañina por la versión sana, te quitarás un gran peso de encima. Eliminar los alimentos nocivos y remplazarlos por versiones saludables te ayudará a tener mayores niveles de energía, perder peso y tener mucho más vitalidad.

Cereales

Denise, una de mis lectoras, es madre de dos niñas. Al acercarse a los 40 años tenía 14 kilos de sobrepeso y su tensión arterial iba en aumento. Denise tenía maestría en nutrición y había llevado durante casi 20 años una dieta baja en grasas, alta en fibra y con varias porciones de cereales integrales (igual que yo en los años setenta). Cada tantos meses se embarcaba en un régimen alimenticio de 1 200 calorías diarias y hacía cardio entre cinco y seis horas por semana, pero eso la dejaba hambrienta, malhumorada e igual de pesada.

Finalmente, Denise se hartó de creer que su sobrepeso "era inevitable" para una mujer de su edad. Aceptó renunciar al pan tostado integral por las mañanas y al sándwich del almuerzo, y decidió remplazar esos cereales por grasas de alta calidad: huevo con queso para desayunar, un puñado de frutos secos de refrigerio y ensalada con mucho aceite de oliva para el almuerzo. Y los kilos comenzaron a desaparecer. Después de dos años y medio de alimentarse con un mínimo de cereales y gluten, Denise ha bajado 16 kilos y no ha recuperado ni uno solo. Su tensión arterial es normal, y sus niveles de triglicéridos y la proporción de colesterol bueno están en rangos saludables. Quizá lo mejor de todo es que Denise se inspiró a usar su maestría para brindar información a sus pacientes sobre alimentación saludable *baja* en cereales y carbohidratos.

No me sorprende si, igual que Denise, has reverenciado los cereales integrales como superalimentos, pues hasta los organismos gubernamentales defienden que consumir cereales integrales reduce el riesgo de infarto, disminuye el estreñimiento y ayuda a controlar el peso.

Resistencia a la insulina y a la leptina

La razón por la cual es insensata la recomendación generalizada de consumir más cereales integrales es porque muchas personas padecen resistencia a la insulina o a la leptina. Como sabes, hasta los cereales integrales "saludables" son carbohidratos, y los carbohidratos —sin importar su lugar de origen— aumentan el azúcar en la sangre y detonan la liberación de insulina en el cuerpo.

El papel de la insulina es transportar el azúcar del torrente sanguíneo a las células, en donde es utilizada como energía. Sin embargo, las células tienen una capacidad limitada de uso y almacenamiento de azúcar. Por lo tanto, cuando acostumbras comer demasiada azúcar y carbohidratos, el excedente tiende a acumularse en la sangre, lo que provoca que el cuerpo produzca más insulina para controlar los niveles de azúcar en la sangre porque sabe que su presencia ahí es dañina y que, si aumenta demasiado, puede incluso matarte (como ya comenté en el Tercer pilar de la salud). A medida que el cuerpo produce más y más insulina como consecuencia de tus atracones de azúcar y cereales, los receptores de insulina de las células se van volviendo insensibles a ella. Esto hace que el cuerpo produzca todavía más insulina para bajar los niveles de azúcar en la sangre, y este círculo vicioso se prolonga durante años hasta provocar resistencia a la insulina o, dicho de otro modo, que los receptores de insulina dejen de ser sensibles a ella.

Hay medicamentos que tratan la resistencia a la insulina, pero la única forma de dejar de perpetuarla es cambiar tu alimentación y ejercitarte. Esta situación es confusa para muchos médicos, quienes recetan insulina a personas con diabetes tipo 2 para disminuir sus niveles de azúcar, lo que en realidad empeora su resistencia a la insulina y contribuye a que mueran de forma prematura.

En el caso de la resistencia a la leptina ocurre el mismo proceso. La leptina es una hormona producida por el tejido graso que ayuda al cuerpo a regular la ingesta de alimentos y el peso corporal. Dado que los tratamientos para resistencia a la insulina y a la leptina son idénticos, muchos expertos la meten en el cajón de la resistencia a la insulina, pues ésta está mejor estudiada.

En conclusión, si padeces resistencia a la insulina o a la leptina, debes evitar los cereales.

¿Cómo saber si eres resistente a la insulina o a la leptina?

La forma más precisa de saberlo es medir tus niveles de insulina en la sangre. Entre menores sean, mejor. Una cifra por debajo de tres indica que no padeces resistencia a la insulina. Como alternativa menos costosa —y más sencilla—, puedes evaluar tus propios síntomas.

Puedes tener algo de resistencia a la insulina o a la leptina si padeces alguno de los siguientes problemas:

- Sobrepeso; más de 10% de tu peso corporal ideal
- Diabetes tipo 2 o niveles de azúcar en ayunas superiores a 100
- Hipertensión
- Proporciones de colesterol poco saludables
- Cáncer
- Infarto, angina de pecho, apoplejía o ataques isquémicos transitorios

Si tienes alguno de estos problemas, recuerda que no estás solo. Alrededor de 85% de la población también cumple al menos con uno de los criterios. La resistencia a la insulina y a la leptina no es la única responsable de estos problemas, pero sí influye en casi todos los casos. Cuando se trata de colesterol, las señales disfuncionales de la insulina y la leptina le indican al colesterol LDL (el colesterol "malo" que se acumula en las arterias y provoca ateroesclerosis y cardiopatías) que se vuelva más pequeño y denso,[1] lo que le permite meterse mejor en los espacios entre células arteriales, en donde se oxida y contribuye a la inflamación.

En el caso del cáncer, la insulina fomenta el crecimiento celular, y el cáncer es la proliferación de células que se reproducen sin control. Aunque el mecanismo que causa la formación y crecimiento del cáncer es bastante complejo, varios estudios vinculan la resistencia a la insulina con tipos específicos de cáncer. De hecho, un artículo de revisión de 2009 que examinó estudios realizados en más de medio millón de personas observó que aumenta el riesgo de desarrollar cáncer y morir con cada unidad adicional de glucosa en la sangre.[2]

Si exhibes señales de resistencia a la insulina o a la leptina, comer cereales —aunque sean integrales, orgánicos, frescos y molidos en piedra— puede empeorar tu salud y provocarte obesidad, la cual en sí misma es factor de riesgo para muchas enfermedades crónicas.

La conexión entre los cereales y el exceso de peso es la siguiente: la insulina es esencialmente una hormona de almacenamiento, la cual evolucionó para convertir el excedente de carbohidratos en grasa que se acumula por si acaso hay posteriores hambrunas. Por lo tanto, a medida que el cuerpo va necesitando más y más insulina para procesar los carbohidratos de los cereales, recibe más y más indicaciones de que almacene grasa. Si comes cereales tres veces al día —aunque provengan de supuestos superalimentos como el arroz integral—, el cuerpo recibe tres órdenes diarias de enviar esas calorías directo y sin escalas hacia las células adiposas... ¡a diario!

Pero espera, porque las cosas se ponen peor. La resistencia a la insulina también manda señales al cuerpo de que no queme la grasa almacenada. Esto hace que se vuelva muy difícil, si no es que imposible, quemar la grasa almacenada como combustible. Por lo tanto, si padeces resistencia a la insulina o a la leptina, los carbohidratos provenientes de cereales no sólo te engordarán, sino que impedirán que bajes de peso. Es un doble agravante y puede ser mortal. (Es importante señalar que puedes padecer resistencia a la insulina o a la leptina sin necesidad de que tengas sobrepeso. Como ya dije, cualquiera de las circunstancias mencionadas en la página anterior sugiere que hay altas probabilidades de que la respuesta de tu cuerpo a la insulina o a la leptina no sea la ideal.)

LA TRAMPA DE LA INSULINA

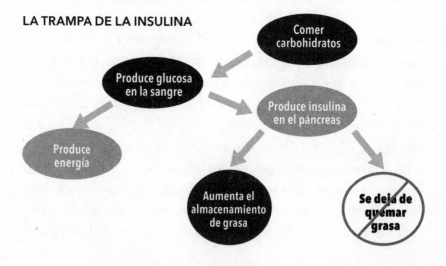

Los peligros del gluten

El trigo es un cereal, así que todo lo que acabo de mencionar sobre los cereales integrales aplica cien por ciento al pan y a la pasta de trigo integral que tanto te han recomendado comer. Sin embargo, estos supuestos alimentos saludables conllevan un problema adicional: el gluten.

El gluten es la principal proteína del trigo, la espelta, la cebada y el centeno, aunque el trigo es el cereal más común y el que más se ingiere de forma cotidiana. En mi experiencia clínica he notado que hay una epidemia de intolerancia al gluten no diagnosticada. La mayoría de la gente asume que la sensibilidad al gluten sólo causa malestares digestivos como distensión, gas, estreñimiento y diarrea, pero eso no es todo. La sensibilidad al gluten causa otros síntomas, como fatiga intensa después de comer, aturdimiento mental, mareos, problemas premenstruales, dolor articular, inestabilidad emocional, problemas de atención y migrañas.

La cuestión es que el trigo, así sea integral y orgánico, contiene proteínas como gliadina y gluten. Cuando ambas se descomponen en proteínas más pequeñas durante la digestión, se abren paso al torrente sanguíneo a través de huecos microscópicos en el tracto digestivo. Y ahí empiezan los problemas. Si eres susceptible a estas proteínas —y 75% de la población tiene alergias o sensibilidades alimenticias no diagnosticadas—, tu cuerpo atacará las células a las que se adhieran estas proteínas como si fueran invasores externos. El sistema inmune estará haciendo su trabajo, pero causará daño colateral a los órganos, pues estos ataques causan reacciones tóxicas que a su vez instigan la respuesta inflamatoria.

Si consumes gluten con regularidad, es probable que esta inflamación se vuelva crónica y tenga el potencial de detonar o exacerbar *muchos* otros problemas de salud en todo el cuerpo. Por eso el gluten puede tener efectos tan devastadores en la salud en general.

No creas que eso significa que debes padecer la versión autoinmune de la sensibilidad al gluten —conocida como celiaquía— para desarrollar síntomas. Eso es falso. Si tienes sobrepeso o eres resistente a la insulina o a la leptina, recomiendo que dejes de consumir cualquier producto de trigo para eliminar el gluten de tu alimentación.

Por lo regular, cuando la gente elimina los alimentos alergénicos (como el gluten) de su alimentación, disminuyen sus antojos de cosas dulces, mejora su estado de ánimo, baja de peso y su salud en general mejora. Otros beneficios incluyen disminución del dolor articular, mejor digestión y mayor claridad mental.

Una vez que alcances un peso saludable y no tengas problemas de hipertensión, diabetes e hipercolesterolemia, entonces puedes ir reincorporando los cereales de forma gradual y observar qué tan bien los toleras.

ALIMENTOS A EVITAR	ALTERNATIVAS SALUDABLES
Arroz (integral y blanco)	Camote
Avena	Coliflor, ya sea al vapor y picada finamente como alternativa al arroz, o al vapor y en puré con mantequilla como alternativa al puré de papas
Cebada	Fideos de trigo sarraceno
Centeno	Harina de almendra (para hornear)
Cereales germinados	Harina de coco (para hornear)
Espelta	Trigo sarraceno (al vapor para remplazar arroz, o molido como harina). En realidad el trigo sarraceno no es un cereal sino una semilla
Mijo	
Trigo	

Los alimentos en la lista de la derecha son opciones preferibles a los cereales, pues no causan el mismo efecto en los niveles de azúcar en la sangre que éstos. Sin embargo, si tienes una seria resistencia a la insulina, estos alimentos pueden hacer mucho más largo el camino para sanar sin esfuerzo, pues puede tomarte entre dos y tres veces más tiempo recobrar la capacidad corporal de procesar la insulina y la leptina. Si eres resistente a la insulina o a la leptina, recomiendo que disminuyas todos los alimentos con almidón para que coseches más rápido los beneficios de sanar sin esfuerzo.

Una vez que desaparezcan todos los indicios clínicos de resistencia a la insulina, puedes relajar un poco la restricción de carbohidratos. En ese momento podrás reincorporar gradualmente varios carbohidratos, frutas y cereales sin gluten, mientras sigues disminuyendo la grasa corporal. Es recomendable mantener igual los niveles de proteína y seguir evitando los azúcares y alimentos procesados. Y no olvides monitorear de cerca tu peso; si empieza a aumentar, entonces vuelve al plan alimenticio anterior.

Endulzantes naturales: despídete del agave

Una frase popular en empaques de alimentos y bebidas suele ser "con endulzantes naturales". Esto implica que dichos productos son más sanos que los endulzados con azúcar refinada o endulzantes artificiales, pero ¿en serio lo son?

Comenzaré con una advertencia sobre los endulzantes artificiales: no los consumas. Si alguna vez has entrado a mi página web Mercola.com, ya sabrás que soy enemigo acérrimo de los endulzantes artificiales. Los peligros que conllevan, en particular el aspartame, están tan bien documentados que podría escribir todo un libro al respecto. (De hecho ya lo hice; se llama *Sweet Deception*.) Si quieres saber más al respecto, entra a Mercola.com y teclea "aspartame" en el buscador en la parte superior de la página. Ahí podrás consultar varios artículos sobre el tema.

Cuando se trata de azúcares naturales, es importante entender que hay formas distintas de azúcar. El azúcar de mesa normal suele estar compuesta de dos azúcares simples —glucosa y fructosa— en cantidades iguales. Investigaciones apremiantes han demostrado que los niveles mayores de fructosa —en especial fructosa procesada— son más peligrosos que la glucosa.

Varios estudios demuestran que la fructosa estimula el apetito, a diferencia de la glucosa.[3] Además, disminuye la producción de leptina (hormona supresora del apetito), sin tener efecto alguno en la ghrelina (la hormona del apetito que suele suprimirse después de comer). La glucosa tiene el efecto contrario: aumenta la leptina y disminuye la ghrelina. Como resultado, parece ser que la fructosa le indica al cuerpo que coma más y que aumente la cantidad de calorías para sentirse satisfecho.

El otro problema con la fructosa es su relación con la grasa. Para empezar, aumenta los niveles de triglicéridos, que son las grasas almacenadas en la sangre que se asocian con cardiopatías y apoplejías. Asimismo, influye en el procesamiento y almacenamiento de las grasas en el organismo.

Todas las células del cuerpo pueden usar glucosa (y dextrosa, que es otro nombre para la glucosa), pero sólo el hígado es capaz de metabolizar la fructosa. Cuando hay exceso de fructosa en el cuerpo se empieza a almacenar el azúcar en forma de grasa, y el tipo de grasa resultante es grasa visceral, la cual rodea los órganos abdominales y es uno de los factores de riesgo de afecciones cardiacas. En muchos sentidos, el consumo excesivo de fructosa tiene repercusiones similares al consumo excesivo de alcohol, pues ambos provocan que se acumulen niveles dañinos de grasa en el hígado.

Los endulzantes naturales —como la miel y el agave— parecen ser opciones más saludables que los azúcares refinados, pero tienen niveles mucho mayores de fructosa. La fructosa no es una buena fuente de calorías para nadie, sin importar cuán saludable estés. Sin embargo, si padeces resistencia a la insulina o a la leptina, puede meterte en más problemas por su tendencia a aumentar el apetito y la grasa visceral.

El jarabe de agave suele ser publicitado como una opción saludable, pero tiene más fructosa que cualquier endulzante comercial (entre 70 y 97%, dependiendo de la marca). En contraste, el jarabe de maíz alto en fructosa tiene en promedio 55% de fructosa. Lo peor de todo es que el supuesto "néctar" o "jarabe" de agave no es más que un jarabe de fructosa supercondensada, generado en un laboratorio, que no tiene prácticamente ningún valor nutrimental.

También la miel es alta en fructosa (tiene 53% de fructosa en promedio), pero, contrario al agave, es completamente natural cuando no está refinada. Además aporta varios beneficios a la salud si se consume con moderación (una o dos cucharaditas al día, cada una de las cuales contiene cuatro gramos de fructosa), siempre y cuando no padezcas resistencia a la insulina o a la leptina. Sin embargo, no es probable encontrar miel no refinada en el supermercado, por lo que hay que comprarla en tiendas naturistas, en internet o directamente con el productor.

> La miel no refinada y de producción local puede ayudar a aliviar la fiebre del heno y otras alergias estacionales.

Mi recomendación estándar es que *tu consumo TOTAL de fructosa —proveniente sobre todo de fruta— se mantenga por debajo de 25 gramos al día*. Si tomas bebidas que no sean agua y consumes alimentos procesados, lo recomendable es limitar la fructosa proveniente de las frutas a *15 gramos o menos al día*, pues es casi seguro que consumirás fructosa "escondida" en este tipo de productos.

Quince gramos de fructosa no es mucho; son dos plátanos, $\frac{1}{3}$ de taza de pasas o dos dátiles. Recuerda que una lata de 350 ml de refresco contiene 40 gramos de azúcar, de los cuales al menos la mitad es fructosa, por lo que una lata de refresco por sí sola puede aportarte la dosis diaria recomendada.

Mejores alternativas al azúcar

Sé que eliminar por completo todo tipo de alimento dulce de tu dieta requiere mucho esfuerzo. Y aunque estoy convencido de que estarás más sano entre menos azúcar comas (sin importar la presentación, sobre todo si eres resistente a la insulina o a la leptina), la vida no es vida sin un toque de dulzura. Por eso te daré algunas alternativas que no le pasan una factura tan elevada a tu salud.

Alcoholes de azúcar

Los *alcoholes de azúcar* se identifican porque sus nombres terminan con *-ol*, como xilitol, glucitol, sorbitol, maltitol, manitol, glicerol y lactitol. No son azúcares ni son alcoholes, sino un híbrido. Con frecuencia se utilizan como sustituto de azúcar, aunque no son tan dulces. Además, tienen menos calorías, aunque eso no significa que no tengan calorías, por lo que no te dejes engañar por alimentos que se anuncian como "sin azúcar" porque contienen estos endulzantes. Al igual que con cualquier otro alimento procesado, es necesario que revises las etiquetas con detenimiento para saber cuántas calorías y carbohidratos contiene, independientemente de que se publicite como alimento sin azúcar o bajo en azúcar.

Si se consumen con moderación, los alcoholes de azúcar son una mejor elección que el azúcar refinada, la fructosa o los endulzantes artificiales. De todos los alcoholes de azúcar existentes, el mejor es el xilitol. En su forma pura, los potenciales efectos secundarios son mínimos, e incluso aporta algunos beneficios, como evitar las caries. En general, considero que el xilitol es un endulzante bastante seguro y hasta un poco benéfico. (Como nota al margen, *el xilitol es tóxico para perros y otros animales*, así que mantenlo lejos del alcance de tus mascotas.)

ENDULZANTES A EVITAR	MEJORES ALTERNATIVAS
Agave	Dextrosa (otro nombre para la glucosa)
Aspartame	Lo han kuo (también conocido como lo han guo, lo han o fruta de los monjes)
Azúcar de betabel	Miel sin refinar de producción local (no más de una o dos cucharaditas al día)
Azúcar de caña	Stevia (extracto de hoja entera en presentación líquida o en polvo)
Azúcar de caña integral	Xilitol
Azúcar de coco	
Azúcar de dátil	
Azúcar integral	
Jarabe de arroz integral	
Jarabe de maíz alto en fructosa	
Jarabe de maple	
Jugo de frutas	
Melaza	
Sorgo	
Splenda	
Sucralosa	
Truvia	
Turbinado	

Stevia y lo han

Dos de los mejores sustitutos de azúcar provienen del reino vegetal: el stevia y el *lo han guo* (también conocido como lo han o como fruta de los monjes). El stevia, que es una hierba muy dulce proveniente de la planta de stevia sudamericana, se comercializa como complemento alimenticio. Es muy segura en su forma natural y se puede utilizar —ya sea en presentación líquida o en polvo— para endulzar casi cualquier receta o bebida en la que por lo regular usarías azúcar. Es una manera menos riesgosa de permitirte el placer de algo dulce que sí cumple algunas de las promesas fallidas de los endulzantes artificiales. El lo han es una fruta china, lo que hace que sea más costoso y difícil de conseguir que el stevia. Ambas opciones son considerablemente más dulces que el azúcar, así que usa muy poco para endulzar alimentos o bebidas.

Ten cuidado con sustitutos de azúcar que afirman ser lo mismo que el stevia pero en realidad sólo usan el ingrediente activo y no la planta. También pueden contener eritritol como principal endulzante, el cual no es tan seguro como el stevia y puede causar diarreas, dolores de cabeza y malestares estomacales.

El problema con la soya

El mundo vegetariano y naturista ha defendido el tofu como alternativa saludable de la carne, y la leche de soya como sustituto de la leche de vaca. Sin embargo, la soya no es tan saludable como nos han hecho creer.

Tengo la certeza de que si revisaras con detenimiento los miles de estudios sobre soya que se han publicado, llegarías a la misma conclusión que yo: los riesgos de consumir productos de soya *no fermentados* superan por mucho cualquier potencial beneficio.

Hay cuatro razones centrales por la cuales debes evitar comer soya sin fermentar:

BATIDOS DE SOYA: UNA RUTINA POCO SALUDABLE

Un ejemplo de cómo el tipo erróneo de soya puede arruinarte la vida proviene de la experiencia de Donna, una de mis suscriptoras que vive en Nueva York. Donna tenía más de 50 años, de los cuales llevaba 20 consumiendo a diario bebidas de proteína de soya porque creía que eran buenas para su salud. Después de seguir esa rutina "saludable" durante dos décadas, la tiroides de Donna empezó a fallar terriblemente, y ella aumentó casi 30 kilos de peso. Cuando leyó uno de mis boletines y aprendió que la soya podía ser parte del problema, dejó de consumir esa bebida.

Encontró un médico que le recetó un complemento natural de remplazo tiroideo. A diferencia de las hormonas tiroideas que suelen recetarse, las cuales sólo aportan una forma de hormona tiroidea —sea T4 o T3—, las hormonas tiroideas disecadas provenientes de la tiroides de animales contienen todas las hormonas tiroideas (T1, D2, T2, T, T3 y T4). Esta combinación le da más herramientas a la tiroides para estabilizarse y normalizar el metabolismo.

Donna empezó a sentirse mucho mejor y después de un tiempo logró perder los casi 30 kilos que había ganado.

- Casi toda la soya convencional que se cultiva en Estados Unidos (91%) está modificada genéticamente. La principal modificación genética a la que se somete la soya es volverla inmune al popular pesticida Roundup, por lo que la cosecha de soya está plagada de esa sustancia.
- La soya no fermentada contiene goitrógenos, que son sustancias que entorpecen la función tiroidea. Cuando se suprime la tiroides se desencadena toda una serie de problemas de salud, incluyendo afecciones digestivas, alergias alimenticias, dificultad para bajar de peso, ansiedad y cambios en el estado de ánimo, insomnio, dificultad para concebir y muchos más.
- La soya no fermentada contiene la versión vegetal del estrógeno, conocida como fitoestrógeno. Los estrógenos vegetales de la soya han sido relacionados con cáncer de mama,[4]

cálculos renales[5] y déficits de memoria en población de la tercera edad.[6]

• La soya no fermentada contiene fitatos, los cuales impiden la absorción de minerales y provocan deficiencias de los mismos.

Formas saludables de la soya

Quiero aclarar que no estoy en contra de *todo* tipo de soya. De hecho, puede ser un alimento sumamente saludable, como sabrás si has oído que los japoneses viven más y tienen menores índices de cáncer que los estadounidenses porque comen mucha soya. Sin embargo, lo que ellos consumen primordialmente es *soya fermentada*, y ésa es la diferencia crucial entre su consumo de soya y el de la población occidental promedio.

El proceso de fermentación resuelve de forma eficaz muchos de los problemas de la soya que mencioné en el apartado anterior. Ese proceso de fermentación largo disminuye los niveles de fitatos y "antinutrientes" de la soya, y hace que sus propiedades benéficas estén más al alcance del sistema digestivo. Además, la fermentación disminuye de forma sustancial los niveles de fitoestrógenos[7] y aumenta el contenido proteínico del frijol de soya.[8] La soya fermentada también es una excelente fuente de vitamina K,[9] la cual desempeña un papel esencial en la prevención de osteoporosis,[10] cardiopatías[11] y demencia.[12] La vitamina K también te protege de cáncer de próstata,[13] de pulmón[14] y de hígado,[15] y trabaja en colaboración con la vitamina D para mantener los huesos sanos.

Los siguientes productos de soya fermentada son los únicos que recomiendo consumir:

• **Tempeh**, un pastel de soya fermentada con textura firme y sabor similar al de las nueces y los champiñones
• **Miso**, una pasta de soya fermentada de sabor salado y textura espesa (se suele usar para hacer sopa miso)

- **Natto**, frijoles de soya fermentados con textura pegajosa y un sabor intenso, parecido al del queso
- **Salsa de soya,** la cual se prepara de forma tradicional fermentando la soya con sal y enzimas. Ten cuidado al elegir salsas de soya, pues en el mercado hay muchas variedades hechas de forma artificial, por medio de un proceso químico, que contienen altos niveles de trigo y que, por lo tanto, contienen gluten. Para elegir una buena salsa de soya busca tamari orgánico, sin gluten. Éste no tiene trigo y se fermenta con métodos tradicionales

Asimismo, es crucial que elijas productos de soya fermentada que sean orgánicos, pues eso impide que en su producción se utilice soya modificada genéticamente. De hecho, elegir miso orgánico es la única forma de evitar que contenga soya modificada genéticamente.

ALIMENTOS DE SOYA A EVITAR	MEJORES ALTERNATIVAS
Edamame	Miso
Hamburguesas de soya	Natto
Leche de soya	Tamari
Proteína de soya texturizada	Tempeh
Tofu	

Aceites vegetales

Los aceites vegetales —de maíz, soya, girasol y cártamo— están entre los alimentos más recomendados y malentendidos entre expertos en salud. Se supone que son buenos para la salud del corazón, pero las evidencias señalan que en realidad aumentan el riesgo de cardiopatías y cáncer. ¡Eso no ayuda mucho a la salud!

Tal vez no los compres directamente en tiendas, pero si compras alimentos procesados, como hace 95% de la población, los sigues consumiendo, pues están contenidos en esos productos. Lo peor de todo es que el proceso altamente industrializado de producción de la mayoría de estos aceites alimenticios los hace todavía más tóxicos.

Uno de los principales problemas que conllevan todos los aceites derivados de semillas vegetales es que son ricas fuentes de ácidos grasos omega-6. Las grasas omega-6 promueven la inflamación y contribuyen a la resistencia a la insulina y a la leptina, además de alterar el estado de ánimo y entorpecer el aprendizaje y la reparación celular. Además, los consumimos en exceso sin compensar con suficientes grasas omega-3.

Los ácidos grasos omega-3 están presentes en el aceite de pescado y de krill, en las nueces de Castilla, en carne y lácteos de vaca alimentada con pasto, así como en algunas semillas, como la chía, la linaza y el hemp. Estos ácidos grasos mejoran la respuesta celular a la insulina, los neurotransmisores y otros mensajeros, además de disminuir el riesgo de cardiopatía,[16] cáncer,[17] apoplejía,[18] Alzheimer,[19] artritis[20] y toda una serie de afecciones autoinmunes.[21] Las grasas omega-3 mejoran la salud al disminuir la inflamación en todo el cuerpo, en especial en los vasos sanguíneos, y ayudar a optimizar las proporciones de colesterol, lo que disminuye el riesgo de desarrollar afecciones cardiacas. La proporción ideal de grasas omega-3 a omega-6 suele variar entre 1:1 y 1:5, pero la dieta occidental está en un rango entre 1:20 y 1:50.

Tanto las grasas omega-3 como las omega-6 son ácidos grasos poliinsaturados y son esenciales para la buena salud. Sin embargo, cuando consumimos grasas omega-6 *en exceso*, se vuelven problemáticas. Los ácidos grasos poliinsaturados tienen una estructura química inestable que es susceptible a que elementos del entorno la alteren o desnaturalicen. Cuando comes demasiadas grasas poliinsturadas, éstas se van incorporando cada vez más a tus membranas

CÓMO RESISTIRSE A LA COMIDA CHATARRA

El primer paso para evitar la comida chatarra procesada es cambiar tu mentalidad. En lugar de considerar que la comida chatarra es una recompensa con sabor reconfortante, o privarte de ella como castigo, intenta visualizarla de la siguiente manera:

* Contiene muchas calorías que dañarán tu cuerpo
* Es un menjurje tóxico de sustancias químicas y sabores artificiales que enferma el cuerpo
* Es probable que te obligue a gastar más en cuidados médicos
* No es apta para niños, cuyos cuerpos siguen desarrollándose y necesitan muchos nutrientes

También sirve cambiar tus prejuicios sobre la comida saludable y dejar de considerarla aburrida, laboriosa, restrictiva o poco apetitosa. Visualízala como combustible que fortalecerá tu cuerpo con nutrientes, reforzará tu sistema inmune y combatirá enfermedades. También recuerda que retrasa el envejecimiento y te llena de vida. Cuidar el cuerpo en el que vivimos tiene muchas recompensas. No se me ocurre un mejor argumento que ése.

celulares y, *dado que son inestables, las células se vuelven frágiles y propensas a la oxidación*, lo que implica que los cimientos de tu cuerpo se dañan. Esto provoca toda clase de problemas de salud, como inflamación crónica y ateroesclerosis. Por este motivo, disminuir la ingesta de grasas omega-6 y equilibrar la proporción de grasas omega-3 a omega-6 es de vital importancia para generar las condiciones internas que le permitan al cuerpo sanar sin esfuerzo.

En realidad no necesitas consumir muchas grasas omega-3 ni omega-6, pero si comes alimentos procesados o cocinas con aceites de maíz, soya, cártamo o girasol, es probable que estés abusando de los ácidos grasos omega-6. La mejor forma de volver a niveles saludables de consumo de grasas poliinsaturadas es evitar todos los aceites vegetales y remplazarlos con alguno de los aceites saludables enumerados en la página 255. Además, hay que consumir grasas omega-3 de forma consciente. (Ahondaré en esto más adelante, pues no basta con comer salmón un par de veces por semana, como sugieren algunas fuentes especialistas en salud.)

La grasa más satanizada de todas

Tal vez te sorprenda que entre las grasas que recomiendo están el aceite de coco y la mantequilla, pues son relativamente altas en grasas saturadas. Durante las últimas seis décadas las voces autorizadas de la medicina convencional nos inculcaron que había que evitar las grasas saturadas, y que las de origen animal provocaban infartos y debían estar restringidas en cualquier dieta para mejorar la salud del corazón.

Este mito surgió a partir de un estudio mal fundamentado que se realizó hace más de medio siglo. Es casi imposible estimar cuántas personas han muerto prematuramente por esta persistente noción. La mayoría de los estudios que sustentaban que este tipo de grasas eran dañinas en realidad no consideraban las grasas trans ni otras variables alimenticias de los participantes que era más probable que causaran problemas. Las grasas trans son tan dañinas que la FDA está en proceso de quitarles el estatus de "generalmente consideradas seguras" y es probable que se les vete de la cadena alimenticia.

Sin embargo, las grasas saturadas no son la raíz de todo mal *ni son las culpables* de la epidemia de enfermedades de la modernidad que estamos enfrentando. Por el contrario, son muy saludables, nutritivas y naturales, y los seres humanos hemos prosperado durante generaciones gracias a ellas. Muchas décadas de investigaciones subsiguientes han logrado derrumbar el mito que les da mala fama.[22]

Las grasas saturadas constituyen al menos 50% de la membrana de las células y son lo que les da suficiente rigidez e integridad.

Asimismo, influyen en la salud ósea y reducen la Lp(a), una sustancia de la sangre que indica la propensión a padecer afecciones cardiacas. Por otro lado, protegen el hígado del alcohol y otras toxinas, como Tylenol y otros medicamentos, además de fortalecer el sistema inmune.

Muchos médicos prominentes siguen desalentando el consumo de grasas saturadas, pero por fortuna la sabiduría convencional está empezando a cambiar. Por ello, olvídate por completo del mito de las grasas saturadas para que puedas cosechar los beneficios que le aportan a tu salud sin mayor esfuerzo.

Las grasas saturadas son un componente importante de la alimentación que promueve la masa muscular magra.

ACEITES A EVITAR	MEJORES OPCIONES
Aceite de canola	Aceite de aguacate (en frío)
Aceite de cártamo	Aceite de coco (bueno para cocinar)
Aceite de girasol	Aceite de nuez (en frío)
Aceite de maíz	Aceite de oliva (en frío, pues se oxida rápidamente con el calor)
Aceite de soya	Mantequilla (de leche orgánica y no pasteurizada de vaca de pastoreo)
Grasas hidrogenadas o parcialmente hidrogenadas	
Manteca vegetal	
Margarina	

AYUDA A TU CUERPO A REPARARSE

Pescados grandes y de piscifactoría

El pescado en general suele ser considerado un alimento saludable que cada vez es más popular. En los años setenta una persona promedio comía 11 kilos de pescado al año. En la actualidad esa cifra ha ascendido a 19 kilos por persona, y se espera que siga aumentando. (En contraste, el consumo de res es de menos de nueve kilogramos al año por persona.) En 2011, por primera vez en la historia moderna, la producción de pescado en piscifactoría superó la producción de res, y la brecha se amplió en 2012 cuando se produjeron 66 millones de toneladas de pescado, en comparación con los 63 millones de toneladas de res.[23]

Es cierto que el pescado solía ser uno de los alimentos más saludables del mundo. Sin embargo, por culpa de la contaminación industrial, la mayoría de los pescados y mariscos están contaminados con metales pesados como mercurio, y con sustancias químicas como dioxina y PCB.

El mercurio es una potente neurotoxina que también daña los riñones y pulmones. Más de 75% de la exposición a esta toxina es causada por el consumo de pescado, pues tan sólo el atún del Pacífico contaminado representa 40% de dicha exposición.[24]

Tal vez te preguntes cómo llegó el mercurio ahí en un principio. La mayor parte proviene de la combustión de combustibles fósiles como el carbón. Dado que alrededor de 50% de la energía total de Estados Unidos proviene del carbón, este país desecha unos 40 millones de toneladas al aire cada año, las cuales terminan en el océano tarde o temprano. Debido a que los peces están más arriba en la cadena alimenticia, tienden a bioacumular y concentrar este tipo de toxinas a niveles mucho mayores que los presentes en el agua.

Los pescados de mayor tamaño, como el atún y el pez espada, que además viven más tiempo y pueden pesar varios cientos de kilos, tienden a acumular más mercurio. Los pescados pequeños, como las sardinas, están más abajo en la cadena alimenticia y tienden a tener menores niveles de mercurio. Hasta un organismo conservador como la Agencia de Protección Ambiental de Estados Unidos recomienda a las mujeres embarazadas evitar los pescados con alto contenido de mercurio, como el atún.[25] Por lo tanto, es posible asumir que dicha recomendación se puede extender a todas las personas que desean mantenerse sanas.

En la gran mayoría de los casos el pescado de piscifactoría no es mejor que el silvestre. El pescado de granja tiene niveles similares de mercurio y de otros contaminantes. Además se les suele alimentar con mucha soya, la cual, como ya sabes, está modificada genéticamente y cubierta de pesticidas. De hecho, también hay peces modificados genéticamente. No le recomiendo a nadie consumir pescado de granja, sobre todo si quieren mejorar su salud.

Una gran desventaja de esta intoxicación de los peces es que los pescados grasos son una excelente fuente de las vitales grasas omega-3. A menos de que tengas en mano los resultados de laboratorio que certifiquen la pureza de tu salmón, sugiero que obtengas tus grasas omega-3 del aceite de krill, pues es una opción más segura y asequible. Antes recomendaba tomar aceite de pescado o de hígado de bacalao (en algunos casos aún lo sugiero), pero el bacalao está al borde de la extinción por culpa de la pesca excesiva y el aceite de pescado corre el riesgo de estar contaminado con mercurio.

Los aceites de pescado tienen otras desventajas. La primordial es que el pescado se descompone con facilidad y, como ya dije, las grasas omega-3 son ácidos grasos poliinsaturados, los cuales son inestables y propensos a la oxidación. La mayor parte del aceite de pescado se pone rancio en el frasco o en tu cuerpo, de modo que puede terminar contribuyendo a la inflamación crónica que estás intentando combatir por medio del consumo de omega-3.

El aceite de krill, el cual es extraído de criaturas diminutas similares a los camarones, es mejor que el de pescado porque contiene fosfolípidos, antioxidantes (más de 47 veces la cantidad contenida en el aceite de pescado) y grasas omega-3 adheridas de tal manera que no son susceptibles a la oxidación y que son fáciles de absorber dentro del cuerpo. Por lo tanto, con el aceite de krill te aseguras de obtener esas grasas sumamente saludables (EPA y DHA) sin tener que preocuparte por problemas de oxidación.

Asimismo, el riesgo de que el krill esté contaminado con mercurio es sumamente bajo, dado que son seres muy pequeños que no tienen gran oportunidad de acumular toxinas antes de ser cosechados, además de que proliferan en las aguas relativamente prístinas de la Antártida.

Dado que el krill es parte de la dieta de las ballenas, focas y otras criaturas marinas, a mucha gente le preocupa que consumirlo equivalga a "robarle" su alimento natural a estos animales, pero ése no es el caso.

El krill representa actualmente la biomasa más grande en el planeta. Hay gran cantidad de krill renovable en existencia tanto para depredadores naturales como para los humanos. Además, la cosecha de krill es una de las industrias mejor reguladas de nuestros tiempos. Incluso hay un límite precautorio establecido para garantizar que no sea cosechado en exceso.

En lo personal, ahora tomo aceite de krill a diario.

PESCADOS A EVITAR	MEJORES ALTERNATIVAS
Atún	Aceite de krill
Corvina rubia	Anchoas
Fletán	Arenque
Lubina negra	Corvina
Lucio	Eglefino
Marlin	Falso halibut de Canadá
Pez espada	Salmón silvestre de Alaska
Róbalo	Salmón silvestre del Pacífico
Salmón de granja	Sardinas
Salmón del Atlántico (de granja)	Tilapia

Yogur convencional

El yogur está en boga. El consumo de yogur per cápita se ha duplicado en la última década, al punto en el que casi uno de cada tres estadounidenses lo consume de forma regular (según un informe de 2013 realizado por la empresa de investigación de mercado NDP Group).[26] El yogur griego en particular ha adquirido una popularidad sin precedentes: en 2007 este yogur extracremoso sólo representaba 1% del mercado del yogur, mientras que para 2013 había ascendido a 35%, según el *Wall Street Journal*.[27]

A primera vista, el yogur parece merecedor de nuestra devoción: es fuente de proteína, calcio y probióticos, además de que es fácil mandarlo en la lonchera de los niños o guardarlo en el refrigerador de la oficina.

Cuando se prepara de forma tradicional —en la cual cultivos vivos fermentan la leche bronca de vacas de pastoreo—, el yogur *es* una excelente fuente de probióticos, grasas saturadas, vitamina D, calcio y múltiples enzimas benéficas. Sin embargo, cuando se trata de yogur industrializado, éste no es más que una chatarra cremosa que no aporta mucho más que cierta sensación agradable en la lengua al comerlo.

Los tipos de yogur de los que hablo incluyen cualquier yogur hecho de leche convencional, sea bajo en grasa, con 0% de grasa, saborizado, natural, griego o normal. El principal problema de todos los yogurts convencionales es que está hecho de leche de vacas que fueron criadas en corrales de engorda. Estas vacas no tienen acceso a su alimentación natural, que es pasto, y en vez de eso son alimentadas con maíz y soya. Sin embargo, la gran mayoría del maíz y de la soya que se usa para alimentar a los animales de engorda está modificada genéticamente. Además, el maíz tiene un alto contenido de grasas omega-6, lo que significa que el yogur hecho con leche de vacas alimentadas con maíz también tiene un alto contenido de omega-6.

Dado que las vacas evolucionaron para comer pasto y no maíz ni soya, su digestión se ve alterada. Como expliqué en el Sexto pilar de la salud, cerca de 80% del funcionamiento del sistema inmune está determinado por el intestino, de modo que esta dieta hace que las vacas sean más propensas a enfermedades, por no contar las condiciones de hacinamiento en las que viven, en donde suelen estar rodeadas de su propio estiércol. Como resultado, se les tienen que dar varios tipos de antibióticos para que se mantengan "bien" —si así se puede describir su triste estado— y sigan produciendo leche. Estos antibióticos luego se pasan a la leche y llegan hasta ti.

Los antibióticos no son el único problema que traen consigo las vacas alimentadas con cereales y no con pasto; la leche de vacas criadas de forma convencional carece de muchos nutrientes. En contraste, la leche orgánica contiene niveles significativamente mayores de antioxidantes importantes para la salud visual, como luteína y zeaxantina.[28] También se ha observado con regularidad que la leche orgánica de vacas de pastoreo tiene niveles mayores de beta caroteno (vitamina A) y tocoferoles (vitamina E).[29] La leche de vacas de pastoreo también es una excelente fuente de ácidos grasos omega-3, beneficio que no aporta la leche de vacas alimentadas con cereales.

Una sustancia que se suele administrar a las vacas lecheras de crianza convencional y que suele ser bastante problemática es la somatotropina bovina (STB), una hormona modificada genéticamente que fue diseñada para aumentar la producción de leche. Varios estudios han observado que la leche de vacas tratadas con STB contiene mayores niveles de factor de crecimiento insulínico tipo 1 (IGF-1).[30] Cuando bebes yogur o tomas leche de vacas tratadas con STB, el IGF-1 llega a tu torrente sanguíneo, lo cual es perjudicial, pues se ha demostrado que el IGF-1 aumenta el riesgo de desarrollar cáncer de mama,[31] de colon[32] y de próstata.[33] No es precisamente algo positivo para tu salud.

Otro gran problema con la mayoría de los yogures convencionales es que son bajos en grasa o contienen 0% grasa. Como ya mencioné hace algunas páginas, la grasa saturada —el principal tipo de grasa presente en los lácteos— es parte importante de una alimentación saludable. Cuando se le quita toda la grasa o una parte, muchos de los nutrientes que aporta la grasa saturada se pierden. Las grasas saturadas son los cimientos de las membranas celulares y de gran variedad de hormonas y sustancias similares a las hormonas que son esenciales para la salud. Cuando consumes grasas como parte de tu alimentación regular, éstas ralentizan la absorción para que pases más tiempo sin sentir apetito. Además, fungen como transporte de varias vitaminas liposolubles, como las vitaminas A, D, E y K. Asimismo, las grasas de los alimentos son necesarias para convertir el caroteno en vitamina A, para absorber minerales y para realizar muchos otros procesos biológicos.

En particular los lácteos de leche entera se asocian con sustanciales beneficios a la salud, incluyendo apoyo con cuatro de los problemas de salud más comunes de la modernidad:

- **Diabetes.** El ácido palmitoleico, el cual está presente de forma natural en productos lácteos de leche entera, nos protege contra la resistencia a la insulina y la diabetes. Un estudio descubrió que la gente que consumía lácteos enteros tenía niveles mayores de ácido transpalmitoleico en la sangre,[34] lo que se traducía en un riesgo 60% menor de desarrollar diabetes tipo 2, en comparación con quienes tienen menores niveles de este ácido graso.

- **Cáncer.** El ácido linoleico conjugado, una especie de grasa presente de forma natural en la leche de vaca, disminuye significativamente el riesgo de cáncer. En un estudio, quienes consumían al menos cuatro porciones de lácteos enteros al día tenían 41% menos probabilidades de desarrollar cáncer intestinal que quienes comían menos de una.[35] Cada incremento de dos porciones de lácteo equivalía a una reducción de 13% del riesgo de desarrollar cáncer de colon en mujeres.

- **Peso.** Las mujeres que comían al menos una porción de lácteos enteros subían 30% menos de peso en un periodo de nueve años que las mujeres que sólo consumían productos lácteos bajos en grasa (o con 0% de grasa).[36]
- **Cardiopatías.** La gente que consumía la mayor cantidad de lácteos enteros tenía menos probabilidad de morir por cardiopatías, según un estudio de 16 años de duración realizado en adultos australianos.[37]

Otro grave problema con los lácteos bajos en grasas son las sustancias químicas que se les añaden, en parte para darles la textura cremosa que esperamos del yogur. Una de éstas es el polidimetilsiloxano, un agente antiespumante que se le suele agregar al yogur bajo en grasa.[38] (Su uso está prohibido en productos orgánicos.) Otras son los espesantes y estabilizantes comerciales, como carragenina, goma xantana, maicena modificada, almidón alimenticio, pectina y gelatina, colorantes artificiales y saborizantes artificiales.

La carragenina es especialmente problemática, pues se sabe que produce malestares gastrointestinales como diarrea y distensión.[39] Es triste pensar en quienes buscan el yogur por sus probióticos porque padecen problemas digestivos y terminan sintiéndose peor.

El otro aditivo común en el yogur es quizá el peor: el azúcar. Los yogures saborizados contienen hasta 27 gramos de azúcar por cada porción, lo que los hace más dulces incluso que un caramelo. Esa cifra representa seis cucharaditas de azúcar en una sola porción, que es más de cuatro veces la ingesta diaria recomendada. Sin embargo, si hay algo aún peor, son los endulzantes artificiales que se añaden a los yogures dietéticos o *light*.

Rara vez recomiendo consumir productos lácteos pasteurizados, ya que la leche bronca representa una fuente superior de nutrientes. Sin embargo, si como muchas otras personas tienes el hábito de comer yogur, asegúrate de que sea yogur natural de leche entera y orgánica. Si lo prefieres dulce, usa stevia, lo han o un par de cucharaditas de miel sin refinar para endulzarlo.

YOGURES A EVITAR	MEJORES ALTERNATIVAS
Yogur bajo en grasa	Yogur natural, orgánico y de leche entera
Yogur sin grasas	Yogur hecho en casa con leche entera sin pasteurizar de vaca de pastoreo
Yogur dietético	Kéfir hecho en casa (véase la receta en la página 184 con leche entera sin pasteurizar de vaca de pastoreo
Cualquier yogur hecho de leche no orgánica, incluyendo el yogur griego	

Plan de acción para sanar sin esfuerzo

1. Mientras padezcas resistencia a la insulina o a la leptina, disminuye de forma drástica o elimina tu ingesta de cereales.
2. Empieza a usar stevia o lo han como endulzantes. Reduce al mínimo el consumo de fructosa y evita a toda costa los endulzantes artificiales, sobre todo el aspartame.
3. Deja de comer soya y de beber leche de soya. Sólo consume productos fermentados de soya orgánica.
4. Usa aceite de coco orgánico virgen para cocinar y aceite de oliva para aderezar ensaladas. La mayoría de los otros aceites vegetales desequilibran la proporción de grasas omega-6 a omega-3.
5. El pescado solía ser un alimento saludable, pero ya no más. Procura sólo consumir falso halibut de Canadá, salmón silvestre de Alaska, corvina, sardinas, eglefino y tilapia, pues son las especies con menos probabilidad de contaminación por mercurio y otras toxinas industriales.

6. Para asegurarte de consumir suficientes ácidos grasos ome-ga-3, contempla la posibilidad de tomar un complemento de aceite de krill.

7. Cambia cualquier producto de yogur comercial por yogur natural, orgánico y de leche entera. De preferencia, prepara tu propio yogur o kéfir con leche entera sin pasteurizar de vaca de pastoreo.

Tercera parte

Aprópiatelo

Capítulo 3

Tu propio plan para sanar sin esfuerzo

Un vistazo al plan

- ✓ La clave para lograr un cambio permanente está en ponerte metas asequibles y desafiantes.
- ✓ Si te cuesta trabajo creer que puedes cumplir con tus metas alimenticias, de salud y de estilo de vida, atiende los aspectos emocionales que puedas estar viviendo para comprometerte de verdad con esta nueva forma de alcanzar tus metas.
- ✓ Una vez que tengas la convicción, lo que necesitas es un plan.
- ✓ Dale seguimiento a tu progreso con registros cuantificables para mantenerte motivado.

Tal vez implementar las recomendaciones de este libro y sanar sin esfuerzo te resulte muy fácil, natural y sin problemas. Sin embargo, en ocasiones este proceso puede tomar más tiempo y requerir mayor diligencia.

En este capítulo mi objetivo es ayudarte a utilizar la información contenida en este libro para que hagas cambios positivos y duraderos en tu vida, y para lograrlo de la forma más simple, sencilla y efectiva posible.

Recuerda que el estilo de vida y la salud que deseas son parte del viaje, no el destino. Viajarás por un sendero propio según tus necesidades, y a lo largo del camino tendrás que optimizar y hacer algunos ajustes hasta que descubras lo que te funciona mejor según tus circunstancias. Si es posible que te relajes un poco durante el programa sin perder el bienestar óptimo —es decir, si los siete factores que enumeré en la página 41 están en el rango saludable y no experimentas síntomas molestos—, entonces vas bien. Sin embargo, si alguno de esos siete factores empieza a alejarse de los rangos óptimos, tu cuerpo te está diciendo que necesita un reajuste. Tienes que ser honesto contigo mismo.

¿Qué viene primero: la salud o la felicidad?

Tu salud y bienestar juegan un papel importante en tu felicidad. Después de todo, es difícil sentirse eufórico si no estás bien físicamente. En cambio, una buena salud mental puede reforzar tu salud física. Mientras intentas formular con claridad tus metas de salud, asegúrate de fijar metas que promuevan tu felicidad a largo plazo. En lugar de que tu objetivo sea seguir algún consejo al pie de la letra, elige metas que te permitirán vivir con más alegría y sin esfuerzo.

Los 10 componentes de una meta asequible

Uno de los mejores acercamientos a metas y objetivos que conozco está en el libro *Máxima eficacia*, de Brian Tracy. Para entender mejor el proceso para establecerte metas y generarte la vida que deseas, te recomiendo leer ese libro.

Hacer cambios grandes es mucho más gestionable —y posible— con un poco de planeación. Quizá 10 pasos te suenen a mucho trabajo, pero en este caso la cantidad de pasos no es lo que importa, sino lo factible que es dar cada uno, siempre con la conciencia de adónde quieres ir y qué quieres hacer después. Hacer un mapa de tus metas ayuda a que sientas que son más realizables, menos abrumadoras y más fortalecedoras.

1. Identifica el deseo tras tu objetivo

Por lo regular, las acciones se basan en miedos o deseos. Si tienes miedo a estar enfermo para siempre o a no alcanzar nunca tu peso o tu salud ideal, entonces es muy probable que fracases. El miedo es una fuerza poderosa, pero no es la que nos empuja a la grandeza. Sin embargo, el deseo es un fuego que surge desde adentro y tiene el poder de cambiar nuestra propia naturaleza.

¿Qué es exactamente lo que deseas para ti? Tu respuesta debe ser personal y debe provenir de tu interior. Nadie más puede responder por ti. Puede ser que necesites excavar un poco para encontrar la solución, pero cuando la tengas activarás el mecanismo innato de tu cerebro que busca cumplir tus objetivos. Una vez que hayas "programado" un deseo en tu subconsciente, tu subconsciente y tu superconsciente adquirirán un poder propio que te llevará a lograr ese objetivo, cualquiera que sea.

2. Afirma que cumplir tus metas es posible

Si tienes en mente cualquier duda sobre tu capacidad para conseguir algo, a nivel subconsciente te saboteas. Para lograr lo que sea, debes creer por completo que puedes lograrlo.

En algunos casos basta con que te repitas que estás comenzando un nuevo estilo de vida y una nueva forma de comer, y que vas a cumplir cien por ciento con todos los lineamientos. Sin embargo, rara vez pasa así. Es mucho más probable que cumplas con tus objetivos si te fijas una meta que de verdad creas que puedes cumplir. Por lo regular, esto implica eliminar cualquier barrera emocional y amarte a ti mismo, incluso si fallas.

El objetivo que te pongas no sólo debe ser algo que puedas cumplir, sino que también debe sacarte de tu zona de confort. Ése es el secreto para lograr un cambio permanente. Es un balance delicado. Para que no pierdas la seguridad de que puedes lograr tu meta, concéntrate en un objetivo a corto plazo; por ejemplo, intenta no comer cereales durante dos semanas. Luego puedes ponerte otra meta una vez que hayas alcanzado la primera y el tablero esté a tu favor.

3. Haz una lista de los beneficios que te traerá cumplir tu meta

Las razones por las cuales te pones una meta son la fuerza que te impulsará a cumplirla. Pueden ser razones de peso o insignificantes. Pueden ser cosas como tener más energía, verte mejor, sentirte genial, llevar a tu hija al altar el día de su boda, vivir lo suficiente para ver la graduación de tus nietos o que te quede bien ese vestido nuevo. Cualquiera que sea tu razón personal, escríbela. Revisar esa lista con frecuencia te ayudará a mantenerte motivado.

4. Escribe tu meta

Una meta —comer de forma saludable, dormir mejor o conseguir un aumento— no es una meta de verdad si no está por escrito. Si no la anotas, es sólo una fantasía que existe en el plano efímero de tus pensamientos. Empieza un diario para sanar sin esfuerzo y en primer lugar escribe tu meta. Una vez que la escribas, la meta no sólo estará en tu cabeza, sino que será una realidad escrita. Cuando tu mente consciente vea esa meta en el papel —y no nada más la imagine en partes cada vez que la recuerdes—, tu objetivo será más concreto.

Por desgracia, menos de 3% de los adultos tienen metas claras por escrito y planes para cumplir esas metas. Casualmente, ese 3% representa a las personas que tienen éxito en la vida y en lo que deciden emprender.

DOS MANERAS DE PONER TU META POR ESCRITO

Para empezar, escribe los detalles. Sé muy específico: describe cómo será tu vida una vez que hayas cumplido esa meta. Deja fluir tu imaginación. Si tu meta es comer bien, describe cómo se verán tus alimentos y lo que podrás hacer con toda la energía que te proporcionen. Coloca esta descripción en un sobre que leerás cada vez que te falte motivación.

En segundo lugar, escribe tu objetivo en una sola oración, en primera persona del singular y en presente. Tu subconsciente responde a órdenes que son personales, positivas y en presente. Por ejemplo: "Elijo sólo comer alimentos que le aporten vitalidad y energía a mis órganos y células, e hidratarme sólo con agua natural". Escribe esta oración en muchas notas adhesivas. Pégalas en el auto, la oficina, el espejo del baño y cerca de la cama.

Ten cuidado: evita usar oraciones o frases en negativo. Un dato curioso acerca del cerebro y que es aprovechado por todos los que practican la psicología energética es que la mente ignora la palabra negativa que antecede a la meta y sólo se enfoca en lo que viene después. Por ejemplo, si tu meta es: "No comeré más pan", tu mente eliminará la palabra "No" y sólo se enfocará en "comeré más pan". Una forma de replantear ese objetivo es: "Comeré únicamente grasas y verduras de alta calidad".

Cualquiera que sea el objetivo que escribas, tienes que ser *muy* claro. Las tres claves para cumplir tus objetivos son claridad, claridad y claridad. El éxito que tengas en la vida y en el plan para sanar sin esfuerzo estará determinado por cuán claro eres con lo que deseas.

Si escribes una y otra vez tu meta y piensas mucho en ella, se volverá mucho más clara. Mientras más clara sea, es más factible que hagas todo lo posible para cumplirla.

5. Reconoce los obstáculos

Piensa por un momento en todo lo que se interpone entre tú y tu meta. Estos obstáculos pueden ser internos o externos. Un obstáculo interno puede ser alguna creencia sobre ti mismo o una actitud; por ejemplo: "tengo demasiadas cosas que hacer como para poder irme a la cama temprano", o "la gente creerá que soy muy extraño si empiezo a dar muchos abrazos". Un obstáculo externo es algo ajeno a ti, como cuando tu pareja te regala chocolates, incluso cuando decidiste no comerlos más, o cuando tus amigos se reúnen a comer en un restaurante italiano cuando estás intentando dejar los carbohidratos.

Haz una lista de todos los obstáculos que se te ocurran. Después ordénalos según el nivel de dificultad para irlos superando.

6. Encuentra apoyo

Para cumplir tu objetivo necesitarás ayuda y apoyo de otras personas. Este círculo puede incluir a tu familia, amigos, compañeros, tu médico y a cualquiera que consideres necesario. Sin embargo, debes de tener cuidado y elegir sólo a aquellas personas que de verdad te apoyarán hasta el final.

Por desgracia, hay mucha gente que parece querer sabotear a otros, en especial cuando se trata de perder peso o mejorar tu salud. Habla con los aliados que hayas elegido y cuéntales tus razones para cumplir tus metas. Si expones bien tu punto, tal vez incluso quieran unirse a tu plan; en ese caso, tendrás todo el apoyo y la responsabilidad en tus manos.

7. Realiza registros semanales

Es muy probable que tus oportunidades de éxito aumenten si llevas un registro semanal del progreso de cada una de tus metas. Hazlo cuando estés descansado, fresco y relajado. Yo empecé con este hábito hace 10 años y ahora es una práctica vital para mí. También reviso mis tareas "pendientes" y los correos electrónicos que tengo "en espera".

8. Desarrolla tu plan para el día o la semana siguiente

Recuerda que si fracasas al planear, en realidad planeas fracasar. Si tu objetivo es comer saludable, idealmente deberías planear cada comida de la siguiente semana —tal vez el viernes antes de hacer las compras—, pues esto incrementa tus posibilidades de éxito. Si te resulta imposible planear toda la semana, intenta al menos planear la comida del día siguiente.

9. Visualiza

Visualizar es un aliado poderoso para conseguir tus metas. Imagínate sentado a una mesa y eligiendo sólo los alimentos que aportan salud y vitalidad a tu cuerpo. Visualízate participando en actividades que te llenen de energía. Imagina lo bien que te sentirás cuando implementes las recomendaciones alimenticias de este libro. Imagina una vida saludable.

Mientras más detalles le añadas a tu visión, más efectiva será. Tómate tiempo de cada día para repasar tu visión. Hazlo por las noches antes de dormir y después de releer tu meta escrita.

10. Comprométete

Rodéate de gente que te apoya y se preocupa lo suficiente por ti para hacerte responsable. Todos tenemos días o semanas en los que recaemos. Lo importante es que te des cuenta, lo admitas y regreses al camino del bien. Como dicen en la película *Apolo 13*: "El fracaso no es opción".

Enfrenta tus barreras emocionales

Muchas personas no reconocen que el bienestar emocional es esencial para su salud física. No importa qué tan entregado estés a tener un estilo de vida y una dieta saludable, no lograrás la salud ideal si hay barreras emocionales que obstaculizan tu camino. De hecho, es probable que los problemas emocionales —ya sea una ansiedad menos o un trauma severo del pasado— sean un factor que te impide mantenerte en un plan de vida saludable.

Los pensamientos y sentimientos negativos que tengas hacia ti mismo pueden sabotear tus esfuerzos para avanzar hacia una mejoría en tu cuerpo. Es como lavar tu automóvil cuando llueve mucho. Es absolutamente imperativo reprogramar tu cerebro hacia el modo "positivo" para lograr una salud óptima.

Para superar tus problemas emocionales, puedes elegir un aproximamiento psicológico tradicional, como psicoterapia. Eso puede ayudarte, pero existe una solución aún mejor. La acupresión psicológica es una forma rápida, económica y comprobada de eliminar las emociones negativas que te impiden llevar una vida plena y saludable. La técnica de liberación emocional (TLE) es la más común. Si sientes que tus emociones o tu percepción de ti mismo podrían ser tus peores enemigas al momento de emprender este plan nutricional (o cualquier otro), te sugiero que intentes la TLE. En la página 230 encontrarás más información sobre este poderoso método.

No importa cómo lo hagas, pero el paso más importante que puedes dar para mejorar tu salud es acabar con las críticas que haces de ti mismo. Para alcanzar un progreso eficaz y duradero, debes dejar de criticarte hoy y para siempre. Los pensamientos influyen en todas nuestras experiencias de vida, en especial las que involucran nuestra salud. Cuando te juzgas negativamente, refuerzas los cambios psicológicos perjudiciales; por el contrario, cuando te haces comentarios positivos, facilitas los cambios que mejorarán tu vida y tu cuerpo.

Si tienes patrones inconscientes que disparan una serie de autocríticas, puedes cambiarlos. En caso de que no sepas cómo dejar de pensar que mereces poco o que no vales nada, prueba la TLE. En serio. Sonará muy "exagerado", pero no tienes nada que perder, salvo los pensamientos negativos.

Si no te amas a ti mismo cuando tu salud es deficiente, tienes sobrepeso o estás luchando contra síntomas debilitantes, es poco probable que te ames a ti mismo cuando por fin te queden esos pantalones entubados o cuando tu tensión arterial se regule. Si intentas mejorar tu salud desde el autodesprecio, el camino se convertirá en un castigo. Por el contrario, si partes de un lugar de amor a ti mismo, los esfuerzos no te pesarán y disfrutarás más los resultados. La buena autoestima es crucial para la vida.

La buena noticia es que tienes alternativas. Está en tus manos dejar ir la vieja rutina. Está en tus manos tener pensamientos diferentes y más positivos. Si te despides de tus patrones negativos y los remplazas por respeto y amor propio, podrás caminar con facilidad hacia una nueva mentalidad. Por favor, deja de castigarte y nunca te rindas.

Alimentación sin esfuerzo

La clave para hacer los cambios alimenticios adecuados y alcanzar tus objetivos es la planeación. Si esperas hasta que te dé hambre para decidir qué vas a comer, te verás tentado a comer en cualquier puesto de la calle en lugar de hacer un cambio verdadero.

Todas las noches, antes de acostarte, planea lo que vas a comer el día siguiente. Prepara el almuerzo antes de dormir, porque por lo regular tenemos más tiempo libre en las noches que en las mañanas cuando hay que prepararse para ir a trabajar. Antes de que salgas de casa cada mañana, decide qué cenarás. Esto te permitirá sacar lo indispensable del congelador o ir a la tienda por los ingredientes en lugar de comprar alimentos procesados poco saludables o de parar en algún restaurante cuando salgas de trabajar. Si no planeas con antelación, es altamente probable que regreses a tus viejos hábitos, los cuales, aunque sean cómodos, son poco saludables.

Es aún mejor hacer un plan semanal de comidas cada fin de semana y comprar todos los ingredientes necesarios para esas comidas, de modo que siempre estés preparado. Cumplir con un plan de comidas exitoso empieza en el supermercado, pues no comerás aquello que no tengas en casa.

Ten muy presente que tu plan alimenticio no tiene que ser elaborado. No necesitas preparar complicados banquetes de tres tiempos. Basta con saber qué vas a comer, e incluso pueden ser las sobras de la noche anterior.

La variedad es clave, aunque en realidad sólo necesitas 10 recetas que sepas preparar y que disfrutes. Puede no parecer mucho, pero es lo que casi todas las familias hacen. Encuentra esas 10 recetas prácticas y lograrás sanar sin esfuerzo. Es posible que de cada 10 recetas que prepares te guste sólo una, pero si lo consideras un juego o un rompecabezas, la tarea se volverá divertida y sin esfuerzo.

Si de pronto experimentas antojos muy fuertes, aprende a distinguir si es un antojo fisiológico o emocional. Si sientes ansias de algo dulce o de cereales por cuestiones emocionales, tendrás que luchar contra ese antojo hasta que atiendas el problema emocional que está detrás. Sé que descubrir las emociones que te has dedicado a mitigar con comida puede resultar desafiante, pero las técnicas sencillas y efectivas que ya mencioné te ayudarán a enfrentar el reto. Además, el alivio que sentirás será casi palpable, y liberarás grandes cantidades de energía que puedes aprovechar para hacer otros cambios.

Si sientes hambre, a menudo suele ser sólo un síntoma de deshidratación. Bebe un vaso de agua natural o té, y espera unos 15 minutos. Muchas veces esto ayuda a que desaparezcan los antojos.

Por otro lado, si se te antojan cosas dulces porque tu cuerpo está acostumbrado a quemar azúcares en lugar de grasas para obtener energía —ya que hasta el momento tu dieta ha consistido en cereales y otros carbohidratos perjudiciales—, tu mejor opción para lidiar con ese antojo es consumir una fuente de grasas de alta calidad. Por ejemplo, un puñado de aceitunas o de nueces de Macadamia, un jugo verde licuado con una cucharada de aceite de coco o un vaso de kéfir de leche entera casero con unas gotitas de stevia o de lo han pueden ayudarte a saciar ese antojo de azúcar y ayudan al cuerpo a hacer la transición de quemar azúcar a quemar grasa. Recuerda que estos antojos fisiológicos son breves; una vez que empieces a quemar grasa como principal fuente de energía, desaparecerá el ansia de comer cosas azucaradas.

También es común que a las personas se les antojen los alimentos a los que son intolerantes o a los que son alérgicas. Si tienes un fuerte antojo de algo en particular, como lácteos o azúcar, ten en cuenta que desaparecerá después de que tu cuerpo se cure de dicha alergia. Piensa que si comes cualquier cosa que se te antoje, sólo lograrás desviarte cada vez más de las opciones saludables.

Salud sin esfuerzo

Al inicio de este libro te ayudé a examinar el estado actual de los siete factores que determinan el estado de salud: niveles de insulina en ayunas, niveles de vitamina D, proporción cintura-cadera, porcentaje de grasa corporal, nivel de colesterol y proporción de HDL, tensión arterial y nivel de ácido úrico. A lo largo del plan para sanar sin esfuerzo, revisa de nuevo estos factores, pues son el mejor indicador cuantitativo de los resultados que obtendrás gracias a los cambios que hagas. Verás que todos empiezan a mejorar. Ver los resultados de tus acciones es muy motivador, así que verifica tus niveles con frecuencia, pues es un gran paso para mejorar tu salud.

Factor	Fecha de inicio	Seis meses después	Un año después
Nivel de insulina (en ayunas)			
Nivel de vitamina D			
Proporción cintura-cadera			
Porcentaje de grasa corporal			
Niveles de colesterol y proporción de HDL			
Tensión arterial			
Nivel de ácido úrico			

También es útil llevar registro de las horas que duermes, tu nivel de hidratación y tus actividades para hacer tierra, como abrazar, besar, reír, tener relaciones sexuales y caminar descalzo (como vimos en el Octavo pilar de la salud). Todos los días anota en el calendario o en el diario donde está escrita tu meta una calificación que vaya del 1 al 10 en cada una de estas áreas. El 1 es la menor calificación, lo que significa que esta área está completamente descuidada, y el 10 es la más alta, lo que quiere decir que en esta área cumples muy bien con todo. Si en su mayoría las calificaciones van de 8 para arriba, significa que vas por buen camino. Si te atoras en un nivel bajo o tus calificaciones disminuyen, pregúntate qué debes hacer para subir un poco esas notas, y redacta un nuevo objetivo a partir de esa reflexión.

Categoría	Calificación
Sueño	
Hidratación	
Hacer tierra	

Vivir sin esfuerzo

En este libro te presenté nueve pilares de la salud, nueve maneras de crear las condiciones para sanar sin esfuerzo por ti mismo. He recopilado tanta información como me fue posible en estas páginas para que puedas prepararte y sepas cómo incorporar estos pilares a tu vida. Incluso con todas esas sugerencias, quiero que cierres este libro con una idea clara de cómo implementarlos, de tal manera que lo hagas sin esfuerzo.

Recuerda que no es necesario integrar a tu vida los nueve pilares al mismo tiempo. Empieza de a poco y ve aumentando más y más. Cada hábito nuevo que adquieras tendrá un gran efecto en cómo te sientes. Si sigues una nueva rutina durante unos días, semanas o meses, tendrás mucha más energía y te mantendrás motivado para implementar un cambio nuevo. Puede que hoy no estés listo para empezar un entrenamiento de alta intensidad, pero después de un mes de dejar de consumir refrescos, por ejemplo, tendrás mucho más resistencia y energía de la que tienes hoy, y tal vez entonces puedas realizar ejercicios de ese tipo.

Para ayudarte a visualizar el proceso, te presento una semana de actividades sugeridas para sanar sin esfuerzo. Espero que esto demuestre que el tiempo que debes invertir es mínimo en comparación con los beneficios que obtendrás.

Una semana con el plan para sanar sin esfuerzo

LUNES

Comidas

Desayuno (opcional): Jugo de verduras con una cucharada de aceite de coco integrada a la bebida

Almuerzo: Ensalada grande con hortalizas de hoja verde, germinados, aguacate, pimiento rojo y verduras fermentadas

Colación: ¼ de taza de nueces de Macadamia crudas

Cena: 1-2 muslos de pollo de libre pastoreo estofados; jitomates y pepinos crudos acompañados de un poco de queso feta trozado, aceite de oliva y vinagre rojo

Actividades

- Intervalos de ejercicio de alta intensidad, durante 20 minutos.
- Estiramiento activo aislado, durante 10 minutos.

Tiempo total: 30 minutos

Beneficio: Incremento de hormonas de crecimiento humano y de enzimas quemadoras de grasa

Recomendaciones avanzadas para sanar sin esfuerzo

- Ejercítate al aire libre y mantén por lo menos 40% de tu cuerpo descubierto.

Beneficio: Producción de vitamina D

MARTES

Comidas

Desayuno (opcional): 1-2 huevos de gallinas de corral, de
preferencia crudos o poco cocidos (huevos tibios o
pochados); rebanadas de jitomate; una taza de leche
bronca

Almuerzo: Ensalada grande con germinados, champiñones,
pepinos, nueces pecanas, aceite de oliva y vinagre
balsámico

Colación: Apio y pepinos con aderezo de miso/tahini

Cena: De 120 a 170 g de carne de res orgánica alimentada con
pasto (en hamburguesa o filete) y verduras salteadas con
mantequilla de vaca alimentada con pasto

Actividades

■ Jardinería, si el clima lo permite.

Tiempo total: 45 minutos
Beneficio: Entrenamiento de fuerza, exposición a la luz del
sol que regula el ritmo circadiano

Recomendaciones avanzadas para sanar sin esfuerzo

■ Pasa por lo menos 20 minutos descalzo al aire libre.

Beneficio: Te estás plantando en la tierra, literalmente, lo
que produce efectos antiinflamatorios y mejora el sueño

MIÉRCOLES

Comidas

Desayuno: Sáltatelo

Almuerzo: Sobras de la cena del día anterior (asegúrate de preparar porciones extra para que te queden sobras suficientes)

Colación: Vaso de kéfir endulzado con stevia y ¼ de cucharadita de vainilla

Cena: 170 g de carne molida de res alimentada con pasto o de pollo de libre pastoreo salteada con verduras (si buscas sanar tu resistencia a la insulina y a la leptina, sustituye arroz por coliflor al vapor)

Actividades

■ Realiza una rutina de estiramientos justo después de despertar.

Beneficio: Promueve la relajación, alivia malestares y dolores

■ Entrenamiento de fuerza, durante 20 minutos

Beneficio: Incremento de hormonas de crecimiento humano y de enzimas quemadoras de grasa

Tiempo total: 35 minutos

Recomendaciones avanzadas para sanar sin esfuerzo

■ Desintoxícate de todo tipo de pantallas digitales. No utilices ninguna en toda la noche.

Beneficio: Estimula la producción de melatonina y mejora el sueño

JUEVES

Comidas

Desayuno: Jugo de verduras con una cucharada de aceite de coco integrada a la bebida

Almuerzo: Sopa de pollo Thai, de preferencia hecha con caldo de pollo casero, leche de coco y jugo de limón al gusto

Colación: Aceitunas y un par de rebanadas de queso no pasteurizado

Cena: 1-2 muslos o piernas de pollo de libre pastoreo a la plancha con guacamole casero y ensalada verde con germinados

Actividades

- Intervalos de ejercicio de alta intensidad, 20 minutos.

  Tiempo total: 40 minutos
  Beneficio: Incremento de hormonas de crecimiento humano y de enzimas quemadoras de grasa

Recomendaciones avanzadas para sanar sin esfuerzo

- Ejercítate justo después de despertar; si optas por desayunar, hazlo después de hacer ejercicio.

  Beneficio: Incremento aún mayor de hormonas de crecimiento humano y de enzimas quemadoras de grasa

VIERNES

Comidas

Desayuno: Sáltatelo

Almuerzo: Sobras de la sopa, ensalada grande con hortalizas, pepino, apio, champiñones, aceite de oliva y vinagre balsámico

Colación: Un puñado de nueces pecanas

Cena: 170-230 g de salmón salvaje cocinado con limón y mantequilla. Ensalada mixta de kale

Actividades

- Almuerza al aire libre.

    Tiempo total: 20 minutos

    Beneficio: Exposición al sol, que regula el ritmo circadiano y mejora el humor

Recomendaciones avanzadas para sanar sin esfuerzo

- Quítate los zapatos y toca el suelo con los pies mientras comes; además, mantén por lo menos 40% del cuerpo descubierto.

    Beneficio: Reduce el estrés, tiene efectos antiinflamatorios y mejora tus niveles de vitamina D

SÁBADO

Comidas

Desayuno: Sáltatelo

Almuerzo: Crema de brócoli, hecha con caldo de pollo casero, brócoli, mucha mantequilla de vaca de pastoreo, y crema de leche bronca de vacas de pastoreo para hacer una sopa suculenta

Colación: Apio y pepino con aderezo de miso-tahini; un vaso de jugo verde fresco

Cena: 170 g de filete o de hamburguesa (sin pan) de res o búfalo alimentado con pasto

Actividades

■ Ve al mercado local y compra productos orgánicos.

> *Tiempo total:* 60 minutos
>
> *Beneficio:* Mejor circulación sanguínea, exposición a la luz natural, paz mental al saber que estás comprando comida de la mejor calidad posible (local, orgánica y de pastoreo)

Recomendaciones avanzadas para sanar sin esfuerzo

■ Prepara verduras fermentadas.

> *Beneficio:* Mejora tu microbioma y obtienes vitamina K2 que regula los niveles de vitamina D

DOMINGO

Comidas

Desayuno: 1-2 huevos de gallinas de pastoreo, de preferencia
crudos o poco cocidos (huevos tibios o pochados);
rebanadas de jitomate; una taza de leche bronca
Almuerzo: Sobras de la sopa
Colación: Aceitunas y un par de rebanadas de queso sin
pasteurizar
Cena: Guisado hecho con carne de ganado alimentado
con pasto y ensalada grande que incluya germinados y
verduras fermentadas

Actividades

■ Planea las comidas de la semana y haz una lista de compras.

Tiempo total: 30 minutos
Beneficio: Paz mental, además de que aumentas las posibilidades de que cumplas tu objetivo de comer mucho más
saludable

Recomendaciones avanzadas para sanar sin esfuerzo

■ Planta una cama de semillas de girasol remojadas.

Beneficio: Acceso a una de las comidas más ricas en nutrientes

Unas últimas palabras de aliento

En tus manos está el mapa hacia la buena salud. Cuando te sientas atascado en el camino, regresa a los nueve pilares. Revisa qué tan bien los estás cumpliendo: ¿bebes suficiente agua simple? ¿Ya no consumes alimentos procesados, demasiado azucarados ni cereales, y en su lugar consumes verduras y grasas de alta calidad suficientes? ¿Estás nutriendo tu microbioma intestinal con alimentos fermentados?

Recuerda que tu cuerpo es una máquina inteligente y exquisita. Su objetivo es existir en su estado natural; es decir, su estado saludable, y lo cumplirá sin esfuerzo si no lo expones a productos que interfieran con su mecanismo interior. Cuando elimines de tu vida los productos más dañinos que ya he señalado a lo largo del libro, crearás las condiciones óptimas para revertir casi cualquier enfermedad crónica. Es como reiniciar el mecanismo natural de tu cuerpo y su objetivo en la vida, que es la buena salud.

Siempre debes preguntarte lo siguiente cuando tengas que tomar decisiones acerca de lo que comerás y beberás, o acerca de cómo vivir tu vida:

¿Quiero degenerarme o regenerarme?

La respuesta es simple. El poder está en tus manos.

Tienes todo para tomar el control de tu salud.

PLAN DE ACCIÓN SIN ESFUERZO

1. Escribe tu objetivo en oraciones claras y afirmativas. Asegúrate de leer esta meta una vez a la semana, cuando estés descansado y puedas sentarte a reflexionar.
2. Planea las comidas de toda la semana, decide qué comerás, qué necesitas comprar en el supermercado, los tiempos que pasarás al aire libre y el ejercicio que realizarás.
3. Recuerda empezar de a poco y agregar más actividades cuando sientas que tus niveles de energía y de vitalidad mejoran.
4. Por lo menos una vez al año hazte análisis para medir los siete factores que determinan tu estado de salud y así llevar registro de tu progreso.

COSAS QUE SANAN	COSAS QUE DAÑAN
Autoaceptación	Autocrítica
Escribir un objetivo claro y bien definido	Sólo pensar en el objetivo, en especial si es vago
Planear las comidas de la semana y la lista de compras correspondiente	Esperar hasta que te dé hambre para pensar en lo que vas a comer y alimentarte con productos procesados o comida de restaurante
Atender los problemas emocionales que sabotean tus deseos de cambio	Ignorar los problemas emocionales que te hicieron caer en malos hábitos desde el principio
Monitorear objetivamente tu progreso	Olvidar llevar registro tus esfuerzos y resultados

TIEMPO INVERTIDO ES TIEMPO AHORRADO

Se necesitan unos 10 minutos para escribir tu objetivo principal (date tiempo para reflexionarlo y esboza un par de borradores antes de que pongas por escrito la versión final de tu meta). Sin embargo, esos 10 minutos incrementan exponencialmente las probabilidades de que cumplas ese objetivo y, cuando tiene que ver con tu salud, cumplirlo puede sumarle años a tu existencia y mejorar por completo tu calidad de vida.

Notas

Capítulo 1: Qué significa sanar sin esfuerzo y por qué necesitas hacerlo

1. T. Philipson *et al.*, "An Analysis of Whether Higher Health Care Spending in the United States vs. Europe Is 'Worth It' in the Case of Cancer", *Health Affairs (Project Hope)* 31, 4 (abril de 2012): 667-675, DOI: 10.1377/hlt haff.2011.1298.

2. C. Glenn Begley y Lee M. Ellis, "Drug Development: Raise Standards for Preclinical Cancer Research", comentario publicado en *Nature* 483 (29 de marzo de 2012): 531-533, DOI: 10.1038/483531a.

3. Rebecca Rifkin, "U.S. Obesity Rate Ticks Up to 27.1% in 2013", Gallup Well-Being, 27 de febrero de 2014, <http://www.gallup.com/poll/167651/obesity-rate-ticks-2013.aspx>.

4. "Life Expectancy of U.S. Children Cut Short by Obesity", Ronald McDonald Children's Hospital, 12 de enero de 2011, <http://www.loyola medi cine.org/childrenshospital/newswire/news/life-expectancy-us-children-cut-short-obesity>.

5. "Introduction to the Health Care Industry", Plunkett Research, Ltd., <http://www.plunkettresearch.com/health-care-medical-market-re search/industry-trends>.

6. "Diabetes", Centers for Disease Control and Prevention, <http://www.cdc.gov/chronicdisease/resources/publications/AAG/ddt.htm>.

7. *2011 Alzheimer's Disease Facts and Figures*, Alzheimer's Association, <http://www.alz.org/downloads/Facts_Figures_2011.pdf>.

8. *World Cancer Report 2014*, World Health Organization, <http://apps.who.int/bookorders/anglais/detart1.jsp?codlan=1&codcol=80&codcch=275>;

Tim Hume y Jen Christensen, "WHO: Imminent Global Cancer 'Disaster' Reflects Aging, Lifestyle Factors", *CNN Health*, 4 de febrero de 2014.

[9] S. J. Arbes Jr., P. J. Gergen y Elliott L. Zeldin, "Prevalences of Positive Skin Test Responses to 10 Common Allergens in the U.S. Population", *Journal of Allergy and Clinical Immunology* 116, núm. 2 (agosto de 2005): 377-383, PMID: 16083793.

[10] Brian Krans, "With 70 Percent of Americans on Medication, Have We Become a Pill Culture?", *Healthline News*, 21 de junio de 2013, <http://www .healthline.com/health-news/policy-seventy-percent-of-americans-take-prescription-drugs-062113>.

[11] Medco Health Solutions, "New Survey Shows Seniors Struggle Under the Weight of Multiple Medication Use", *PR Newswire*, 29 de diciembre (sin año), <http://www.prnewswire.com/news-releases/new-survey-shows-se niors-struggle-under-the-weight-of-multiple-medication-use-80246652. html>.

[12] Michelle Andrews, "Pharmacists Expand Role to Help Educate and Coach Patients", *Kaiser Health News*, 15 de marzo de 2011, <http://www.kaiser healthnews.org/Features/Insuring-Your-Health/Michelle-Andrews-on-Pharmacy-Outreach-and-Chronic-Health-Problems.aspx>; "Retail Prescription Drugs Filled at Pharmacies (Annual per Capita by Age)", Kaiser Family Foundation, <http://kff.org/other/state-indicator/retail-rx-drugs-by-age>.

[13] Qiuping Gu, Charles F. Dillon y Vicki L. Burt, "Prescription Drug Use Continues to Increase: U.S. Prescription Drug Data for 2007-2008", Centers for Disease Control and Prevention, *NCHS Data Brief* núm. 42, <http://www.cdc.gov/nchs/data/databriefs/db42.htm>.

[14] Cynthia M. Boyd *et al.*, "Clinical Practice Guidelines and Quality of Care for Older Patients with Multiple Comorbid Diseases: Implications for Pay for Performance", *Journal of the American Medical Association* 294, núm. 6 (10 de agosto de 2005): 716-724, DOI: 10.1001/jama.294.6.716; Paula A. Rochon, "Drug Prescribing for Older Adults", *UpToDate*, 6 de noviembre de 2013, <http://www.uptodate.com/contents/drug-prescribing-for-ol der-adults>.

[15] "Chronic Conditions Among Older Americans", American Association of Retired Persons, 2014, <http://assets.aarp.org/rgcenter/health/beyond_50 hcr_conditions.pdf>.

[16] Oregon State University, "One in Five Older Americans Take Medications That Work Against Each Other", *Science Daily*, 13 de marzo de 2014, <http://www.sciencedaily.com/releases/2014/03/140313154220.htm>; S. J. Lorgunpai *et al.*, "Potential Therapeutic Competition in Community-Living Older Adults in the U.S.: Use of Medications That May Adversely Affect a Coexisting Condition", *PLoS-ONE*, 25 de febrero de 2014, DOI:

10.1371/journal.pone.0089447.

[17] *Drug Abuse Warning Network, 2011: National Estimates of Drug-Related Emergency Department Visits*, U.S. Substance Abuse and Mental Health Services Administration, HHS Publication núm. (SMA) 13-4760, <http://www.samhsa.gov/data/2k13/DAWN2k11ED/DAWN2k11ED.htm#high9>.

[18] Donna L. Hoyert y Jianquan Xu, "Deaths: Preliminary Data for 2011", *National Vital Statistics Reports* 61, núm. 6 (10 de octubre de 2012), <http://www.cdc.gov/nchs/data/nvsr/nvsr61/nvsr61_06.pdf>.

[19] "FAERS Patient Outcomes by Year", U.S. Food and Drug Administration, 30 de junio de 2013, ucm070461.

[20] "To Err Is Human: Building a Safer Health System", Institute of Medicine, National Academy of Sciences, noviembre de 1999, <http://www.iom.edu/~/media/Files/Report%20Files/1999/To-Err-is-Human/To%20Err%20is%20Human%201999%20%20report%20brief.pdf>; Marshall Allen, "How Many Die from Medical Mistakes in U.S. Hospitals?", ProPublica, 19 de septiembre de 2013, <http://www.propublica.org/article/how-many-die-from-medical-mistakes-in-us-hospitals>.

[21] *Adverse Events in Hospitals: National Incidence among Medicare Beneficiaries*, Office of Inspector General, noviembre de 2010, oei-06-09-00090.

[22] John T. James, "A New, Evidence-Based Estimate of Patient Harms Associated with Hospital Care", *Journal of Patient Safety* 9, núm. 3 (septiembre de 2013): 122-128, DOI: 10.1097/PTS.0b013e3182948a69.

[23] "Rules, Technology Leave Drug Reps Out of Luck", *American Medical News*, 9 de julio de 2012, <http://www.amednews.com/article/20120709/profession/307099947/5/>.

[24] Duff Wilson, "Harvard Medical School in Ethics Quandary", *New York Times*, 2 de marzo de 2009.

[25] Jeffrey Kluger, "Is Drug-Company Money Tainting Medical Education?" *Time*, 6 de marzo de 2009.

[26] H. L. Zuckerbraun, H. Babich y M. C. Sinensky, "Triclosan: Cytotoxicity, Modes of Action, and Induction of Apoptosis in Human Gingival Cells in Vitro", *European Journal of Oral Science* 106, núm. 2, pt. 1 (abril de 1998): 628-636, PMID 9584909.

[27] "Triclosan: What Consumers Should Know", U.S. Food and Drug Administration, abril de 2010, UCM206222.

[28] E. Matthew Fiss, Krista L. Rule y Peter J. Vikesland, "Formation of Chloroform and Other Chlorinated Byproducts by Chlorination of Triclosan-Containing Antibacterial Products", *Environmental Science and Technology* 41, núm. 7 (2007): 2387-2394, DOI: 10.1021/es0622271.

[29] "Chloroform", U.S. Environmental Protection Agency, enero de 2000, <http://www.epa.gov/ttnatw01/hlthef/chlorofo.html>.

[30] Michael Moss, "The Extraordinary Science of Addictive Junk Food", *New York Times*, 20 de febrero de 2013.

[31] Nell Boeschenstein, "How the Food Industry Manipulates Taste Buds with 'Salt Sugar Fat'", NPR, 26 de febrero de 2013, <http://www.npr.org/blogs/thesalt/2013/02/26/172969363/how-the-food-industry-manipula tes-taste-buds-with-salt-sugar-fat>.

[32] Kimber L. Stanhope, J. M. Schwarz y P. J. Havel, "Adverse Metabolic Effects of Dietary Fructose: Results from the Recent Epidemiological, Clinical, and Mechanistic Studies", *Current Opinion in Lipidology* 24, núm. 3 (junio de 2013): 198-206, DOI: 10.1097/MOL .0b013e3283613bca; Heather Basciano, Lisa Federico y Khosrow Adeli, "Fructose, Insulin Resistance, and Metabolic Dyslipidemia", *Nutrition and Metabolism* 2, núm. 5 (2005), DOI: 10.1186/1743-7075-2-5; Kimber L. Stanhope *et al.*, "Consuming Fructose-Sweetened, Not Glucose-Sweetened, Beverages Increases Visceral Adiposity and Lipids and Decreases Insulin Sensitivity in Overweight/Obese Humans", *Journal of Clinical Investigation* 119, núm. 5 (1° de mayo de 2009): 1322-1334, DOI: 10.1172/JCI 37385.

[33] Matthias B. Schulze *et al.*, "Sugar-Sweetened Beverages, Weight Gain and Incidence of Type 2 Diabetes in Young and Middle-Aged Women", *Journal of the American Medical Association* 292, núm. 8 (2004): 927-934, DOI: 10.1001/jama.292.8.927.

[34] Sanjay Basu *et al.*, "The Relationship of Sugar to Population-Level Diabetes Prevalence: An Econometric Analysis of Repeated Cross Sectional Data", *PLoS ONE* 8, núm. 2: e57873, DOI: 10.1371/journal/pone.0057873.

[35] Stephen Seely, "Diet and Breast Cancer: The Possible Connection with Sugar Consumption", *Medical Hypothesis* 11, núm. 3 (julio de 1983): 319-327, PII: 0306987783900956.

[36] Daniel Blumenthal y Mark Gold, "Neurobiology of Food Addiction", *Journal of Clinical Nutrition and Metabolic Care* 13, núm. 4 (julio de 2010): 359-365, DOI: 10.1097/MCO.0b013e32833ad4d4.

[37] Lauriane Cantin *et al.*, "Cocaine Is Low on the Value Ladder of Rats: Possible Evidence for Resilience to Addiction", *PLoS ONE* 5, núm. 7 (2010), DOI: 10.1371/journal.pone.0011592.

Capítulo 2: Antes de empezar

[1] <http://articles.mercola.com/sites/articles/archive/2014/01/27/gout-uric-acid.aspx>; <http://articles.mercola.com/sites/articles/archive/2010/06/19/richard-johnson-interview-may-18-2010.aspx>.

[2] G. Ogedegbe *et al.*, "The Misdiagnosis of Hypertension: The Role of Patient Anxiety", *Archives of Internal Medicine* 168 (8 de diciembre de 2008): 2459-2465: DOI: 10.1001/archinte.168.22.2459.

PRIMER PILAR DE LA SALUD: Bebe agua natural

[1] N. S. Stachenfeld et al., "Mechanism of Attenuated Thirst in Aging: Role of Central Volume Receptors", American Journal of Physiology—Regulatory, Integrative and Comparative Physiology 272 (1° de enero de 1997): R148-R157, <http://ajpregu.physiology.org/content/272/1/R148>; Nannette B. Hoffman, "Dehydration in the Elderly: Insidious and Manageable", Geriatrics 46, núm. 6 (junio de 1991): 35-38, PMID: 2040458; Risa J. Lavizzo-Mourey, "Dehydration in the Elderly: A Short Review", Journal of the National Medical Association 79, núm. 10 (octubre de 1987): 1033-1038, PMC2625510.

[2] "Dehydration: Symptoms", Mayo Clinic, 12 de febrero de 2014, <http://www.mayoclinic.org/diseases-conditions/dehydration/basics/symptoms/con-20030056>.

[3] "Tap Water Toxins: Is Your Water Trying to Kill You?" (video), Mercola.com, 7 de febrero de 2009, <http://articles.mercola.com/sites/articles/archive/2009/02/07/tap-water-toxins-is-your-water-trying-to-kill-you.aspx>.

[4] "Powerade ION4", Coca-Cola Great Britain, 2010, <http://www.coca-cola.co.uk/brands/powerade.html>.

[5] C. Trocho, "Formaldehyde Derived from Dietary Aspartame Binds to Tisso Components in Vivo", Life Sciences 63, núm. 5 (1998): 337-349, PMID: 9714421.

[6] S. N. Bleich et al., "Diet-Beverage Consumption and Caloric Intake Among US Adults, Overall and By Body Weight", American Journal of Clinical Nutrition 104, núm. 3 (marzo de 2014): 72-78, DOI: 10.2105/AJPH.2013.301556.

[7] "A Guide to Glycols", Dow Chemical Co., <http://msdssearch.dow.com/PublishedLiteratureDOWCOM/dh_0047/0901b803800479d9.pdf?filepath=propyleneglycol/pdfs/noreg/117-01682.pdf&fromPage=GetDoc>.

[8] "Propylene Glycol", Agency for Toxic Substances and Disease Registry, sin fecha, <http://www.atsdr.cdc.gov/substances/toxsubstance.asp?toxid=240#12>.

[9] "Addendum to the Toxicological Profile for Propylene Glycol", Agency for Toxic Substances and Disease Registry, diciembre de 2008, <http://www.atsdr.cdc.gov/toxprofiles/propylene_glycol_addendum.pdf?id=1123&tid=240>.

[10] "Propylene Glycol", Environmental Working Group, sin fecha, <http://www.ewg.org/skindeep/ingredient/705315/PROPYLENE_GLYCOL/#>.

[11] "CSPI Downgrades Splenda from 'Safe' to 'Caution'", Center for Science in the Public Interest, 12 de junio de 2013, <http://www.cspinet.org/new/201306121.html>.

[12] Mohamed B. Abou-Donia et al., "Splenda Alters Gut Microflora and Increases Intestinal P-Glycoprotein and Cytochrome P-450 in Male Rats", *Journal of Toxicology and Environmental Health, Part A: Current Issues* 71, núm. 21 (18 de septiembre de 2008): 1415-1429, DOI: 10.1080/15287 390802328630; Susan S. Schiffman y Kristina I. Rother, "Sucralose, A Synthetic Organochlorine Sweetener: Overview of Biological Issues", *Journal of Toxicology and Environmental Health, Part B: Critical Reviews* 16, núm. 7 (12 de noviembre de 2013), DOI: 10.1080/10937404.2013. 842523; M. Yanina Pepino et al., "Sucralose Affects Glycemic and Hormonal Responses to an Oral Glucose Load", *Diabetes Care*, 30 de abril de 2013, DOI: 10.2337/dc12-2221; "Ask the Doctor: Are Artificial Sweeteners a Good Alternative to Sugar?", *Harvard Health Letter*, diciembre de 2011; X. Qin, "What Made Canada Become a Country with the Highest Incidence of Inflammatory Bowel Disease: Could Sucralose Be the Culprit?", *Canadian Journal of Gastroenterology* 25, núm. 9 (septiembre de 2011): 522, PMID: 21912763; G. H. Lord y P. M. Newberne, "Renal Mineralization: A Ubiquitous Lesion in Chronic Rat Studies", *Food and Chemical Toxicology* 28, núm. 6 (junio de 1990): 449-455, PMID: 2210518; Y. F. Sasaki et al., "The Comet Assay with 8 Mouse Organs: Results with 39 Currently Used Food Additives", *Mutation Research* 519, núms. 1-2 (26 de agosto de 2002): 103-119, PMID: 12160896; S. W. Mann et al., "A Combined Chronic Toxicity/Carcinogenicity Study of Sucralose in Sprague-Dawley Rats", *Food and Chemical Toxicology* 38, supl. 2 (2000): S71-S89, PMID: 10882819; R. M. Patel et al., "Popular Sweetener Sucralose as a Migraine Trigger", *Headache* 46, núm. 8 (septiembre de 2006): 1303-1304, PMID: 16942478; "Heart Palpitations, Accelerated Heartbeat, Elevated Blood Pressure, Atrial Fibrillation", Splendasickness.blogspot.com, marzo de 2006, <http://splen dasickness.blogspot.com/2006/03/heart-palpitations-accelerated.html>.

[13] "Acesulfame K: What Are the Cons", en Betty Kovacs, "Artificial Sweeteners", Medicine Net, 20 de marzo de 2014, <http://www.onhealth. com/artificial_sweeteners/page10.htm>; "Acesulfame Potassium", International Programme on Chemical Safety, sin fecha, <http://www.inchem.org/docu ments/jecfa/jecmono/v16je02.htm>.

[14] Sarah Kobylewski y Michael Jacobson, "Food Dyes: A Rainbow of Risks", Center for Science in the Public Interest, sin fecha, <http://cspinet. org/new/pdf/food-dyes-rainbow-of-risks.pdf>; Bernard Weiss, "Synthetic Food Colors and Neurobehavioral Hazards: The View from Environmental Health Research", *Environmental Health Perspectives* 120, núm. 1 (enero de 2012): 1-5, PMC3261946.

[15] "Ethoxylated Sorbitan Esters. Polysorbate-60", Mohini Organics Pvt. Ltd., <http://www.indiamart.com/mohini-organics/ethoxylated-sorbitan-es

ters.html>; "Polysorbate-60", Environmental Working Group, <http:// www.ewg.org/skindeep/ingredient.php?ingred06=705139>; Roderick E. Black *et al.*, "Occurrence of 1,4-Dioxane in Cosmetic Raw Materials and Finished Cosmetic Products", *Journal of AOAC International* 84, núm. 3 (mayo de 2001): 666-670(5), <http://www.ingentaconnect.com/content/ aoac/jaoac/2001/00000084/00000003/art00006>.

[16] P. Bendig *et al.*, "Brominated Vegetable Oil in Soft Drinks: An Underrated Source of Human Organobromine Intake", *Food Chemistry* 133, núm. 3 (1° de agosto de 2012): 678-682, PII: S0308814612000921; "Should I Be Worried that My Favorite Soda Contains Brominated Vegetable Oil? What Is It?", Mayo Clinic, <http://www.mayoclinic.org/healthy-living/nu trition-and-healthy-eating/expert-answers/bvo/faq -20058236>.

[17] "Brominated Vegetable Oil (bvo)", Nutrition 411, sin fecha, <http://www. nutrition411.com/education-materials/miscellaneous-topics/item/2306- brominated-vegetable-oil-bvo>.

[18] Olga Naidenko *et al.*, "Bottled Water Contains Disinfection Byproducts, Fertilizer Residue, and Pain Medication", Environmental Working Group, 15 de octubre de 2008, <http://www.ewg.org/research/ bottled-water-qua lity-investigation>.

[19] "Abstracts of Selected Bisphenol A (bpa) Studies", Breast Cancer Fund, sin fecha, <http://www.breastcancerfund.org/assets/pdfs/tips-fact-sheets/ bpa-abstracts.pdf>; "Bisphenol A (bpa)", National Institute of Environmen- tal Health Sciences, sin fecha, <https://www.niehs.nih.gov/ health/topics/ agents/sya-bpa>.

[20] "Disinfection By-Products and the Safe Water System", Centers for Disea- se Control and Prevention, sin fecha, <http://www.cdc.gov/safewater/pu blications_pages/thm.pdf>.

[21] R. Slovak, "Tap Water Toxins: Is Your Water Trying to Kill You?" (video), Mercola.com. 7 de febrero de 2009, <http://articles.mercola.com/sites/ar ticles/archive/2009/02/07/tap-water-toxins-is-your-water-trying-to-kill- you.aspx>.

[22] Mayan P. C. Kutty y S. Al-Jarrah, "Disinfection By-Products—Present Sta- tus and Future Perspective in Sea Water Desalination", ponencia en la IDA World Conference on Desalination and Water Reuse, Washington, D. C., 25-29 de agosto de 1991, <http://bit.ly/1tFKcQT>; X. Zhang *et al.*, *Characterization and Comparison of Disinfection By-Products of Four Major Disinfectants. Natural Organic Matter and Disinfection By-Products*, 15 de agosto de 2000, cap. 19, pp. 299-314, <http://pubs.acs.org/doi/abs/10. 1021/bk-2000-0761.ch019>; "Water Treatment Contaminants: Forgotten Toxins in American Water", Environmental Working Group, febrero de 2013, <http://static.ewg.org/reports/2013/water_filters/2013_tap_water_ report_final.pdf>; *Our Children at Risk: The Five Worst Environmental*

Threats to Their Health, Natural Resources Defense Council, sin fecha, cap. 7, <http://www.nrdc.org/health/kids/ocar/chap7.asp>.

[23] "Neurobehavioral Effects of Developmental Toxicity", *Lancet Neurology* 13, núm. 3 (marzo de 2014): 330-338, DOI: 10.1016/S1474-4422(13)70278-3.

[24] "Prevalence and Severity of Dental Fluorosis in the United States, 1999-2004", Center for Disease Control and Prevention, noviembre de 2010, <http://www.cdc.gov/nchs/data/databriefs/db53.htm>.

[25] "Statements from European Health, Water, and Environmental Authorities on Water Fluoridation", Fluoride Action Network, 2007, <http://fluoridealert.org/content/europe-statements/>.

[26] "WHO: Tooth Decay Rates in Fluoridated vs. Non-Fluoridated Countries", Fluoride Action Network, 21 de agosto de 2012, <http://fluoridealert.org/content/who-data/>.

[27] "Communities That Have Rejected Fluoridation Since 2010", Fluoride Action Network, 2013, <http://fluoridealert.org/content/communities_2010>.

[28] Mark D. Macek *et al.*, "Blood Lead Concentrations in Children and Method of Water Fluoridation in the United States, 1988-1994", *Environmental Health Perspectives* 114, núm. 1 (enero de 2006): 130-134, DOI: 10.1289/ehp.8319; Mark D. Macek *et al.*, "Water Fluoridation and Blood Lead Levels in U.S. Children", *Journal of Public Health Dentistry* 63, supl. 1 (2003): S36, <http://www.slweb.org/macek-2003.html>; R. Masters *et al.*, "Association of Silicofluoride Treated Water with Elevated Blood Lead", *Neurotoxicology* 21, núm. 6 (diciembre de 2000): 1091-1099, PMID: 11233755; R. D. Masters y M. Coplan, "Water Treatment with Silicofluorides and Lead Toxicity", *International Journal of Environmental Studies* 56 (1999): 435-449, <http://www.slweb.org/IJES-silicofluorides.html>; Jay Seaveya, "Water Fluoridation and Crime in America", *Fluoride* 38 (2005): 11-22; "Dartmouth Researcher Warns of Chemicals Added to Drinking Water", *Dartmouth News*, 15 de marzo de 2001, <http://www.dartmouth.edu/~news/releases/2001/mar01/flouride.html>.

[29] X. S. Li, J. L. Zhi y R. O. Gao, "Effect of Fluoride Exposure on Intelligence in Children", *Fluoride* 28, núm. 4 (1995): 189-192, <http://www.slweb.org/li1995.html>; Y. Li *et al.*, "Effect of Excessive Fluoride Intake on Mental Work Capacity of Children and a Preliminary Study of Its Mechanism" (en chino), *Hua Xi Yi Ke Da Xue Xue Bao* 25, núm. 2 (junio de 1994): 188-191, PMID: 7528715; Y. Lu *et al.*, "Effect of High-Fluoride Water on Intelligence of Children", *Fluoride* 33, núm. 2 (mayo de 2000): 74-78, <http://www.slweb.org/lu2000.html>; L. S. Qin y S. Y. Cui, "The Influence of Drinking Water Fluoride on Pupils' IQ, as Measured by Rui Wen Standards", *Chinese Journal of the Control of Endemic Diseases* 5 (1990): 203-204; G. Wang *et al.*, "Research on Intelligence Quotient of 4-7-Year-

Old Children in a District with a High Level of Fluoride", *Endemic Diseases Bulletin* 11 (1996): 60-62; S. Wang *et al.*, "Investigation and Evaluation on Intelligence and Growth of Children in Endemic Fluorosis and Arsenism Areas", *Chinese Journal of Endemiology* 24 (2005): 179-182; Q. Xiang *et al.*, "Effect of Fluoride in Drinking Water on Children's Intelligence", *Fluoride* 36, núm. 2 (2003): 84-94, <http://www.slweb.org/xiang-2003.html>; Y. Yang *et al.*, "Effects of High Iodine and High Fluorine on Children's Intelligence and the Metabolism of Iodine and Fluorine", *Zhonqhua Liu Xing Bing Xue Za Zhi* 15, núm. 5 (octubre de 1994): 296-298, PMID: 7859263; L. B. Zhao *et al.*, "Effect of High Fluoride Water Supply on Children's Intelligence", *Fluoride* 29, núm. 4 (noviembre de 1996): 190-192, <http://www.slweb.org/zhao1996.html>; Anna L. Choi *et al.*, "Developmental Fluoride Neurotoxicity: A Systematic Review and Meta-Analysis", *Environmental Health Perspectives* 120, núm. 10 (julio de 2012): 1362-1368, <http://ehp.niehs.nih.gov/wp-content/uploads/120/10/ehp.1104912.pdf>; Philippe Grandjean, "Neurobehavioural Effects of Developmental Toxicity", *Lancet Neurology* 13, núm. 3 (marzo de 2014): 330-338, PIIS: 1474-4422.

[30] P. Mullenix *et al.*, "Neurotoxicity of Sodium Fluoride in Rats", *Neuro toxicology and Teratology* 17, núm. 2 (marzo-abril de 1995): 169-177, PII: 089203629400070T; J. D. Sharma, Deepika Sohu y Parul Jain, "Prevalence of Neurological Manifestations in a Human Population Exposed to Fluoride in Drinking Water", *Fluoride* 42, núm. 2 (abril-junio de 2009): 127-132, <http://www.fluorideresearch.org/422/files/FJ2009_v42_n2_p127-132.pdf>.

[31] Bradford D. Gessner *et al.*, "Acute Fluoride Poisoning from a Public Water System", *New England Journal of Medicine* 330 (13 de enero de 1994): 95-99, DOI: 10.1056/NEJM199401133300203.

[32] *Idem*; W. Lynn Augenstein *et al.*, "Fluoride Ingestion in Children: A Review of 87 Cases", *Pediatrics* 88, núm. 5 (1° de noviembre de 1991): 907-912, <http://pediatrics.aappublications.org/content/88/5/907>, resumen; Jay D. Shulman y Linda M. Wells, "Acute Fluoride Toxicity from Ingesting Home-Use Dental Products in Children, Birth to 6 Years of Age", *Journal of Public Health Dentistry* 57, núm. 3 (septiembre de 1997): 150-158, DOI: 10.1111/j.1752-7325.1997.tb02966.x.

[33] P. Barton Duell y Charles H. Chestnut III, "Exacerbation of Rheumatoid Arthritis by Sodium Fluoride Treatment of Osteoporosis", *Journal of the American Medical Association Internal Medicine* 151, núm. 4 (abril de 1991): 783-784, DOI: 10.1001/archinte.1991.00400040121028; Serpil Savas *et al.*, "Endemic Fluorosis in Turkish Patients: Relationships with Knee Osteoarthritis", *Rheumatology International* 21 (2001): 30-35, <http://link.springer.com/article/10.1007/s002960100132#page-1>.

[34] Committee on Fluoride in Drinking Water, National Research Council, *Fluoride in Drinking Water: A Scientific Review of EPA's Standards* (Washington, D. C., National Academies Press, 2006).

[35] Fred Pearce, *When the Rivers Run Dry: Journeys into the Heart of the World's Water Crisis* (Toronto, Key Porter Books, 2006).

[36] Shalu Chandna y Manish Bathla, "Oral Manifestations of Thyroid Disorders and Its Management", *Indian Journal of Endocrinology and Metabolism* 15, supl. 2 (julio de 2011): S113-S116, PMC: 3169868.

[37] Elise B. Bassin *et al.*, "Age-Specific Fluoride Exposure in Drinking Water and Osteosarcoma (United States)", *Cancer Causes Control* 17 (2006): 421-428, <http://link.springer.com/article/10.1007/s10552-005-0500-6#page-2>; Elise B. Bassin, "Association Between Fluoride in Drinking Water During Growth and Development and the Incidence of Osteosarcoma for Children and Adolescents", DMS tesis, Harvard School of Dental Medicine, abril de 2001, <http://www.yes4cleanwater.org/secret/WordVersions NowPDF/ArticleFmMary4Website.pdf>.

[38] Gerard F. Judd, *Good Teeth Birth to Death: The Prescription for Perfect Teeth*, ed. rev., Rexresearch.com, 9 de enero de 1997, pp. 53-54, <http://www.rexresearch.com/judd/goodteeth.pdf>.

[39] J. E. Butler, M. Satam y J. Ekstrand, "Fluoride: An Adjuvant for Mucosal and Systemic Immunity", *Immunology Letters* 26, núm. 3 (diciembre de 1990): 217-220, PII: 016524789090149K.

[40] Committee on Fluoride in Drinking Water, *Fluoride in Drinking Water.*

[41] *Idem.*

[42] J. L. Gomez-Ubric *et al.*, "In Vitro Immune Modification of Polymorphonuclear Leukocytes Adhesiveness by Sodium Fluoride", *European Journal of Clinical Investigation* 22 (1992): 659-661, DOI: 10.1111/j.1365-2362.1992.tb01426.x.

[43] Committee on Fluoride in Drinking Water, *Fluoride in Drinking Water.*

[44] Murakonda V. Narayana y Niloufer J. Chinoy, "Reversible Effects of Sodium Fluoride Ingestion on Spermatozoa of the Rat", *International Journal of Fertility and Menopausal Studies* 39, núm. 6 (1994): 337-346, PMID: 7889087; Niloufer J. Chinoy y Murakonda V. Narayana, "In Vitro Fluoride Toxicity in Human Spermatozoa", *Reproductive Toxicology* 8, núm. 2 (marzo-abril de 1994): 155-159, PII: 0890623894900221; varios autores y referencias, "Reproductive Effects of Fluoride Is [sic] Linked to Lower Birth Rates, Sperm, and Testosterone", Fluoridation.com, <http://fluoridation.com/sperm.htm#Fluoride%20Toxicity%20In%20Human%20Spermatozoa>; Deogracias Ortiz-Pérez *et al.*, "Fluoride-Induced Disruption of Reproductive Hormones in Men", *Environmental Research* 93, núm. 1 (septiembre de 2003): 20-30, PII: S0013935103000598.

[45] Y. Li *et al.*, "Association of Vascular Fluoride Uptake with Vascular Calcification and Coronary Artery Disease", *Nuclear Medicine Communications* 33,núm.1(enerode2012):14-20,DOI:10.1097/MNM.0b013e32834c187e.

[46] Committee on Fluoride in Drinking Water, *Fluoride in Drinking Water*.

[47] Eugenio D. Beltrán-Aguilar, Laurie Barker y Bruce A. Dye, "Prevalence and Severity of Dental Fluorosis in the United States, 1999-2004", *NCHS Data Brief* núm. 53 (noviembre de 2010), <http://www.cdc.gov/nchs/data/databriefs/db53.htm>.

[48] *Guidelines for Drinking-Water Quality*, vol. 2: *Health Criteria and Other Supporting Information*, 2a. ed., World Health Organization, 1996; "Aluminum in Drinking-water", adenda al vol. 2, <http://www.who.int/water_sanitation_health/dwq/chemicals/en/aluminium.pdf>.

[49] Allan H. Smith *et al.*, "Cancer Risks from Arsenic in Drinking Water: Implications for Drinking Water Standards", en W. R. Chappell, C. O. Abernathy y R. L. Calderon (eds.), *Arsenic Exposure and Health Effects* (Elsevier Science, 1999), <http://asrg.berkeley.edu/Index_files/Publications_PDF/99SmithCancerRiskAsDW.pdf>.

[50] *Our Children at Risk: The Five Worst Environmental Threats to Their Health*, Natural Resources Defense Council, sin fecha, cap. 7, <http://www.nrdc.org/health/kids/ocar/chap7.asp>. Hend Galal-Gorchev, "Disinfection of Drinking Water and By-Products of Health Concern", World Health Organization for the Pan American Health Organization, sin fecha, <http://www.bvsde.paho.org/bvsair/e/repindex/repi55-56/disdrink/dis.html>; "Toxic Showers and Baths", Citizens Concerned about Chloramine, sin fecha, <http://www.chloramine.org/toxicshowersand baths.htm>; "Toxic Water in Showers and Baths", Water Quality and Water Toxicity, sin fecha, <http://www.toxicwatersolution.com/Water-Quality-and-Water-Toxicity/Toxic-Water-in-Showers>; Valérie Bougault *et al.*, "Airway Remodeling and Inflammation in Competitive Swimmers Training in Indoor Chlorinated Swimming Pools", *Journal of Allergy and Clinical Immunology* 129, núm. 2 (febrero de 2012): 351-358, PII: S0091-6749(11)01797-0; I. Anderson, "Showers Pose a Risk to Health", *New Scientist*, 18 de septiembre de 1986; Robert Slovak, "Quality Healthful Water Matters—Now Let's Find It", *Public Health Alert*, sin fecha, <http://aguadebaja.com/files/RobertSlovakArticle.pdf>.

[51] Gerald Pollack, entrevista con el autor, "The Fourth Phase of Water: What You Don't Know About Water, and Really Should", Mercola.com, 13 de agosto de 2013, <http://articles.mercola.com/sites/articles/archive/2013/08/18/exclusion-zone-water.aspx>.

Segundo pilar de la salud: Come verduras (cuatro sencillas formas de comer más verduras)

[1] Qanhe Yang *et al.*, "Sodium and Potassium Intake and Mortality Among U.S. Adults: Prospective Data from the Third National Health and Nutrition Examination Survey", *Archives of Internal Medicine* 171, núm. 13 (11 de julio de 2001): 1183-1191, PMID: 21747015.

[2] S. Boyd Eaton y Melvin Konner, "Paleolithic Nutrition: A Consideration of Its Nature and Current Implications", *New England Journal of Medicine* 312 (1985): 283-289, DOI: 10.1056/NEJM198501313120505.

[3] Yang *et al.*, "Sodium and Potassium Intake".

[4] Eden Tareke *et al.*, "Analysis of Acrylamide, a Carcinogen Formed in Heated Foodstuffs", *Journal of Agricultural and Food Chemistry* 50, núm. 17 (2002): 4998-5006, DOI: 10.1021/jf020302f.

[5] D. E. Corpet *et al.*, "Colonic Protein Fermentation and Promotion of Colon Carcinogenesis by Thermolyzed Casein", *Nutrition and Cancer* 23, núm. 3 (1995): 271-281, DOI: 10.1080/01635589509514381.

[6] R. Wijk y E. P. A. Wijk, "An Introduction to Human Biophoton Emission", *Forschende Komplementärmedizin* 12, núm. 2 (2005): 77-83, DOI: 10.11 59/000083763; F.-A. Popp, K. H. Li y Q. Gu (eds.), *Recent Advances in Biophoton Research and Its Applications* (Singapur, World Scientific, 1992); F.-A. Popp *et al.*, "Physical Aspects of Biophotons", *Experientia* 44, núm. 7 (15 de julio de 1988): 576-585, DOI: 10.1007/BF01953305.

[7] B. Fuhrman *et al.*, "Ginger Extract Consumption Reduces Plasma Cholesterol, Inhibits LDL Oxidation and Attenuates Development of Atherosclerosis in Atherosclerotic, Apolipoprotein E-deficient Mice", *Journal of Nutrition* 130, núm. 5 (mayo de 2000): 1124-1131, PMID: 10801908; Reza Alizadeh-Navaei *et al.*, "Investigation of the Effect of Ginger on the Lipid Levels: a Double Blind Controlled Clinical Trial", *Saudi Medical Journal* 29, núm. 9 (2008): 1280-1284, 10Investigation20080539.

Tercer pilar de la salud: Quema grasa como combustible

[1] Joseph Mercola, "The Hidden Reason You Get Flabby (Not Calories or Lack of Exercise)", Mercola.com, 30 de abril de 2012, <http://articles.mercola.com/sites/articles/archive/2012/04/30/fructose-and-protein-related-to-obesity.aspx>.

[2] Ryan K. Masters, "The Impact of Obesity on U.S. Mortality Levels: The Importance of Age and Cohort Factors in Population Estimates", *American Journal of Public Health* 103, núm. 10 (octubre de 2013): 1895-1901, DOI: 10.2105/AJPH.2013.301379.

[3] Thomas Seyfried, *Cancer as a Metabolic Disease: On the Origin, Management, and Prevention of Cancer* (Hoboken, N. J., John Wiley & Sons, 2012).

[4] Andrew W. Brown, Michelle M. Bohan Brown y David B. Allison, "Belief Beyond the Evidence: Using the Proposed Effect of Breakfast on Obesity to Show 2 Practices That Distort Scientific Evidence", *American Journal of Clinical Nutrition* 98, núm. 5 (noviembre de 2013): 1298-1308, DOI: 10.3945/ajcn.113.064410.

[5] B. D. Horne *et al.*, "Usefulness of Routine Periodic Fasting to Lower Risk of Coronary Artery Disease in Patients Undergoing Coronary Angiography", *American Journal of Cardiology* 102, núm. 7 (1° de octubre de 2008): 814-819, DOI: 10.1016/j.amjcard.2008.05.021.

[6] B. D. Horne *et al.*, "Relation of Routine, Periodic Fasting to Risk of Diabetes Mellitus, and Coronary Artery Disease in Patients Undergoing Coronary Angiography", *American Journal of Cardiology* 109, núm. 11 (1° de junio de 2012): 1558-1562, DOI: 10.1016/j.amjcard.2012.01.379.

[7] Michelle Harvie *et al.*, "Dietary Carbohydrate Restriction Enables Weight Loss and Reduces Breast Cancer Risk Biomarkers", *Genesis*, sin fecha, <http://www.abstracts2view.com/sabcs11/viewp.php?nu=P3-09-02>; Krista A. Varady y Marc K. Hellerstein, "Alternate-day Fasting and Chronic Disease Prevention: A Review of Human and Animal Trials", *American Journal of Clinical Nutrition* 86, núm. 1 (2007): 7-13, <http://ajcn.nutrition.org/content/86/1/7.short>; Michelle N. Harvie *et al.*, "The Effects of Intermittent or Continuous Energy Restriction on Weight Loss and Metabolic Disease Risk Markers: A Randomized Trial in Young Overweight Women", *International Journal of Obesity* 35 (2011): 714-727, DOI: 10.1038/ijo.2010.171.

[8] Mariana S. De Lorenzo *et al.*, "Caloric Restriction Reduces Growth of Mammary Tumors and Metastases", *Carcinogenesis* 32, núm. 9 (septiembre de 2011): 1381-1387, DOI: 10.1093/carcin/bgr107; M. Mendivil-Perez, M. Jimenez-Del-Rio y C. Velez-Pardo, "Glucose Starvation Induces Apoptosis in a Model of Acute T Leukemia Dependent on Caspase-3 and Apoptosis-Inducing Factor: A Therapeutic Strategy", *Nutrition and Cancer* 65, núm. 1 (enero de 2013): 99-109, DOI: 10.1080/01635581.2013.741751; Rainer J. Klement y Ulrike Kämmerer, "Is There a Role for Carbohydrate Restriction in the Treatment and Prevention of Cancer?", *Nutrition and Metabolism* 8 (2011): 75, DOI: 10.1186/1743-7075-8-75.

CUARTO PILAR DE LA SALUD: Ejercítate menos y obtén mayores beneficios

[1] Hidde P. van der Ploeg *et al.*, "Sitting Time and All-Cause Mortality Risk in 222 497 Australian Adults", *Journal of the American Medical Association*

Internal Medicine 172, núm. 6 (2012): 494-500, DOI: 10.1001/archintern med.2011.2174; R. Seguin *et al.*, "Sedentary Behavior and Mortality in Older Women: The Women's Health Initiative", *American Journal of Preventive Medicine* 46, núm. 2 (febrero de 2014): 122-135, DOI: 10.1016/j. amepre.2013.10.021.

2 M. L. Irwin *et al.*, "Randomized Controlled Trial of Aerobic Exercise on Insulin and Insulin-like Growth Factors in Breast Cancer Survivors: The Yale Exercise and Survivorship Study", *Cancer Epidemiology, Biomarkers and Prevention* 18, núm. 1 (enero de 2009): 306-313, DOI: 10.1158/1055-9965.EPI-08-0531; R. Ballard-Barbash *et al.*, "Physical Activity, Biomarkers, and Disease Outcomes in Cancer Survivors: A Systematic Review", *Journal of the National Cancer Institute* 104, núm. 11 (6 de junio de 2012): 815-840, DOI: 10.1093/jnci/djs207; Nashwa Nabil Kamal y Merhan Mamdouh Ragy, "The Effects of Exercise on C-Reactive Protein, Insulin, Leptin and Some Cardiometabolic Risk Factors in Egyptian Children With or Without Metabolic Syndrome", *Diabetology and Metabolic Syndrome* 4 (2012): 27, DOI: 10.1186/1758-5996-4-27.

3 Citado en Alexandra Sifferlin, "Yoga and the Mind: Can Yoga Reduce Symptoms of Psychiatric Disorders?", *Time*, 28 de enero de 2013. Véase también Joseph Mercola, "Benefits of Yoga: What the Research Says About Its Use for Common Health Problems", Mercola.com, 22 de febrero de 2013, <http://fitness.mercola.com/sites/fitness/archive/2013/02/22/yoga-benefits.aspx#_edn5>.

4 Joan Vernikos, *Sitting Kills, Moving Heals: How Simple Everyday Movement Will Prevent Pain, Illness, and Early Death* (Fresno, CA, Quill Driver Books, 2011); "Sitting and Standing at Work", Cornell University Ergonomics Web, sin fecha, <http://ergo.human.cornell.edu/CUESitStand. html>; D. W. Dunstan *et al.*, "Prolonged Sitting: Is It a Distinct Coronary Heart Disease Risk Factor?", *Current Opinion in Cardiology* 26, núm. 5 (septiembre de 2011): 412-419, DOI: 10.1097/HCO.0b013e3283496605.

QUINTO PILAR DE LA SALUD: Disfruta el sol y obtén tu dosis de vitamina D

1 Amin Salehpour *et al.*, "A 12-Week Double-Blind Randomized Clinical Trial of Vitamin D3 Supplementation on Body Fat Mass in Healthy Overweight and Obese Women", *Nutrition Journal* 11, núm. 78 (22 de septiembre de 2012), PMC3514135.

2 N. C. Bozkurt *et al.*, "The Relation of Serum 25-hydroxyvitamin-D Levels with Severity of Obstructive Sleep Apnea and Glucose Metabolism Abnormalities", *Endocrine* 41, núm. 3 (junio de 2012): 518-525, DOI: 10.1007/s12020-012-9595-1.

[3] W. B. Grant, "Hypertension", Vitamin D Council, sin fecha, <http://www.vitamindcouncil.org/health-conditions/hypertension>.

[4] Angela Boldo et al., "Should the Concentration of Vitamin D Be Measured in All Patients with Hypertension?", Journal of Clinical Hypertension 12, núm. 3 (marzo de 2010):149-152, DOI: 10.1111/j.1751-7176.2009.00246.x.

[5] J. L. Anderson et al., "Relation of Vitamin D Deficiency to Cardiovascular Risk Factors, Disease Status, and Incident Events in a General Healthcare Population", American Journal of Cardiology 106, núm. 7 (1° de octubre de 2010): 963-968, DOI: 10.1016/j.amjcard.2010.05.027.

[6] Ricardo Castro, Derek C. Angus y Matt R. Rosengart, "The Effect of Light on Critical Illness", Critical Care 15, núm. 218 (2011), DOI: 10.1186/cc1000.

[7] Tissa R. Hata et al., "A Randomized Controlled Double-Blind Investigation of the Effects of Vitamin D Dietary Supplementation in Subjects with Atopic Dermatitis", Journal of the European Academy of Dermatology and Venereology 28, núm. 6 (junio de 2014): 781-789, DOI: 10.1111/jdv.12176.

[8] John Cannell, "Is Curcumin Mimicking Vitamin D?", Vitamin D Council, 19 de junio de 2013, <http://www.vitamindcouncil.org/blog/is-curcumin-mimicking-vitamin-d>.

[9] M. Amestejani et al., "Vitamin D Supplementation in the Treatment of Atopic Dermatitis: A Clinical Trial Study", Journal of Drugs in Dermatology 11, núm. 3 (marzo de 2012): 327-330, PMID: 22395583.

[10] P. Caramaschi et al., "Very Low Levels of Vitamin D in Systemic Sclerosis Patients", Clinical Rheumatology 29, núm. 12 (diciembre de 2010): 1419-1425, PMID: 20454816; A. Vacca et al., "Vitamin D Levels and Potential Impact in Systemic Sclerosis", Clinical and Experimental Rheumatology 29, núm. 6 (noviembre-diciembre de 2011): 1024-1031, PMID: 22011638.

[11] Thomas J. Wang et al., "Vitamin D Deficiency and Risk of Cardiovascular Disease", Circulation 117 (2008): 503-511, DOI: 10.1161/CIRCULATIONAHA.107.706127.

[12] "Leading Causes of Death", Centers for Disease Control and Prevention, National Center on Health Statistics, 30 de diciembre de 2013, <http://www.cdc.gov/nchs/fastats/lcod.htm>.

[13] K. Madden et al., "Vitamin D Deficiency in Critically Ill Children", Pediatrics 130, núm. 3 (septiembre de 2012): 421-428; DOI: 10.1542/peds.2011-3328; C. Rippel et al., "Vitamin D Status in Critically Ill Children", Intensive Care Medicine 38, núm. 12 (diciembre de 2012): 2055-2062, DOI: 10.1007/s00134-012-2718-6.

[14] P. Lee et al., "Vitamin D Deficiency in Critically Ill Patients", New England Journal of Medicine 360, núm. 18 (30 de abril de 2009): 1912-1914, DOI: 10.1056/NEJMc0809996; O. Lucidarme et al., "Incidence and Risk Fac-

tors of Vitamin D Deficiency in Critically Ill Patients", *Intensive Care Medicine* 36, núm. 9 (septiembre de 2010): 1609-1611, DOI: 10.1007/s00 134-010-1875-8.

[15] E. Smit *et al.*, "The Effect of Vitamin D and Frailty on Mortality Among Non-institutionalized US Older Adults", *European Journal of Clinical Nutrition* 66 (septiembre de 2012): 1024-1028, DOI: 10.1038/ejcn.2012.67.

[16] William B. Grant, "A Review of the Role of Solar Ultraviolet-B Irradiance and Vitamin D in Reducing Risk of Dental Caries", *Dermato-Endocrinology* 3, núm. 3 (julio-septiembre de 2011): 193-198, DOI: 10.4161/derm.3. 3.15841; William B. Grant, "Ultraviolet-B and Vitamin D Reduce Risk of Dental Caries", Vitamin D Council, 27 de septiembre de 2011, <https://www.vitamindcouncil.org/blog/ultraviolet-b-and-vitamin-d-reduce-risk-of-dental-caries>.

[17] Joseph Mercola, "Sensible Sun Exposure Can Help Prevent Melanoma, Breast Cancer, and Hundreds of Other Health Problems", Mercola.com, 1° de julio de 2013, <http://articles.mercola.com/sites/articles/archive/2013/07/01/vitamin-d-benefits.aspx#_edn7>.

[18] Sam Shuster, "Is Sun Exposure a Major Cause of Melanoma? No", *British Medical Journal* 337 (2008), DOI: 10.1136/bmj.a764.

[19] Joseph Rivers, "Is There More Than One Road to Melanoma?", *Lancet* 363, núm. 9410 (28 de febrero de 2004): 728-730, DOI: 10.1016/S0140-6736(04)15649-3.

[20] N. J. Levell *et al.*, "Melanoma Epidemic: A Midsummer Night's Dream?", *British Journal of Dermatology* 161, núm. 3 (septiembre de 2009): 630-634, DOI: 10.1111/j.1365-2133.2009.09299.x.

[21] M. Berwick *et al.*, "Sun Exposure and Mortality from Melanoma", *Journal of the National Cancer Institute* 97, núm. 3 (2 de febrero de 2005): 195-199, PMID: 15687362.

[22] Guangming Liu *et al.*, "Omega 3 but Not Omega 6 Fatty Acids Inhibit AP-1 Activity and Cell Transformation in JB6 Cells", *Proceedings of the National Academy of Sciences* 98, núm. 13 (19 de junio de 2001): 7510-7515, DOI: 10.1073/pnas.131195198.

[23] M. G. Kimlin, "The Contributions of Solar Ultraviolet Radiation Exposure and Other Determinants to Serum 25-Hydroxyvitamin D Concentrations in Australian Adults: The AusD Study", *American Journal of Epidemiology* 179, núm. 7 (1° de abril de 2014): 864-874, DOI: 10.1093/aje/kwt446.

[24] "EWG's 2014 Guide to Sunscreens", <http://www.ewg.org/2014sunscreen>; Mercola, "Sensible Sun Exposure".

[25] C. Masterjohn, "Vitamin D Toxicity Redefined: Vitamin K and the Molecular Mechanism", *Medical Hypotheses* 68, núm. 5 (diciembre de 2007): 1026-1034, PMID: 17145139.

Sexto pilar de la salud: Deja que tu intestino florezca

[1] K. Tillisch et al., "Consumption of Fermented Milk Product with Probiotic Modulates Brain Activity", Gastroenterology 144, núm. 7 (junio de 2013): 1394-1401, DOI: 10.1053/j.gastro.2013.02.043.

[2] J. A. Bravo et al., "Ingestion of Lactobacillus Strain Regulates Emotional Behavior and Central GABA Expression in a Mouse via the Vagus Nerve", Proceedings of the National Academy of Sciences 108, núm. 38 (20 de septiembre de 2011): 16050-16055, DOI: 10.1073/pnas.1102999108.

[3] P. Bercik et al., "The Anxiolytic Effect of Bifidobacterium Longum NCC3011 Involves Vagal Pathways for Gut-Brain Communication", Neurogastroenterology and Motility 23, núm. 12 (diciembre de 2011): 1132-1139, DOI: 10.1111/j.1365-2982.2011.01796.x.

[4] Mark Lyte, "Probiotics Function Mechanistically as Delivery Vehicles for Neuroactive Compounds: Microbial Endocrinology in the Design and Use of Probiotics", BioEssays 33, núm. 8 (agosto de 2011): 574-581, DOI: 10.1002/bies.201100024.

[5] Hans Bisgaard, "Reduced Diversity of the Intestinal Microbiota During Infancy Is Associated with Increased Risk of Allergic Disease at School Age", Journal of Allergy and Clinical Immunology 128, núm. 3 (septiembre de 2011): 646-652, DOI: 10.1016/j.jaci.2011.04.060.

[6] Tammy E. Stoker, Emily K. Gibson y Leah M. Zorrilla, "Triclosan Exposure Modulates Estrogen-Dependent Responses in the Female Wistar Rat", Toxicological Sciences 117, núm. 1 (2010): 45-53, DOI: 10.1093/toxsci/kfq180.

[7] Gennady Cherednichenko et al., "Triclosan Impairs Excitation-Contraction Coupling and Ca2+ Dynamics in Striated Muscle", Proceedings of the National Academy of Sciences 109, núm. 35 (agosto de 2012): 14158-14163, DOI: 10.1073/pnas.1211314109.

[8] "FDA Taking Closer Look at 'Antibiotic' Soap", U.S. Food and Drug Administration, sin fecha, <http://www.fda.gov/forconsumers/consumerupdates/ucm378393.htm>.

[9] Joseph Mercola, "Do Air Pollutants Play a Role in Bowel Disease?", Mercola.com, 5 de octubre de 2013, <http://articles.mercola.com/sites/articles/archive/2013/10/05/air-pollutants-bowel-disease.aspx#_edn2>.

[10] A. Finamore et al., "Intestinal and Peripheral Immune Response to MON810 Maize Ingestion in Weaning and Old Mice", Journal of Agricultural and Food Chemistry 56, núm. 23 (10 de diciembre de 2008): 11533-11539, DOI: 10.1021/jf802059w; A. Aris y S. Leblanc, "Maternal and Fetal Exposure to Pesticides Associated to Genetically Modified Foods in Eastern Townships of Quebec, Canada", Reproductive Toxicology 31, núm. 4 (mayo de 2011): 528-533, PMID: 21338670; "Genetically Modified

Foods", American Academy of Environmental Medicine, 2014, <http://www.aaemonline.org/gmopost.html>; Jeffrey M. Smith, "Dangerous Toxins from Genetically Modified Plants Found in Women and Fetuses", Institute for Responsible Technology, 2014, <http://action.responsibletechnolo gy.org/o/6236/t/0/blastContent.jsp?email_blast_KEY=1165644>.

[11] Sayer Ji, "Roundup Herbicide Linked to Overgrowth of Deadly Bacteria", GreenMedInfo, 15 de diciembre de 2012, <http://www.greenmedinfo.com/blog/roundup-herbicide-linked-overgrowth-deadly-bacteria>.

[12] Joseph Mercola, "A One on One Interview with Dr. Don Huber", Mercola.com, transcripción de video, 10 de diciembre de 2011, <http://mercola.fileburst.com/PDF/ExpertInterviewTranscripts/InterviewDrHuber-Part1.pdf>.

[13] M. B. Azad et al., "Gut Microbiota of Healthy Canadian Infants: Profiles by Mode of Delivery and Infant Diet at 4 Months", Canadian Medical Association Journal 185, núm. 5 (19 de marzo de 2013): 385-394, DOI: 10.1503/cmaj.121189; sin fecha, "Delivery Decision Is Nothing to Sneeze At", Nature Medicine 14, núm. 11 (noviembre de 2008), DOI: 10.1038/nm1108-1169b; C. R. Cardwell et al., "Caesarean Section Is Associated with an Increased Risk of Childhood-Onset Type 1 Diabetes Mellitus: A Meta-Analysis of Observational Studies", Diabetologia 51, núm. 5 (mayo de 2008): 726-735, <http://link.springer.com/article/10.1007%2Fs00125-008-0941-z>; S. Thavagnanam et al., "A Meta-Analysis of the Association Between Caesarean Section and Childhood Asthma", Clinical and Experimental Allergy 38, núm. 4 (abril de 2008): 629-633, DOI: 10.1111/j.1365-2222.2007.02780.x.

[14] Kerstin Berer et al., "Letter: Commensal Microbiota and Myelin Autoantigen Cooperate to Trigger Autoimmune Demyelination", Nature 479, núm. 7374 (26 de octubre de 2011): 538-541, DOI: 10.1038/nature10554; H. Wekerle, "Natural Intestinal Flora Involved in the Emergence of Multiple Sclerosis", Max-Planck-Gesellschaft, 27 de octubre de 2011, <http://www.mpg.de/4620085/intestinal_flora_multiple_sclerosis>.

[15] F. C. Westfall, "Molecular Mimicry Revisited: Gut Bacteria and Multiple Sclerosis", Nubiome: Cutting Edge Multiple Sclerosis Research, 2006, <http://nubiome.com/blog/cutting-edge-multiple-sclerosis-research>.

[16] Joseph Mercola, "The Forgotten Organ: Your Microbiota", Mercola.com, 9 de diciembre de 2013, <http://articles.mercola.com/sites/articles/archive/2013/12/09/microbiota-forgotten-organ.aspx#_edn12>.

[17] Souhel Najjar et al., "Neuroinflammation and Psychiatric Illness", Journal of Neuroinflammation 10, núm. 43 (2013), DOI: 10.1186/1742-2094-10-43.

[18] Michael Berk et al., "So Depression Is an Inflammatory Disease, but Where Does the Inflammation Come From?", BMC Medicine 11, núm. 200 (2013), DOI: 10.1186/1741-7015-11-200.

[19] Elizabeth A. Grice *et al.*, "A Diversity Profile of the Human Skin Microbiota", *Genome Research*, 23 de mayo de 2008, DOI: 10.1101/gr.0755 49.107.

[20] L. B. von Kobyletzki *et al.*, "Eczema in Early Childhood Is Strongly Associated with the Development of Asthma and Rhinitis in a Prospective Cohort", *BMC Dermatology*, 27 de julio de 2012, DOI: 10.1186/1471-59 45-12-11.

[21] Jiyoung Ahn *et al.*, "Human Gut Microbiome and Risk of Colorectal Cancer", *Journal of the National Cancer Institute* 105, núm. 24 (2013): 1850-1851, DOI: 10.1093/jnci/djt300.

[22] Eva Sirinathsinghji, "The Gut Microbiome and Cancer", Institute of Science in Society, 26 de febrero de 2014, <http://www.i-sis.org.uk/The_Gut_Microbiome_and_Cancer.php>.

[23] "Without This, Vitamin D May Actually Encourage Heart Disease", Mercola.com, 16 de julio de 2011, <http://articles.mercola.com/sites/articles/archive/2011/07/16/fatsoluble-vitamin-shown-to-reduce-coronary-calcification.aspx>.

[24] "Raw Milk Questions and Answers", Centers for Disease Control and Prevention, sin fecha, <http://www.cdc.gov/foodsafety/rawmilk/raw-milk-questions-and-answers.html>; Pam Schoenfeld, "B6, the Underappreciated Vitamin", Weston A. Price Foundation, 1° de abril de 2011, <http://www.westonaprice.org/vitamins-and-minerals/vitamin-b6-the-under-apprecia ted-vitamin/>.

SÉPTIMO PILAR DE LA SALUD: Depura tu cerebro con un buen sueño

[1] "Alzheimer's Facts and Figures", Alzheimer's Association, sin fecha, <https://www.alz.org/alzheimers_disease_fact_sand_figures.asp#quick Facts>.

[2] M. Irwin *et al.*, "Partial Night Sleep Deprivation Reduces Natural Killer and Cellular Immune Responses in Humans", *FASEB Journal* 10, núm. 5 (abril de 1996): 643-653, PMID: 8621064.

[3] F. Campos-Rodriguez *et al.*, "Association Between Obstructive Sleep Apnea and Cancer Incidence in a Large Multicenter Spanish Cohort", *American Journal of Respiratory and Critical Care Medicine* 187, núm. 1 (1° de enero de 2013): 99-105, DOI: 10.1164/rccm.201209-1671OC; F. J. Nieto *et al.*, "Sleep-Disordered Breathing and Cancer Mortality: Results from the Wisconsin Sleep Cohort Study", *American Journal of Respiratory and Critical Care Medicine* 186, núm. 2 (15 de julio de 2012): 190-194, DOI: 10.1164/rccm.201201-0130OC; Anahad O'Connor, "Sleep Apnea Tied to Increased Cancer Risk", *New York Times*, 20 de mayo de 2012.

[4] Lulu Xie *et al.*, "Sleep Drives Metabolite Clearance from the Adult Brain", *Science* 343, núm. 6156 (18 de octubre de 2013): 373-377, DOI: 10.1126/science.1241224.

[5] Irwin *et al.*, "Partial Night Sleep Deprivation".

[6] H. R. Wright, L. C. Lack y D. J. Kennaway, "Differential Effects of Light Wavelength in Phase Advancing the Melatonin Rhythm", *Journal of Pineal Research* 36, núm. 2 (marzo de 2004): 140-144, PMID: 14962066.

[7] Joseph Mercola, "Tips for Resetting Your Internal Clock and Sleeping Better", Mercola.com, 15 de agosto de 2013, <http://articles.mercola.com/sites/articles/archive/2013/08/15/nutrients-better-sleep.aspx#_edn8>.

[8] Y. Wang *et al.*, "A Metabonomic Strategy for the Detection of the Metabolic Effects of Chamomile (Matricaria recutita L.) Ingestion", *Journal of Agricultural and Food Chemistry* 53, núm. 2 (26 de enero de 2005): 191-196, PMID: 15656647.

[9] R. J. Reiter, L. C. Manchester y D. X. Tan, "Melatonin in Walnuts: Influence on Levels of Melatonin and Total Antioxidant Capacity of Blood", *Nutrition* 21, núm. 9 (septiembre de 2005): 920-924, PMID: 15979282.

[10] Joseph Mercola, "Helpful Tips for Sleeping Better This Summer", Mercola.com, 27 de junio de 2013, <http://articles.mercola.com/sites/articles/archive/2013/06/27/better-sleep-tips.aspx#_edn8>.

Octavo pilar de la salud: Correr descalzo y otras formas de mantener los pies en la tierra

[1] K. M. Grewen *et al.*, "Warm Partner Contact Is Related to Lower Cardiovascular Reactivity", *Behavioral Medicine* 29, núm. 3 (otoño de 2003): 123-130, PMID: 15206831.

[2] G. L. Kovács, Z. Sarnyai y G. Szabó, "Oxytocin and Addiction: A Review", *Psychoneuroendocrinology* 23, núm. 8 (noviembre de 1998): 945-962, PMID: 9924746.

[3] Cort A. Pedersen *et al.*, "Intranasal Oxytocin Blocks Alcohol Withdrawal in Human Subjects", *Alcoholism: Clinical and Experimental Research* 37, núm. 3 (marzo de 2013): 484-489, DOI: 10.1111/j.1530-0277.2012.01958.x.

[4] *Idem.*

[5] Marek Jankowski *et al.*, "Anti-Inflammatory Effect of Oxytocin in Rat Myocardial Infarction", *Basic Research in Cardiology* 105, núm. 2 (marzo de 2010): 205-218, <http://link.springer.com/article/10.1007/s00395-009-0076-5#page-1>.

[6] Courtney E. Detillion *et al.*, "Social Facilitation of Wound Healing", *Psychoneuroendocrinology* 29, núm. 8 (septiembre de 2004): 1004-1011, PII: S0306453003001902.

[7] R. Fullagar, "Kiss Me", *Nature Australia* 27 (2003): 74-75.

[8] Kory Floyd et al., "Kissing in Marital and Cohabiting Relationship: Effects on Blood Lipids, Stress, and Relationship Satisfaction", *Western Journal of Communication* 73, núm. 2 (2009), DOI: 10.1080/10570310902856071.

[9] C. A. Hendrie y G. Brewer, "Kissing as an Evolutionary Adaptation to Protect against Human Cytomegalovirus-like Teratogenesis", *Medical Hypotheses* 74, núm. 2 (febrero de 2010): 222-224, DOI: 10.1016/j.mehy.2009.09.033.

[10] H. Kimata, "Kissing Reduces Allergic Skin Wheal Responses and Plasma Neurotrophin Levels", *Physiology and Behavior* 80, núms. 2-3 (noviembre de 2003): 395-398, PMID: 14637240.

[11] Kara Mayer Robinson, "10 Surprising Health Benefits of Sex", WebMD, 2014, <http://www.webmd.com/sex-relationships/guide/sex-and-health>.

[12] David M. Selva et al., "Monosaccharide-Induced Lipogenesis Regulates the Human Hepatic Sex Hormone-Binding Globulin Gene", *Journal of Clinical Investigation* 117, núm. 12 (2007): 3979-3987, DOI: 10.1172/jci32249.

[13] Michael Miller and William F. Fry, "The Effect of Mirthful Laughter on the Human Cardiovascular System", *Medical Hypotheses* 73, núm. 5 (noviembre de 2009): 636, DOI: 10.1016/j.mehy.2009.02.044.

[14] Keiko Hayashi et al., "Laughter Lowered the Increase in Postprandial Blood Glucose", *Diabetes Care* 26, núm. 5 (mayo de 2003): 1651-1652, DOI: 10.2337/diacare.26.5.1651.

[15] H. Kimata, "Viewing a Humorous Film Decreases IgE Production by Seminal B Cells from Patients with Atopic Eczema", *Journal of Psycho-somatic Research* 66, núm. 2 (febrero de 2009): 173-175, PMID: 19154860.

[16] Christina M. Pulchaski et al., "Spirituality and Health: the Development of a Field", *Academic Medicine* 89, núm. 1 (enero de 2014): 10-16, DOI: 10.1097/ACM.0000000000000083.

[17] David H. Rosmarin et al., "A Test of Faith in God and Treatment: The Relationship of Belief in God to Psychiatric Treatment Outcomes", *Journal of Affective Disorders* 146, núm. 3 (25 de abril de 2013): 441-446, <http://www.jad-journal.com/article/S0165-0327%2812%2900599-X/abstract>.

[18] W. J. Strawbridge et al., "Frequent Attendance at Religious Services and Mortality over 28 Years", *American Journal of Public Health* 87, núm. 5 (junio de 1997): 957-961, PMID: 9224176; Ronna Casar Harris et al., "The Role of Religion in Heart-Transplant Recipients' Long-Term Health and Well-being", *Journal of Religion and Health* 34, núm. 1 (marzo de 1995): 17-32, DOI: 10.1007/bf02248635; B. Coruh et al., "Does Religious Activity Improve Health Outcomes? A Critical Review of the Recent Literature", *Explore: Journal of Science and Healing* 1, núm. 3 (mayo de 2005): 186-191, PMID: 16781528.

[19] Joseph Mercola, "Helpful Tips for Sleeping Better This Summer", Mercola.com, 27 de junio de 2013, <http://articles.mercola.com/sites/articles/archive/2013/06/27/better-sleep-tips.aspx#_edn8>.

[20] Gaétan Chevalier et al., "Earthing: Health Implications of Reconnecting the Human Body to the Earth's Surface Electrons", Journal of Environmental and Public Health (2012), DOI: 10.1155/jeph/2012-291541.

[21] Stephen Sinatra, "The Earthing Benefits for Heart Health", DrSinatra.com, 22 de febrero de 2014, <http://www.drsinatra.com/the-earthing-benefits-for-heart-health>.

[22] T. J. Black, "Can I Tell If Concrete Sealant Was Applied?" eHow, sin fecha, <http://www.ehow.com/way_5863574_can-tell-concrete-sealant-applied_.html>.

[23] Dawson Church, Garret Yount y Audrey J. Brooks, "The Effect of Emotional Freedom Techniques on Stress Biochemistry: A Randomized Controlled Trial", Journal of Nervous and Mental Disease 200, núm. 10 (octubre de 2012): 891-896, DOI: 10.1097/NMD.0b013e31826b9fc1.

[24] Dawson Church et al., "Psychological Trauma Symptom Improvement in Veterans Using Emotional Freedom Techniques: A Randomized Controlled Trial", Journal of Nervous and Mental Disease 201 (2013): 153-160, PMID: 23364126.

[25] Dawson Church y Audrey J. Brooks, "CAM and Energy Psychology Techniques Remediate PTSD Symptoms in Veterans and Spouses", Explore: Journal of Science and Healing 10, núm. 1 (2014): 24-33, DOI: 10.1016/j.explore.2013.10.006.

NOVENO PILAR DE LA SALUD: Evita estos seis "alimentos saludables"

[1] D. C. Goff Jr. et al., "Insulin Resistance and Adiposity Influence Lipoprotein Size and Subclass Concentrations. Results from the Insulin Resistance Atherosclerosis Study", Metabolism 54, núm. 2 (febrero de 2005): 264-270, PMID: 15690322.

[2] Tanja Stocks et al., "Blood Glucose and Risk of Incident and Fatal Cancer in the Metabolic Syndrome and Cancer Project (Me-Can): Analysis of Six Prospective Cohorts", PLoS Medicine 6, núm. 12 (diciembre de 2009), DOI: 10.1371/journal.pmed.1000201.

[3] A. Lindqvist, A. Baelemans y C. Aerlanson-Albertsson, "Effects of Sucrose, Glucose, and Fructose on Peripheral and Central Appetite Signals", Regulatory Peptides 150, núms. 1-3 (9 de octubre de 2008): 26-32, DOI: 10.1016/j.regpep.2008.06.008; K. L. Teff et al., "Dietary Fructose Reduces Circulating Insulin and Leptin, Attenuates Postprandial Suppression of Ghrelin, and Increases Triglycerides in Women", Journal of Clinical

Endocrinology and Metabolism 89, núm. 6 (junio de 2004): 2963-2972, PMID: 15181085; Kathleen A. Page *et al.*, "Effects of Fructose vs. Glucose on Regional Cerebral Blood Flow in Brain Regions Involved with Appetite and Reward Pathways", *Journal of the American Medical Association* 309, núm. 1 (2 de enero de 2013): 63-70, DOI: 10.1001/jama.2012.116975.

4 C. Dees *et al.*, "Dietary Estrogens Stimulate Human Breast Cells to Enter the Cell Cycle", *Environmental Health Perspectives* 105, supl. 3 (abril de 1997): 633-636, PMID: 9168007; C. Y. Hsieh *et al.*, "Estrogenic Effects of Genistein on the Growth of Estrogen Receptor-Positive Human Breast Cancer (MCF-7) Cells in Vitro and in Vivo", *Cancer Research* 58, núm. 17 (1° de septiembre de 1998): 3833-3838, PMID: 9731492.

5 L. K. Massey, R. G. Palmer y H. T. Homer, "Oxalate Content of Soybean Seeds (Glycine max: Leguminosae), Soyfoods, and Other Edible Legumes", *Journal of Agriculture and Food Chemistry* 49, núm. 9 (septiembre de 2001): 4262-4266, PMID: 11559120.

6 E. Hogervorst *et al.*, "High Tofu Intake Is Associated with Worse Memory in Elderly Indonesian Men and Women", *Dementia and Geriatric Cognitive Disorders* 26, núm. 1 (2008): 50-57, DOI: 10.1159/000141484.

7 O. N. Donkor y N. P. Shah, "Production of Beta-Glucosidase and Hydrolysis of Isoflavone Phytoestrogens by Lactobacillus Acidophilus, Bifidobacterium Lactis, and Lactobacillus Casei in Soymilk", *Journal of Food Science* 73, núm. 1 (enero de 2008): M15-M20, DOI: 10.1111/j.1750-38 41.2007.00547.x.

8 Kee-Jong Hong, Chan-Ho Lee y Sung Woo Kim, "Aspergillus Oryzae GB-107 Fermentation Improves Nutritional Quality of Food Soybeans and Feed Soybean Meals", *Journal of Medicinal Food* 7, núm. 4 (invierno de 2004): 430-435, DOI: 10.1089/jmf.2004.7.430.

9 Y. Tsukamoto *et al.*, "Intake of Fermented Soybean (Natto) Increases Circulating Vitamin K2 (Menaquinone-7) and Gamma-Carboxylated Osteocalcin Concentration in Normal Individuals", *Journal of Bone and Mineral Metabolism* 18, núm. 4 (2000): 216-222, PMID: 10874601.

10 M. Kaneki, "[Protective Effects of Vitamin K Against Osteoporosis and Its Pleiotropic Actions]" (en japonés), *Clinical Calcium* 16, núm. 9 (septiembre de 2006): 1526-1534, PMID: 16951479; D. Feskanich *et al.*, "Vitamin K Intake and Hip Fractures in Women: A Prospective Study", *American Journal of Clinical Nutrition* 69, núm. 1 (enero de 1999): 74-79, PMID: 9925126.

11 G. C. Gast *et al.*, "A High Menaquinone Intake Reduces the Incidence of Coronary Heart Disease", *Nutrition, Metabolism and Cardiovascular Diseases* 19, núm. 7 (septiembre de 2009): 504-510, DOI: 10.1016/j.numecd. 2008.10.004.

[12] N. Presse et al., "Low Vitamin K Intakes in Community-Dwelling Elders at an Early Stage of Alzheimer's Disease", Journal of the American Dietetic Association 108, núm. 12 (diciembre de 2008): 2095-2099, DOI: 10.10 16/j.jada.2008.09.013.

[13] K. Nimptsch, S. Rohrmann y J. Linseisen, "Dietary Intake of Vitamin K and Risk of Prostate Cancer in the Heidelberg Cohort of the European Prospective Investigation into Cancer and Nutrition (EPIC-Heidelberg)", American Journal of Clinical Nutrition 87, núm. 4 (abril de 2008): 985-992, PMID: 18400723.

[14] K. Nimptsch, S. Rohrmann, R. Kaaks y J. Linseisen, "Dietary Vitamin K Intake in Relation to Cancer Incidence and Mortality: Results from the Heidelberg Cohort of the European Prospective Investigation into Cancer and Nutrition (EPIC-Heidelberg)", American Journal of Clinical Nutrition 91, núm. 5 (mayo de 2010): 1348-1358, DOI: 10.3945/ajcn.2009/28691.

[15] D. W. Lamson y S. M. Plaza, "The Anticancer Effects of Vitamin K", Alternative Medicine Review 8, núm. 3 (agosto de 2003): 303-318, PMID: 12946240.

[16] Penny M. Kris-Etherton, William S. Harris y Lawrence J. Appel, "Fish Consumption, Fish Oil, Omega-3 Fatty Acids, and Cardiovascular Disease", Circulation 106 (2002): 2747-2757, DOI: 10.1161/01.cir.0000038 493.65177.94.

[17] T. M. Brasky et al., "Specialty Supplements and Breast Cancer Risk in the VITamins And Lifestyle (VITAL) Cohort", Cancer Epidemiology, Biomarkers and Prevention 19, núm. 7 (julio de 2010): 1696-1708, PMID: 2061 5886.

[18] H. Iso et al., "Intake of Fish and Omega-3 Fatty Acids and Risk of Stroke in Women", Journal of the American Medical Association 285, núm. 3 (17 de enero de 2001): 304-312, PMID: 11176840; S. C. Larsson, N. Orsini y A. Wolk, "Long-Chain Omega-3 Polyunsaturated Fatty Acids and Risk of Stroke: A Meta-Analysis", European Journal of Epidemiology 27, núm. 12 (diciembre de 2012): 895-901, DOI: 10.1007/s10654-012-9748-9.

[19] M. Loef y H. Walach, "The Omega-6/Omega-3 Ratio and Dementia or Cognitive Decline: A Review on Human Studies and Biological Evidence", Journal of Nutrition in Gerontological Geriatrics 32, núm. 1 (2013): 1-23, DOI: 10.1080/21551197.2012.752335; V. Solfrizzi et al., "Dietary Fatty Acids, Age-Related Cognitive Decline, and Mild Cognitive Impairment", Journal of Nutrition Health and Aging 12, núm. 6 (junio-julio de 2008): 382-386, PMID: 18548175.

[20] Luisa Deutsch, "Evaluation of the Effect of Neptune Krill Oil on Chronic Inflammation and Arthritic Symptoms", Journal of the American College of Nutrition 26, núm. 1 (febrero de 2007): 39-48, PMID: 17353582.

21 A. P. Simopoulos, "Omega-3 Fatty Acids in Inflammation and Autoimmune Diseases", *Journal of the American College of Nutrition* 21, núm. 6 (diciembre de 2002): 495-505, PMID: 12480795.

22 James J. DiNicolantonio, "The Cardiometabolic Consequences of Replacing Saturated Fats with Carbohydrates or omega-6 Polyunsaturated Fats: Do the Dietary Guidelines Have It Wrong", *Open Heart* 1, núm. 1 (2014): 1, DOI: 10.1136/openhrt-2013-000032.

23 Janet Larsen y J. Matthew Roney, "Farmed Fish Production Overtakes Beef", Earth Policy Institute, 12 de junio de 2013, <http://www.earth-policy.org/plan_b_updates/2013/update114>.

24 Elsie M. Sunderland *et al.*, "Mercury Sources, Distribution, and Bioavailability in the Ocean: Insights from Data and Models", *Global Biogeochemical Cycles* 23, núm. 2 (junio de 2009), DOI: 10.1029/2008GB003425.

25 "What You Need to Know About Mercury in Fish and Shellfish", U.S. Environmental Protection Agency, 2014, <http://water.epa.gov/scitech/swguidance/fishshellfish/outreach/advice_index.cfm>.

26 "Yogurt's Growth Primarily Sources to Young Adults and In-Home Breakfast, Reports NPD", 29 de enero de 2013, <https://www.npd.com/wps/portal/npd/us/news/press-releases/yogurts-growth-primarily-sources-to-young-adults-and-in-home-breakfast-reports-npd>.

27 Sarah Nassauer, "The Greek Yogurt Culture War", *Wall Street Journal*, 3 de septiembre de 2013.

28 T. Slots, J. Sorensen y J. H. Nielsen, "Tocopherol, Carotenoids and Fatty Acid Composition in Organic and Conventional Milk", *Milchwissenschaft* 63 (2008): 352-355; Gillian Butler *et al.*, "Fatty Acid and Fat-Soluble Antioxidant Concentrations in Milk from High- and Low-Input Conventional and Organic Systems: Seasonal Variation", *Journal of the Science of Food and Agriculture* 88 (2008): 1431-1441, DOI: 10.1002/jsfa.3235.

29 Paolo Bergamo *et al.*, "Fat-Soluble Vitamin Contents and Fatty Acid Composition in Organic and Conventional Italian Dairy Products", *Food Chemistry* 82, núm. 4 (2003): 625-631, DOI: 10.1016/S0308-8146(03)00036-0; Slots, Sorensen y Nielsen, "Tocopherol, Carotenoids and Fatty Acid Composition".

30 A. Daxenberger, B. H. Breier y H. Sauerwein, "Increased Milk Levels of Insulin-like Growth Factor 1 (IGF-1) for the Identification of Bovine Somatotropin (bST) Treated Cows", *Analyst* 123, núm. 12 (diciembre de 1998): 2429-2435, PMID: 10435273.

31 Endogenous Hormones and Breast Cancer Collaborative Group, "Insulin-like Growth Factor 1 (IGF-1), IGF Binding Protein 3 (IGFBP3), and Breast Cancer Risk: Pooled Individual Data Analysis of 17 Prospective Studies", *Lancet Oncology* 11, núm. 6 (junio de 2010): 530-543, DOI: 10.1016/S1470-2045(10)70095-4.

[32] B. Jiang et al., "[Association of Insulin, Insulin-like Growth Factor and Insulin-like Growth Factor Binding Proteins with the Risk of Colorectal Cancer]" (en chino), *Zhonghua Wei Chang Wai Ke Za Zhi* 12, núm. 3 (mayo de 2009): 264-268, PMID: 19434535.

[33] Alicja Wolk et al., "Insulin-like Growth Factor 1 and Prostate Cancer Risk: A Population-Based, Case-Control Study", *Journal of the National Cancer Institute* 90, núm. 12 (1998): 911-915, DOI: 10.1093/jnci/90.12.91 1.

[34] D. Mozaffarian et al., "Trans-palmitoleic Acid, Metabolic Risk Factors, and New-Onset Diabetes in U.S. Adults: A Cohort Study", *Annals of Internal Medicine* 1153, núm. 12 (2 de diciembre de 2010): 790-799, PMID: 21173413.

[35] Susanna C. Larsson, Leif Bergkvist y Alicja Wolk, "High-fat Dairy Food and Conjugated Linoleic Acid Intakes in Relation to Colorectal Cancer Incidence in the Swedish Mammography Cohort", *American Journal of Clinical Nutrition* 82, núm. 4 (octubre de 2005): 894-900, PMID: 16210 722.

[36] Magdalena Rosell, Niclas N. Hakansson y Alicja Wolk, "Association Between Dairy Food Consumption and Weight Change over 9 y in 19 352 Perimenopausal Women", *American Journal of Clinical Nutrition* 84, núm. 6 (diciembre de 2006): 1481-1488, <http://ajcn.nutrition.org/content/84/6/1481.abstract>.

[37] M. Bonthuis et al., "Dairy Consumption and Patterns of Mortality of Australian Adults", *European Journal of Clinical Nutrition* 64 (junio de 2010): 569-577, DOI: 10.1038/ejcn.2010.45.

[38] "M-I-03-14: Labeling and Standards of Identity Questions and Answers", U.S. Food and Drug Administration, 3 de octubre de 2003, <http://www.fda.gov/Food/GuidanceRegulation/GuidanceDocumentsRegulatoryInformation/Milk/ucm079113.htm>.

[39] "Carrageenan: How a 'Natural' Food Additive Is Making Us Sick", Cornucopia Institute, marzo de 2013, <http://www.cornucopia.org/wp-content/uploads/2013/02/Carrageenan-Report1.pdf>.

Agradecimientos

En mi primer día en la facultad de medicina se me repitió hasta el cansancio que casi todo lo que aprendería en esos cuatro años de estudios sería información obsoleta cuando me graduara. Siempre le agradeceré al doctor Ward Perrin esa dosis de realidad. Él creía que el verdadero objetivo de la escuela era enseñarnos a ser estudiantes de medicina para toda la vida. Muchos compañeros echaron en saco roto su consejo, pero para mí fue una de las mayores lecciones que me dejó la facultad de medicina. Ha sido algo esencial para toda mi carrera.

En cualquier disciplina, el progreso está cimentado en los hombros de los gigantes que nos precedieron, y con eso en mente, me gustaría agradecer el incansable trabajo de todos los investigadores que dedicaron su vida a prevenir el dolor y sufrimiento innecesarios que muchos han tenido que aguantar.

Me vienen a la mente dos individuos que admiro profundamente: el doctor Fred Kummerow y el doctor Don Huber.

El doctor Kummerow, quien además tiene más de 100 años, descubrió hace más de 70 años los peligros de las grasas trans que provienen de los aceites vegetales. Durante años luchó una batalla cuesta arriba y aportó evidencias irrefutables de que las grasas saturadas no eran el enemigo. El verdadero villano era la recomendación de consumir grasas trans, la cual carecía de fundamento científico. En

2013 sus investigaciones incitaron una demanda que logró que la FDA reconociera que ese tipo de grasas no podrían formar parte de la lista de alimentos Generalmente Considerados Seguros (GRAS, por sus siglas en inglés). La industria de la comida rápida sigue luchando en contra de esas investigaciones, incluso ante el riesgo de sacrificar vidas humanas para seguir en el negocio.

El doctor Don Huber es profesor emérito de Purdue y coronel retirado que sirvió durante 41 años en el ejército. Él ha expuesto los peligros del glifosato y del maíz y la soya transgénicos, además de atacar con rigor la industria de los pesticidas.

Hace casi 20 años el doctor Ron Rosedale jugó un papel integral en mi entendimiento de la resistencia a la insulina y la leptina, y en mi conocimiento sobre la importante conexión entre esta resistencia y casi todas las enfermedades crónicas. Más recientemente, me inculcó cuál es la aplicación práctica de la cetosis nutricional a través del consumo de grasas saludables de alta calidad como herramienta para combatir esta resistencia hormonal.

También estoy muy agradecido con Ori Hofmekler por enseñarme sobre el ayuno intermitente. Esta información me ayudó a integrar los alimentos adecuados a las horas de comida adecuadas. Krispin Sullivan es una investigadora en nutrición poco convencional que me ayudó a entender el valor de la vitamina D y de las grasas omega-3 una década antes de que se volvieran populares en los medios.

La doctora Natasha Campbell-McBride es médica en el Reino Unido. Practicó neurología y neurocirugía por varios años antes de empezar una familia. Cuando le diagnosticaron autismo a su primer hijo a los tres años de edad, se sorprendió al descubrir que su profesión no tenía respuestas para ese trastorno. Entonces desarrolló el programa GAPS (síndrome del intestino y la psicología), el cual me ha enseñado mucho sobre el enorme potencial que tienen los alimentos fermentados para mejorar la salud.

Pasar una semana en el Instituto Hipócrates de Florida del Sur reavivó mi pasión por los germinados, y me incitó a investigar cómo producir alimentos económicos y ricos en nutrientes. Espero que eso ayude a que todos los hogares tengan su propio cultivo de germinados.

El doctor Ken Cooper me motivó a empezar a ejercitarme hace casi 50 años, pero apenas hace cinco años Phil Campbell me ayudó a refinar estos hábitos. Desde entonces he incorporado el ejercicio de alta intensidad como base de mis rutinas de ejercicio, pues es una alternativa superior a las rutinas de resistencia tradicionales.

La doctora Joan Vernikos, quien fue investigadora de la NASA durante 30 años, ha demostrado lo peligroso que es para el cuerpo humano estar sentado. La sencilla práctica de levantarse, estirarse y evitar pasar mucho tiempo sentado es crucial, pues pasar muchas horas sentado es un factor de riesgo independiente para enfermedades crónicas y muerte prematura, incluso si se complementa con ejercicio vigoroso cada semana.

El doctor Eric Goodman es experto en postura y me enseñó personalmente cómo debemos sentarnos y caminar para evitar problemas estructurales a largo plazo.

Clint Ober es un ingeniero electrónico que me introdujo al concepto de hacer tierra, el proceso de permitir que los electrones de la tierra fluyan en tu cuerpo para minimizar la inflamación, darle estructura a los niveles de agua en tu cuerpo y mantener una circulación sanguínea saludable.

Hay muchas otras personas con las que estoy muy agradecido, incluyendo los 25 000 pacientes que he tratado en 25 años de trabajo clínico; fueron compañeros y amigos importantes que buscaban vivir más sanos y felices. No hay nada más alentador que ver a mis pacientes mejorar su salud, lo que me condujo a compartir esta información en mi página de internet con los millones de personas que buscan ayuda.

Nunca podría haber ayudado a tanta gente si no fuera por el apoyo de los cientos de empleados que he tenido en estos años, quienes dedicaron mucho tiempo ayudándome a seguir con mi misión de cambiar el paradigma de la salud actual.

Nada de esto habría sido posible sin mis padres ni mi familia: a mi papá, que me inculcó excelentes habilidades de autodisciplina que en gran parte me dieron la tenacidad para seguir mi camino; a mi mamá, que me crió con amor, me dio ánimos y me inspiró a seguir mis pasiones, y a mi novia, Erin, quien ha sido un apoyo esencial para mí en estos últimos cinco años.

Sana sin esfuerzo de Joseph Mercola
se terminó de imprimir en febrero de 2017
en los talleres de
Litográfica Ingramex, S.A. de C.V.
Centeno 162-1, Col. Granjas Esmeralda, C.P. 09810
Ciudad de México.